GOLDMANN
Lesen erleben

Buch

Unsere Gesellschaft fordert die Menschen heute allzu oft dazu auf, mehr zu leisten und ständig über ihre eigenen Grenzen hinaus zu gehen. Dem ist kaum jemand dauerhaft gewachsen. Der Überforderte zeigt schließlich gefährliche Symptome: Er brennt aus, verzweifelt, wird krank. Mit höchst praktischer und theoretischer Kompetenz und in anschaulicher Weise informiert Dr. Manfred Nelting über Wesen und Verlauf der Krankheit Burn-out und die Möglichkeiten medizinischer und psychologischer Behandlung. Außerdem formuliert er klare Alltagsregeln, die jeder für sich individuell angepasst anwenden kann.

Autor

Dr. Manfred Nelting ist Facharzt für Psychosomatische Medizin und Psychotherapie und leitender Arzt der von ihm gegründeten *Gezeiten Haus Klinik* in Bonn. An der Klinik arbeiten zwölf Fachärzte, zwei chinesische und zwei deutsche TCM-Ärzte sowie zwölf Psychologen und Körpertherapeuten, zwei Ökotrophologen sowie ein zwölfköpfiges Pflegeteam. Inzwischen betreibt die Familie Nelting noch eine psychosomatische Tagesklinik am Rhein mit großem ambulanten Zentrum.

Vom Autor außerdem im Programm

Schutz vor Burn-out (auch als E-Book erhältlich)

Dr. Manfred Nelting

Burn-out

Wenn die Maske zerbricht

Wie man Überlastung erkennt und neue Wege geht

GOLDMANN

Alle Ratschläge in diesem Buch wurden vom Autor und vom Verlag sorgfältig erwogen und geprüft. Eine Garantie kann dennoch nicht übernommen werden. Eine Haftung des Autors beziehungsweise des Verlags und seiner Beauftragten für Personen-, Sach- und Vermögensschäden ist daher ausgeschlossen.

FSC
www.fsc.org
MIX
Papier aus verantwortungsvollen Quellen
FSC® C014496

Verlagsgruppe Random House FSC® N001967
Das für dieses Buch verwendete FSC®-zertifizierte Papier *Classic 95*
liefert Stora Enso, Finnland.

1. Auflage
Vollständige Taschenbuchausgabe August 2014
Wilhelm Goldmann Verlag, München,
in der Verlagsgruppe Random House GmbH

Umschlaggestaltung: Uno Werbeagentur, München,
unter Verwendung eines Entwurfs von Eisele Grafik-Design
Umschlagfoto: Nash Photos/Photographer's Choice/Getty Images
Satz: Buch-Werkstatt GmbH, Bad Aibling
Druck und Bindung: GGP Media GmbH, Pößneck
AB · Herstellung: IH
Printed in Germany
ISBN 978-3-442-17463-8
www.goldmann-verlag.de

Besuchen Sie den Goldmann Verlag im Netz

Inhalt

Begrüßung und Innehalten

Liebe Leser, Sie haben dieses Buch zum Thema Burn-out zur Hand genommen. Ob Sie sich nur informieren, Prophylaxe betreiben oder Klarheit gewinnen möchten, ob Sie selbst oder ein Ihnen nahestehender Mensch sich im Burn-out befinden, oder ob Sie nach Behandlungsmöglichkeiten suchen, weiß ich nicht, da wir uns nicht persönlich kennen. Vielleicht suchen Sie auch nach Informationen, um in Ihrer Firma mit dem Thema Burn-out besser und offener umgehen zu können. Daher schreibe ich so, dass die Antworten, die Sie in diesem Buch finden, vielfältig genutzt werden können. Darüber hinaus gebe ich Hintergrundinformationen und mache konkrete Vorschläge.

Ich freue mich, in diesem Sinne als Experte für Sie da zu sein, aber bitte prüfen Sie beim Lesen auch immer, ob Sie mir wirklich zustimmen können. Für Sie kann die Welt durchaus anders sein, und gerade Ihre Auffassung von den Dingen ist wichtig, wenn Sie nach Handlungsmöglichkeiten suchen. Denn Sie suchen nach *Ihrem* Weg, und dabei hilft es wenig, wenn Sie nur dem Experten folgen. Insofern entsteht vielleicht beim Lesen eine spannende Diskussion zwischen Ihnen und mir.

Sprache ist auf Gegensätzen aufgebaut, Kultur vielfach auch, und Gemeinsamkeit entsteht häufig ohne Worte. Daher möchte ich Sie dazu auffordern, so oft Sie wollen auch zwischen den Zeilen zu lesen, dann verstehen Sie mich vielleicht noch besser!

Machen Sie gerade jetzt ruhig einen kurzen Moment Pause, besonders, wenn Sie dieses Buch zwischen zwei Terminen anfangen wollen. Sie verlieren dadurch keine Zeit, gewinnen aber Abstand zu dem, was vorher war.

Atmen Sie mit geschlossenen Augen ein paar Mal ruhig aus und ein…

Manchmal müssen wir in unserer Zeit Muße wieder neu lernen, es lohnt sich auf jeden Fall. Ich wünsche Ihnen eine angenehme Lesezeit.

MANFRED NELTING
Bad Godesberg, im Juli 2010

Einführung in das Thema

Umwege erhöhen die Ortskenntnis.

NACH GOETHE

Wenn die Maske zerbricht, der Halt im Außen verschwindet und die Verankerung im Inneren nicht geübt ist, befindet man sich im unbekannten Terrain von Burn-out. Dann braucht man Orientierung wie im Sturm auf hoher See. Ein Kompass wird im Burn-out nicht mitgeliefert, oft weiß man nicht, wo man fährt, manchmal auch nicht, wer man eigentlich wirklich ist. Wenn auch noch das Ziel unklar wird, braucht man Koordinaten, um sich zu bergen, zu schützen und Möglichkeiten und Neues ausloten und entdecken zu können.

Trotz manchmal schlimmer Erlebnisse helfen und bereichern uns schließlich die Umwege, die wir gehen müssen, um Koordinaten für die eigenen Ziele zu erfassen, um Orte in der Nähe, Orte in der Ferne und Orte in uns zu entdecken. Auf diesen Umwegen können wir Lotsen finden, die uns im Unbekannten begleiten, und so finden wir auch den Hafen, dessen Existenz wir ahnten.

Ein Lotse hilft dem Kapitän dabei, sein Schiff sicher an die Pier zu bringen oder wieder aus dem Hafen heraus. Der Lotse nimmt dem Kapitän das Steuer nicht aus der Hand, sondern begleitet die Fahrt mit seinem Fachwissen. Um es gut in den Hafen begleiten zu können, muss der Lotse etwas von dem Schiff wissen, z. B. wie groß es ist, welchen Tiefgang es mit Ladung hat, mit welcher Geschwindigkeit es ankommt, was es geladen hat. Denn danach richten sich die Art des Manövers und der Ort der Anlandung. Der Lotse muss auch die Umgebung kennen, er muss z.B. wissen, ob gerade Ebbe oder Flut ist und welche anderen Schiffe im Hafen unterwegs sind. Jedes Schiff wird passend begleitet. So ist auch jeder im Burn-out ein ganz eigener Mensch und von allen anderen verschieden. Dies ist der Ausgangspunkt für Beratung und Therapie, wie ich sie verstehe.

Sie sind der Kapitän, Sie wollen Klarheit für den kommenden Weg und dabei die Welt verstehen, gesund bleiben und als Mensch bemerkt und geachtet werden. Dieses Buch kann dabei für Sie eine Lotsenfunktion erfüllen.

Hat Ihr Lebensplan sich nicht so erfüllt, wie Sie es dachten, und Sie sind in eine Sackgasse geraten, eine Lebenskrise, eine schwere Krankheit, so fragen Sie sich, warum Sie das alles getroffen hat, wie Sie da wieder herauskommen können, wie Sie keinen weiteren Schaden nehmen und ob für Sie noch ein glücklicheres Leben bereitsteht.

Früher waren die Dinge manchmal klarer, heute in der Globalisierung ertrinken Sie fast in der Informationsflut zu Ihren Fragen und wissen nicht, was nutzen kann und was nicht. Hier möchte dieses Lotsenbuch helfen und Sie auch dabei unterstützen, gute Lotsen in Ihrer Nähe zu finden oder den Lotsen in sich selbst auszubilden, also Ihr eigener Lotse zu werden. Denn ohne einen Lotsen schlägt das Schiff heutzutage zu oft leck.

Ich bin nicht nur Arzt und Unternehmer, sondern auch gebürtiger Hamburger. Als kleiner Junge habe ich oft an der Pier gestanden und gestaunt, wie die kleinen Schlepper die großen Pötte sicher bewegt haben, ohne dass sie nach rechts oder links ausbüxten. Die Aufgabe des Lotsen habe ich schnell begriffen, und nun kann ich Sie in schwerer See oder engem Hafenbecken, in Burn-out, Depression, Insolvenz oder Sinnkrisen ein Stück begleiten. Vielleicht können Sie so eine Havarie (Manövrierunfähigkeit beim Schiff) vermeiden, den Lebenskurs wieder mehr an Ihr Wesen anpassen und in einen von Ihnen neu gestalteten Lebensweg einmünden, der Sie besser trägt.

Die globalisierte Gesellschaft, in der wir heute leben, fordert die meisten Menschen in unterschiedlicher Weise dazu auf, dauerhaft über ihre Grenzen zu gehen. Dieser Herausforderung sind die Menschen in der Regel nicht gewachsen. Sie versuchen, sich dem Dauerstress durch inneren Permanentalarm anzupassen, doch diese Anpassungsversuche misslingen häufig, da das menschliche Stresssystem physiologisch nur für kurzfristige Grenzüberschreitungen ausgelegt ist. Eine dauerhafte Überbelastung ist nicht vorgesehen, und so wird der Mensch schließlich krank, brennt aus und verzweifelt. Anpassung über Permanentalarm ist keine Lösung. Man muss andere Wege gehen.

So schlimm ein Burn-out im Erleben auch sein kann, so sage ich doch: Solange jemand auf Erden weilt und leben will, gibt es kein »Zuspät«, höchstens ein »Spät«. Wenn im Burn-out die Maske zerbricht, denkt man leicht, dass das eigene Wesen dabei zu Schaden gekommen ist. Aber im Grunde schwindet im Burn-out nur das, was man fälschlich für sein Wesen gehalten hat. Das wirklich eigene Wesen, das lange hinter der Maske leben musste, hatte sich nur an einen sicheren inneren Ort zurückgezogen. Es kann jetzt wieder auftauchen und langsam aufleben, es will wieder da sein dürfen in allen Begegnungen, frei atmen und achtsam und pfleglich mit sich umgehen. Die Zuversicht, dass ein Ausstieg aus dem Burn-out gelingt, auch wenn es spät behandelt wird, ist also berechtigt. Nach dem Ausstieg bzw. einer adäquaten Behandlung wird auch die große Bedeutung der Lebenspflege für einen wesensgerechten Alltag offensichtlich, der sich meist überraschenderweise als das lang ersehnte Leben herausstellt, das man freudig bejahen kann. Auch davon soll in diesem Buch die Rede sein.

Zum Aufbau des Buches

In den **ersten drei Kapiteln** geht es konkret um das **Verstehen**, was Burn-out ist, woran ich Burn-out erkennen kann, ob ich also möglicherweise im Burn-out bin, und wer warum ins Burn-out kommt. Im ersten Kapitel finden Sie auch Kurzcharakteristiken von Erkrankungen, die im Burn-out häufig vorkommen, darunter insbesondere Herz-Kreislauf-Probleme, Störungen des Immunsystems, Depressionen und Hörstörungen.

In **Kapitel vier** folgt der **Umgang** mit dem Burn-out, wie ich ein drohendes Burn-out vermeiden, also vor dem Zusammenbruch aussteigen oder gegebenenfalls behandelt werden kann. Dieses Kapitel beinhaltet das Prinzip der Gezeiten als Boden des Lebendigen. Für das Leben im Wattenmeer ist beides nötig, Ebbe *und* Flut, ebenso wie zu einem gelingenden Leben Hochs *und* Tiefs gehören. In unserem Gesundheitssystem sind wir oft zu einseitig fokussiert und verlieren zusammengehörige Pole aus dem Blickfeld. Angewandt auf ärztliche Sichtweisen und therapeutisches Handeln führt das Prinzip der Gezeiten zu einem Paradigmenwechsel, der medizinische Behandlung generell in neuem Licht erscheinen lässt und völlig neue Möglichkeiten für Gesundheit eröffnet. Hierzu gehört auch die Meditations- und Bewegungslehre **Qigong**. Es wird erklärt, warum sie eine so große Hilfe beim Ausstieg aus dem Burn-out und der nachhaltigen Bewältigung des zukünftigen Alltags ist.

In **Kapitel fünf** geht es um die **Burn-out-Prophylaxe**, was uns die Forschung hierzu sagt, was wir dafür im Zeitalter der Globalisierung noch lernen müssen und was nicht in der Schule oder in der Ausbildung gelehrt wird. Dies mündet in klare Alltagsregeln, die jeder für sich individuell abwandeln kann, also quasi eine Gebrauchsanleitung für den Menschen von heute.

Kapitel sechs bietet einen Ausblick auf den notwendigen gesellschaftlichen **Wandel in der Gesundheitspolitik**, der massenhaften Burn-out-Erkrankungen die Grundlage entzieht und uns alle zu mündigen Bürgern qualifiziert. Als mündige Bürger sind wir im Krankheitsfalle auch mündige Patienten, die aufgrund ihrer Mündigkeit auch frühzeitig aus einer Burn-out-Spirale aussteigen können. Dabei geht es um die Chance, die in einer Krise liegt, nämlich von einem schwierigen Überleben zu einem sinnerfüllten oder bejahenswerten Lebensalltag zu kommen, auch und gerade in der Globalisierung. Richtig verstandene **Lebenskunst** ist die beste Burn-out-Prophylaxe. Dabei meine ich mit Lebenskunst nicht den Lifestyle der Reichen, sondern Lebenskunst mit normalem Geldbeutel. Wenn viele diesen oft noch fehlenden Schritt zum Menschsein zusammen gehen, dann können wir die großen Herausforderungen der Welt gemeinschaftlich lösen im Interesse unseres Lebens auf dieser Erde.

Ein Narr namens Arnold

Zwischen den Kapiteln wird Ihnen in kleinen Geschichten immer wieder eine Figur namens Arnold begegnen. Er ist ein Narr, der die Welt oft anders betrachtet, als gewöhnliche Menschen es tun. Als kluger Narr sagt er nicht, wer er ist und woher er kommt, denn er liebt die Freiheit hinter dem Autor.

Ich denke, er wird uns in der Zukunft manches Mal von Nutzen sein. Er hilft nämlich zum Beispiel beim Pause machen. Lassen Sie Ihre Gedanken dabei ruhig einmal abschweifen.

1 Was ist Burn-out?

Wenn die Kompetenz zur Bewältigung von massiven Herausforderungen des Lebens aufgrund eigener schwieriger Lebens- und Erlebensgeschichte nicht ausreicht, wenn die Arbeitswelt, die darauf nicht eingestellt ist, weitere Löcher in den Rumpf schlägt, sodass man vom ständigen Herauspumpen des Wassers völlig erschöpft ist, nebenbei keine Löcher mehr stopfen kann und das Schiff zu sinken droht – dann entsteht Burn-out.

In eine Burn-out-Situation kann prinzipiell jeder Mensch geraten, auch wenn er vorher völlig gesund und lebenskompetent war. Man denke an die Folgen von Ausnahmesituationen wie Kriege, Auslandseinsätze, Gefangenschaft, Flucht, aber auch an sozialen Abstieg, Insolvenzen und andere oft unverschuldete persönliche Tragödien. Auch dann ist Burn-out nicht zwangsläufig, aber häufig. Auf der anderen Seite können Menschen, die in ihrem bisherigen Leben keine ausreichenden Kompetenzen für die heutige Zeit erwerben konnten oder von schweren Krankheiten und Schicksalsschlägen verschont blieben, durch eher klein anmutende Herausforderungen völlig aus der Bahn geworfen werden. Immer ist das Verhältnis von Anforderungsdruck und Bewältigungskompetenz entscheidend. Dieses Verhältnis ist im Falle Burn-out individuell in die eine oder andere Richtung verschoben, immer aber klaffen Druck und Kompetenz auseinander und sind nicht mehr passend, um Lösungen zu finden. Das macht generelle Aussagen über die Ursachen von Burn-out schwierig.

Wer ist betroffen?

Der Begriff Burn-out wurde 1974 von dem New Yorker Psychoanalytiker Herbert Freudenberger eingeführt und bezeichnete ursprünglich das völlige Erschöpfen und Aufopfern von Menschen in helfenden Berufen im Rahmen des sogenannten Helfersyndroms. Heute hingegen denken viele, Burn-out sei Managern »vorbehalten«. Aber aufgrund des zunehmenden Auseinanderklaffens von Lebensbewältigungskompetenzen und immer pathologischer werdenden Rahmenbedingungen für den menschlichen Alltag kann Burn-out heute jeden betreffen. Die Umweltbedingungen, in die jemand gestellt ist oder sich gestellt hat, sind für die Entwicklung eines Burn-outs genauso wichtig, wie die bisherige persönliche Lebens- und Erlebensgeschichte. Häufig bedingt sich auch beides.

Es heißt oft, wer ausbrennt, muss vorher gebrannt haben. Damit soll ausgedrückt werden, dass Burn-out besonders die Menschen trifft, die mit viel Idealismus, Ehrgeiz und Leidenschaft angetreten sind, ihre Ideen und Innovationen mit Energie und Mut und auch gegen Widerstände umzusetzen.

Dies ist teilweise richtig: Wer keine eigene Motivation hat, wer gelernt hat, sich durchs Leben zu lavieren, wem Arbeit nach Vorschrift tatsächlich ausreicht, wer innerlich gekündigt hat, wer nichts mehr vorhat, ist weniger Burn-out-gefährdet. Allerdings führen diese Wege auch nur selten zum Glück. In jedem Falle aber standen diese Wege denen, die ins Burn-out gefallen sind, nicht zur Verfügung – oder waren von ihnen nicht gewollt – und stehen für sie auch im weiteren Leben, z. B. nach einer Behandlung, meist nicht zur Diskussion.

Andererseits betrifft Burn-out heute nicht allein die Super-Ehrgeizigen, die Erbringer von Spitzenleistungen, die glühenden Idealisten, die Menschen, die die Welt verändern wollen, die bereit sind, sich für die Armen, Kranken und Benachteiligten mit jeder Lebensfaser zu engagieren. Dies war noch vor einiger Zeit so, und auch heute erleiden viele dieser Menschen ein Burn-out. Aber inzwischen sehen wir Burn-out auch bei Menschen mit normaler Leidenschaft am Leben, die gute Arbeit machen möchten, die ein Stück vom Glück erhaschen oder sich dies erarbeiten wollen, die auf der Suche nach einem sinnvollen Leben sind, die Verantwortung für sich und andere übernehmen. Und für diese Menschen haben sich die Lebens- und Arbeitsbedingungen geändert. Die Anforderungen sind deutlich gewachsen und übersteigen oft die Leistungsfähigkeit von Menschen.

Lebensbedingungen

Neben den höheren Anforderungen ändern sich auch die Umgebungsbedingungen der Arbeit. Anerkennung durch die Vorgesetzten, Wertschätzung durch ausreichende Entlohnung, Einbeziehung in die Informationskreisläufe, um die Arbeit durchschauen zu können, Gestaltungsspielräume, wahrnehmbare Wirkungen der eigenen Arbeit und des eigenen Engagements, Förderung von Teamarbeit usw. – diese nahrhafte Hülle um die Kernarbeit herum wird immer weiter eingeschränkt. Sie ist aber für einen Menschen genauso wichtig wie die Nahrung, die er in Form von Lebensmitteln zu sich nimmt. Ohne diese atmosphärische Nahrung verhungern und verkümmern Menschen, und diese Nahrung wäre ein guter Schutz gegen Burn-out. Stattdessen wird nicht nur die Anerkennung zurückgehalten, sondern eine konstante Beurteilung des Nichtgenügens eingeführt, sichtbar an ständiger Erhöhung von Arbeitsstandards und abzuliefernder Arbeitsmengen. Durch Schaffung von Konkurrenz innerhalb von Abteilungen oder Abteilungen untereinander wird das Nichtgenügen verschärft, menschlich unterstützende Zusammenarbeit im Team wird strukturell abgebaut und durch ein Klima des Misstrauens ersetzt. Diese Menschen hungern seelisch, und im Hunger wird man anfällig, auch für Burn-out.

Hinzu kommt, dass viele dieser Menschen keine ausreichenden Bewältigungskräfte für diese Herausforderungen mitbringen, soziale und emotionale Kompetenzen konnten häufig nicht genügend ausgebildet werden. Dies betrifft nicht allein die bildungsmäßig Benachteiligten in unserem System. Man findet es genauso unter Führungskräften, die das für ihre Position notwendige Rüstzeug nicht mitbringen, also, um es klar zu sagen, oft am falschen Platz sind.

Definitionen

- Als **Burn-out-Syndrom** bezeichnet man allgemein die Summe der Symptome und Krankheiten, unter denen jemand im selbst erlebten oder von den Personen der Umgebung so gesehenen bzw. vom Arzt diagnostizierten Burn-out leidet. Alle Organe können mit Symptomen eingebunden sein, am häufigsten betroffen sind das Herz-Kreislauf-System, der Rücken, das Immunsystem, das Innenohr und das psychische Erleben.

- Der Begriff **Burn-out** ohne den Zusatz »Syndrom« bezeichnet dagegen korrekterweise sowohl den weit fortgeschrittenen Krankheitsprozess als auch den vitalen (lebensbedrohlichen) Notfall, in dem ein Mensch zur Behandlung in ein Akut-Krankenhaus eingeliefert wird. Dazu gehören auch alle die Personen, denen am Ende eines Burn-out-Prozesses nicht mehr geholfen werden kann, z. B. wegen eines plötzlichen Herztods durch Herzinfarkt, Suizid oder Unfall unter Kontrollverlust (z. B. mit dem Auto). Der Begriff Burn-out hat sich allgemein als Krankheitsbenennung durchgesetzt, und ich verwende ihn hier auch so.

- Laut **medizinischer Definition** ist das Burn-out-Syndrom eine prozesshafte Erkrankung. Sie bezeichnet eine Systemerregung aus einer anhaltenden, sich allmählich aufschaukelnden Hyperstressreaktion. Diese leitet einen Auflösungsprozess der psychophysischen Selbstregulation ein (die alle willensunabhängigen Regulationsvorgänge steuert, u. a. das vegetative Nervensystem) und mündet meistens in eine manifeste schwere Depression.

Diagnostische Einordnung des Burn-outs

Erleidet jemand ein Burn-out, dann wird diese Krankheit in unserem Gesundheitssystem nur als individuelles Schicksal behandelt. Denn in unserer ich-zentrierten Gesellschaft wird der Faktor Umwelt (zu der auch der Arbeitsplatz gehört) nur begrenzt als Krankheitszusammenhang anerkannt, anders als z. B. in der traditionellen chinesischen Gesundheitslehre. Der für das Burn-out relevante Alltag als wichtiger Faktor im Krankheitsgeschehen wird daher vielfach als unwesentlich eingeschätzt.

In internationalen Diagnose-Klassifikationssystemen, wie ICD-10 (wird für den Dialog zwischen Ärzten und Krankenkassen genutzt), gilt Burn-out als Rahmen- oder Zusatzdiagnose, nicht als Behandlungsdiagnose. Es ist nicht möglich, auf eine Krankenhauseinweisung Burn-out als allein begründende Diagnose zu schreiben. Daran sieht man, wie theoretische Vorgaben (häufig vom grünen Tisch) in die Wahrnehmung und Behandlung von Krankheiten eingreifen, was das Leiden der Betroffenen allerdings verschärfen kann. Das aktuelle Klassifikationssystem und die zuständigen Experten müssen sich vorwerfen lassen, dass die Realität nicht mehr korrekt abgebildet wird, und es mehren sich die Stimmen, die hier eine Änderung fordern.

Neben allgemeinen bahnenden Zusammenhängen und regelhaft beobachtbaren (also typischen) Verlaufsauffälligkeiten ist die Entwicklung der Erkrankung höchst individuell; oft führt sie über Jahre hinweg in die manifeste Burn-out-Endsituation.

Was ist Hyperstress?

Wenn die Stressreaktionen des Körpers als Antwort auf herausfordernde und bedrohliche Stimuli besonders stark ausfallen, spricht man von Hyperstress. Gegenüber einem normalen Stresssystem (zu Sinn und Funktion des normalen Stresssystems siehe auch Abschnitt »Herz-Kreislauf-Probleme«, S. 48ff.) werden in einem Hyperstresssystem beispielsweise erhöht Stresshormone ausgeschüttet, und die Stressreaktion setzt im Folgenden schon bei eher schwachen Stimuli ein bzw. bildet sich verlangsamt oder kaum zurück. Dies kann schließlich zu einer Aufhebung der sogenannten zirkadianen Rhythmik (der physiologischen Ausschüttung zu unterschiedlichen Zeiten des Tages) führen, was als ernstes Erschöpfungszeichen des ganzen Systems gilt.

Wie sich ein normales Stresssystem in ein Hyperstresssystem hineinentwickelt, oder ob Menschen auch mit einem Hyperstresssystem auf die Welt kommen können, ist noch nicht eindeutig geklärt. In der medizinischen Fachwelt werden verschiedene mögliche Ursachen diskutiert.

Mögliche Ursachen für ein Hyperstresssystem

- Bei der Entwicklung eines Hyperstresssystems scheinen **traumatische Kindheitserlebnisse** – unter Umständen auch viele kleine, die sich aufsummieren – eine Rolle zu spielen. Dabei kann es sich um Misshandlungen oder auch um eine als Drama erlebte Begebenheit handeln, wenn dem kleinen Kind beispielsweise die heiß ersehnte Eistüte herunterfällt und es in dieser Situation eventuell noch unangemessen ausgeschimpft wird. Dies liegt jeweils in der Erlebensgeschichte des betreffenden Kindes, seiner Entwicklung, den Regeln des Familienverbands und dem Grad des Gefühls von Geborgenheit in der Familie begründet. In der Befragung zur Krankengeschichte und in der Therapie von Burn-out-Patienten sind häufig sehr individuelle Zusammenhänge zutage getreten.

- Eine Verbindung zwischen **Stress in der Schwangerschaft** und einer Hyperstressentwicklung bei Föten ist bekannt. Der heranwachsende Fötus ist besonders sensibel für Stresszustände der Mutter. Wir können davon ausgehen, dass hierbei z. B. Unfälle, Trennungen, Dauerstreit der Partner oder sonstige schwere Belastungen für die Mutter nicht spurlos am Fötus vorübergehen. Hier können schon intrauterin Normalwertschwellen im Bereich der Stresshormone verstellt werden.
- Auch das **Temperament** eines Menschen kann bahnend für einen Burn-out-Prozess sein. Primäre Burn-out-Typen gibt es nicht, doch sanguinische (heißblütige), cholerische (leicht erregbare) und zwanghafte Menschen, die in ihrem Perfektionismus festhängen, haben sicher niedrigere Reizschwellen als phlegmatische (passive) oder bedächtig-besonnene Menschen. Im Gegensatz zu Kindheitstraumata und Stress in der Schwangerschaft muss das Temperament des Betreffenden keine direkten Auswirkungen auf sein Stresssystem haben. Aber als bahnender Faktor ist es zu beachten und findet auch in ganzheitlichen Therapien, insbesondere in der Traditionellen Chinesischen Medizin (TCM), Berücksichtigung.

Traumatische Erfahrungen findet man bei Burn-out und in schweren Depressionen sehr oft, beides Erkrankungen mit einem in der Regel feststellbaren Hyperstresssystem. Im Erleben einer Nichtbewältigung des Alltags verstärkt sich die Hyperstressreaktion, und

Diagnose Burn-out

Zur Diagnose eines Burn-out-Syndroms gehört ausreichend klinische Erfahrung, und aufgrund der vielfältigen Symptomlage muss die Diagnose fachgebietsübergreifend erfolgen. Bei schweren, also weit im Prozess vorangeschrittenen Burn-out-Syndromen findet man in der Regel die meisten der folgenden Befunde:

- Vollbild einer schweren Depression
- Einschränkungen der Herzratenvariabilität (der Herzschlag kann den momentanen Erfordernissen nicht mehr adäquat angepasst werden)
- Blutdruckregulationsstörungen
- vegetative Regulationsstörungen (z. B. Reizmagen)
- Störung im Bereich der Stresshormone
- gestörte Immunparameter
- gehäufte wiederkehrende oder nacheinander in verschiedenen Organen auftretende Infekte
- körperliche und emotionale Erschöpfung mit ausgeprägter Kraftlosigkeit
- hochgradig eingeschränktes Durchhaltevermögen
- betäubte Empfindungen sowohl im Bereich sinnlicher als auch emotionaler Wahrnehmung

Eine Aufstellung der notwendigen diagnostischen Maßnahmen finden Sie im Abschnitt »Wie wird ein Burn-out diagnostiziert?«, S. 105ff.

über emotionale Erschöpfung, zynischen Rückzug aus der mitmenschlichen Umgebung und Sinnlosigkeitserleben des eigenen Tuns über eine längere Zeit – manchmal viele Jahre – fixiert sich das gestörte Stresssystem schließlich in Erregung und/oder Reaktionslosigkeit. Der Betroffene erlebt dies als Angst, Verzweiflung, Ohnmacht und Stillstand der Lebensäußerungen oder als Kontrollverlust im Agieren, sozusagen als »durchdrehen«. Die Alltagskompetenz ist schließlich aufgehoben, der Betreffende benötigt dringend Hilfe und kommt dann – meist über Dritte – als vitaler Notfall ins Krankenhaus.

Der Burn-out-Prozess

Um zu verstehen, warum man aus einem Burn-out nicht einfach aussteigen kann, ist es wichtig zu wissen, dass ein Burn-out keine plötzliche Erkrankung ist, sondern ein prozesshafter Verlauf, der dem Betroffenen selbst häufig gar nicht bewusst ist.

Verfolgt man einen Burn-out-Prozess zurück, findet man meist Jahre zuvor eine für den Lebensplan wichtige Herausforderung. Diese Herausforderung wurde für gut und richtig gehalten, man glaubte, ihr gewachsen zu sein, was sich aber letztendlich als Täuschung herausstellt.

Aufgrund meist umfangreicher persönlicher Investition (sowohl an Zeit, Geld, Verzicht und Engagement) und erlebter Freude und Erfüllung, die zu Beginn der Herausforderung empfunden wurden, will man das Vorhaben nicht beenden, um keine großen Verluste oder Niederlagen zu erleiden, um sich nicht dumm oder hilflos zu fühlen. Für das Selbstbild ist es oft einfacher, die Tragweite des entstandenen Problems kleinzureden, um keine Entscheidung treffen zu müssen. Gleichzeitig beginnt ein kräfteraubendes Verbergen der Situation und des inneren Erlebens vor anderen.

Die unpassende und scheinbar unlösbare Situation wird für den Betreffenden immer konflikthafter und schließlich innerlich bedrohlich, die Erregung steigt über archaische Stressreaktionen. Die Wahrnehmung des Problems und auch die Wahrnehmung des eigenen Befindens beginnen, sich langsam einzuschränken und allmählich zu verzerren. Ein Verdrängungsprozess setzt ein, weil die Erkenntnis, einen falschen Weg eingeschlagen zu haben, zu schmerzlich und niederschmetternd wäre. Das Weitergehen auf diesem falschen Weg wird unbewusst als bedrohliche Sackgasse und als zunehmende Sinnlosigkeit des Daseins empfunden.

Schließlich erlebt der Betreffende eine gänzlich andere Realität als die Menschen um ihn herum. Er fühlt sich unverstanden und zieht sich von Freunden, Familie, Arbeitskollegen, Kunden innerlich zurück. Äußerlich wird er, oft ohne es selbst zu merken, barsch und zynisch und reagiert unpassend, was ihn noch weiter von seinen Mitmenschen entfernt. Viele halten aus Angst die Fassade nach außen lange perfekt aufrecht. Der Rückzug nach innen bleibt von anderen dann oft unbemerkt, und das Leben spaltet sich auf in Innen und Außen.

In dieser zunehmenden Vereinsamung wird alles uneinschätzbar, weil ein soziales Korrektiv fehlt. Daher steigt auch die Angst oft so extrem an, Symptome können nicht gedeutet werden, es passieren immer häufiger Entgleisungen im Verhalten, in Empfindungen oder in physiologischen Reaktionen wie z. B. Herzrasen oder Blutdruckkrisen. Der Betroffene sieht sich dem bedrohlichen Geschehen ohne irgendeine Kontrollmöglichkeit ohnmächtig ausgeliefert, und in dieser Verzweiflung stellt das System praktisch den Betrieb ein.

Fehleinschätzung über den eigenen Zustand im Burn-out

Die Selbsttäuschung über Situation und Zustand im Burn-out führt zu einer ausgeprägten Fehleinschätzung und gehört zu den hartnäckigsten Auffälligkeiten aus klinischer Sicht. Viele Patienten, die akut in die stationäre Behandlung gebracht werden, beteuern im ärztlichen Gespräch hochrot, zitternd und mit gebrochener Stimme, jetzt gerade würde es ihnen wieder etwas besser gehen, außerdem müssten sie nächste Woche noch einen Auftrag erledigen und so schlimm könne es doch gar nicht sein.

Dahinter ist der verzweifelte Wunsch zu spüren, mithilfe der ärztlichen Autorität endlich diesem furchtbaren Kreislauf zu entkommen. Wenn ich dem Patienten dann sage: »Sie brauchen jetzt dringend und unaufschiebbar Hilfe, Sie können so nicht weitermachen. Wir können hier ehrlich miteinander sein, und wir können Sie behandeln«, brechen die meisten in Schluchzen aus oder sinken in sich zusammen, weil sie den selbst geahnten Zustand mit der ärztlichen Erlaubnis wieder fühlen können. Die Konfrontation mit sich selbst gehört zu den schwersten Schritten im Leben eines Menschen, doch gleichzeitig ahnt der Patient, dass dies ein Umkehrpunkt sein kann. Allein die Zustimmung zur Behandlung kann in der Akutsituation eine enorme Entlastung darstellen.

Burn-out ist also etwas sehr Ernstzunehmendes. Am besten kann man den Zustand eines Menschen im Burn-out mit dem Ausdruck »der Ofen ist aus« beschreiben. Alle Kraft und Energie ist verbraucht, und man fühlt sich wie ein Häufchen Elend. Der Lebensplan wird als gescheitert erlebt, es herrscht Aussichtslosigkeit, und das Leben scheint zu Ende zu sein.

Der vitale Notfall

Oft zieht der Körper im fortgeschrittenen Burn-out eine finale Notbremse, wenn ein Mensch von sich aus nicht mehr zurückfindet. Bremst der Körper zu stark, kann eine lebensbedrohliche Situation, ein vitaler Notfall, entstehen.

Die häufigsten akuten Symptome sind Herzinfarkte und nächtliche Panikattacken, aber auch depressives »Einfrieren« kommt oft vor. Der Patient steht dann einfach nicht mehr auf oder sagt, er könne Arme und Beine nicht mehr bewegen, hätte kein Gefühl mehr für seine Extremitäten, im Extremfall, er hätte keine Arme und Beine mehr oder wäre nicht mehr im Körper. Diese Empfindungen oder Nichtempfindungen werden in der Psychosomatik auch Dissoziationen genannt. Es können auch nicht enden wollende Weinkrämpfe auftreten.

Ein weiterer Notfall ist der Kontrollverlust. Am häufigsten sind Suizidversuche, bei denen zum Teil auch andere gefährdet werden. Dies ist besonders dann der Fall, wenn sich jemand in einer solchen Verfassung hinter das Steuer eines Autos setzt. Unfälle, die im Burn-out passieren, haben für diese Menschen oft schwere Verläufe, weil die Selbstheilungs- und Regulationskräfte stark blockiert und außer Kraft gesetzt sind. Hierher gehört auch die Einnahme von Aufputschmitteln oder Designerdrogen, bei denen der Kreislauf versagen kann oder unkontrolliertes Handeln mit Selbst- und Fremdgefährdung auftritt.

Ein vitaler Notfall kann auch aus dem Wunsch entstehen, sich zu betäuben, wenn Alkohol, Medikamente oder betäubende Drogen in zu großer Menge eingenommen werden. Dies ist von einem Suizidversuch manchmal nicht zu unterscheiden.

Sieht ein Betreffender für sich keine Zukunft mehr und kann den aktuellen Alltag in seinem Leiden nicht mehr ertragen, gelingt ein Suizidversuch häufig. Denn jemand, der eine solche Bilanz gezogen hat, wird nach der Entscheidung oft sehr ruhig und plant sein Lebensende auf eine Weise, die von anderen nicht bemerkt wird. Wird der Versuch trotzdem verhindert, bleiben die meisten bei ihrer Entscheidung und versuchen es nach einigen Wochen oder Monaten trotz Behandlung ein weiteres Mal. In dieser Zeit kann durch einschneidende Erlebnisse, zum Teil auch in der Behandlung, die Bilanz jedoch auch revidiert werden, sodass kein erneuter Suizidversuch unternommen wird.

Leider sind diese vitalen Notfälle nicht selten. Die Dunkelziffer ist hoch, weil die dabei auftretenden Todesfälle nicht immer klar zugeordnet werden, teilweise auch notärztlich nicht immer klar zugeordnet werden können. Burn-out-Fälle in den Suizid- bzw. Herztod-Statistiken lassen sich kaum noch identifizieren.

Glücklicherweise kommt die Mehrzahl der Burn-out-Patienten nicht in diese finale Dramatik, obwohl die Krankheitsverläufe bei einer notwendigen Einweisung ins Krankenhaus bereits sehr schwer sind. Die Menschen zeigen dann oft starke Verzweiflungs- und Erregungszustände oder ausgeprägte Reaktionslosigkeit und

Was kein Burn-out ist

Eine Erschöpfung, die nach gutem Schlaf oder einem Urlaub wieder verschwunden ist, bezeichnet man *nicht* als Burn-out. Es ist allerdings ein wenig Mode geworden, von »seinem« Burn-out zu sprechen, um sich als fleißigen Menschen mit viel Verantwortung darzustellen. Viele, die so sprechen, kokettieren damit, und vielfach lacht man dann zusammen und bestätigt sich, wie anstrengend das Leben ist. Allerdings sollte man beachten, dass sich hinter dieser Koketterie auch ein verzweifelter Mensch im Burn-out befinden kann, der auf diesem Weg versucht, sich selbst dem Thema zu nähern und auszuloten, wie die Gesellschaft reagiert.

Gefühlsverarmung. Trotzdem kommen die Betreffenden in der Regel nicht aus eigenem Antrieb. Andere Menschen aus ihrer näheren Umgebung sind meistens beteiligt, z. B. Angehörige, Ärzte oder Arbeitskollegen. Bei Führungskräften sind es oft sogar die Sekretärinnen, Assistenten oder Chauffeure.

Dieses Buch soll dazu beitragen, dass solche schweren Verläufe selten werden und die Mehrzahl der Betroffenen rechtzeitig aus der Burn-down-Spirale herauskommt oder durch erworbene Gesundheitskompetenz und etwas Glück gar nicht erst hineingerät. Die Deutschen sagen, man muss zupacken, wenn das Glück vorbeikommt. Die Franzosen sind da offensiver: »Corriger la fortune«, heißt es in Frankreich, »das Glück korrigieren/die Zukunft gestalten«. Für das Glück braucht man also auch eine gewisse Kreativität.

Merken:

- Burn-out ist eine ernstzunehmende Krankheit, in der das übererregte Stresssystem nicht zur Normallage zurückfinden kann.
- Im Burn-out findet in der Regel eine Fehleinschätzung des eigenen Zustands statt, daher lassen sich die Betroffenen meist erst sehr spät behandeln.
- Burn-out kann sich zu einer lebensbedrohlichen Krise entwickeln, die stationär behandelt werden muss.

Wie häufig ist Burn-out?

Industrie und Gewerkschaften kommen in ihren Befragungen von Arbeitnehmern nach der Häufigkeit und den Gründen von Burn-out sowie dem Erleben der Arbeitsplätze zu unterschiedlichen Ergebnissen. Die Industrie sieht die von ihr angebotenen Arbeitsplätze überwiegend als menschengerecht an, mit großer Arbeitszufriedenheit und führungskompetenten Chefs. Die Ergebnisse der Gewerkschaften hingegen zeichnen ein anderes Bild. Im hohen Prozentbereich schildern Arbeitnehmer hier Zustände, die schwer auszuhalten sind. Beide Gruppen erhalten ihre Ergebnisse sicherlich entsprechend der Interessenlage, bei der Frage nach der Häufigkeit von Burn-out sind sie daher nur bedingt hilfreich.

Obwohl das Burn-out-Syndrom permanent in den Medien ist, hat ein Eingeständnis für den Betroffenen besonders in der Arbeitswelt meist schwerwiegende Nachteile, beispielsweise durch Mobbing oder Arbeitsplatzverlust. Aussagekräftige Daten sind daher nur schwer zu erheben. Auch klinische Untersuchungen können die Häufigkeit nicht sicher abbilden, da sie nur die Patienten mit schwerem Burn-out betreffen.

Weiterhin finden sich Überschneidungen mit anderen Krankheitsbildern wie Depression, chronischem Erschöpfungssyndrom und Neurasthenie, und es gibt Hinweise, dass viele Herzinfarkte, Bluthochdruckerkrankungen, auch Suizide und Unfälle auf ein Burn-out-Syndrom zurückzuführen sind.

Mehr Klarheit bringen hier die Studien der Krankenkassen aus den letzten Jahren, in denen etwa ein Drittel der befragten Arbeitnehmer starke psychische Belastungen angeben, mehr als zwei Drittel allgemeine psychische und psychosomatische Symptome. Als Gründe nannten die Befragten u. a. schlechtes Betriebsklima, keine Gestaltungsspielräume, Angst vor Vorgesetzten, Angst vor Entlassung, Ungerechtigkeit und zunehmende Abneigung gegen die Arbeit.

Generell werden psychische Beschwerden im Dienstleistungsbereich häufiger angegeben als im Bereich der Industrieproduktion, wo bereits vor Jahren Gestaltungsspielräume wie Mitbestimmung beim Lauftempo der Fließbänder und andere Möglichkeiten der Einflussnahme offenbar mit gutem Erfolg eingeführt wurden. Zu beachten ist allerdings, dass der Dienstleistungsbereich gegenüber der Industrieproduktion zukünftig weiter zunehmen wird.

Etwa ein Drittel aller Befragten mit Beschwerden befindet sich mit großer Wahrscheinlichkeit in einer Burn-down-Spirale. Die Zahl der Arbeitnehmer, die zum Zeitpunkt der Befragung wegen Burn-out krankgeschrieben oder in Behandlung waren, die infolge von Burn-out aus dem Arbeitsprozess ausgeschieden oder gar verstorben sind, wird von den Studien nicht erfasst. Zusammen mit der Gruppe der Menschen, die bald die Kriterien eines Burn-out-Syndroms erfüllen, und denen, die aus Angst vor Nachteilen am Arbeitsplatz oder aus Datenschutzgründen keine klaren Angaben gemacht haben, ergibt sich hier eine hohe Dunkelziffer. Doch die Aussage ist berechtigt, dass aktuell mindestens die Hälfte der Erwerbstätigen den Herausforderungen der derzeit bestehenden Arbeitsplätze in ihrer psychischen und psychosomatischen Gesundheit, also als Mensch, dauerhaft nicht gewachsen sind. Dieses bedrückende Faktum wird vielfach firmenintern und gesundheitspolitisch in der Öffentlichkeit immer noch sträflich ignoriert, meist aus finanziellen Gründen. Die Problemlage wird durch die Untersuchungen der gesetzlichen Krankenkassen jedoch bestätigt. Dort findet sich eine Zunahme der psychischen und psychosomatischen Erkrankungen um etwa 25 Prozent in den letzten drei Jahren. Dies ist ein dramatischer Anstieg. Viele dieser Menschen sind Burn-out-gefährdet bzw. sind bereits im Burn-out. Expertenschätzungen zufolge leiden in Deutschland mittlerweile über sechs Millionen Menschen an Burn-out, das ist jeder Neunte in der Gruppe der 18- bis 70-Jährigen.

Kosten für Burn-out

Die volkswirtschaftlichen Kosten für Burn-out sind aufgrund der unklaren Datenlage schwer genau zu beziffern, und Fachleute sind sich nicht einig, was in die Kosten eingerechnet werden muss. Mit Sicherheit aber müssen folgende Punkte berücksichtigt werden: Behandlungskosten, Kosten durch Arbeitsunfähigkeit und Ausfall von Strukturfunktionen in den Firmen, Einarbeitung neuer Mitarbeiter bei durch Burn-out aus dem Unternehmen ausscheidenden Arbeitnehmern, Kosten durch verlorene Erwerbstätigkeitsjahre bei Patienten mit Burn-out inklusive Kosten durch sozialen Abstieg, Invalidität und Verrentung sowie Kosten für Insolvenzen und Betriebsaufgaben inklusive zugehöriger Verluste. Überschlägt man diese Kosten, ergibt sich für Deutschland eine Gesamtschadenssumme für Burn-out in zweistelliger Milliardenhöhe (um 25 Milliarden Euro; Schweiz und Österreich rund drei bis vier Milliarden Euro) jährlich. Diese Schätzungen sind noch mit hoher Unsicherheit behaftet, aus meiner Sicht aber eher zurückhaltend berechnet als zu hoch gegriffen.

Aufgrund der zu erwartenden weiteren Kostensteigerungen für Burn-out ergibt sich zunehmend eine Gewinnschmälerung für die Unternehmen, sodass hier Handlungsbedarf besteht. Dies wird von den Unternehmen beginnend auch so gesehen. Vorreiter sind einige skandinavische Unternehmen, die Burn-out als Kostenfaktor erkannt und mittlerweile begonnen haben, in großer Offenheit und Effizienz mit den Betroffenen zu arbeiten und Prophylaxe zu betreiben.

Merken:

- Burn-out ist häufig und nimmt dramatisch zu.
- Burn-out bedeutet einen schweren volkswirtschaftlichen Schaden in Milliardenhöhe.
- Burn-out wird in der Wirtschaft in Deutschland und vielen anderen Ländern noch bagatellisiert und tabuisiert.

Begleitende Krankheiten

Ein Burn-out-Syndrom wird praktisch immer von Symptomen vielfältiger Art begleitet. Dabei ist immer zu klären, inwieweit Krankheitssymptome im Burn-out Ursachen oder Folgen sind. Bei Symptomen, die schon seit Jahren bekannt sind, also vermutlich schon vor dem Wirken eines Burn-outs auftraten, muss untersucht werden, ob das Burn-out das Symptom verschlechtert hat bzw. ob die dahinterliegende Krankheit große Bedeutung für die Entwicklung des Burn-outs hat.

Besteht ein Symptom erst seit kurzer Zeit, stellt sich die Frage, ob es eine Folge des Burn-outs oder nur eine gleichzeitig auftretende eigenständige Krankheit ist. Diese Fragen sind nicht immer eindeutig zu beantworten, manches wird im Laufe der Zeit klar, z. B. wenn in der Burn-out-Behandlung auch ein Dauerschnupfen verschwindet.

In der Schulmedizin besteht die Tendenz, jedem Symptom einen eigenständigen Krankheitswert zuzuweisen und die Symptome getrennt zu behandeln. In der Naturheilkunde, der Homöopathie und auch der Traditionellen Chinesischen Medizin (TCM) werden die Symptome eher in einem inneren Zusammenhang gesehen, und insofern wird der ganze Mensch behandelt. Die Psychosomatik tendiert ebenfalls zu einer ganzheitlichen Behandlung.

Die Ergebnisse moderner Forschungsrichtungen, wie z. B. der Neurobiologie, der Hirnforschung, der Epigenetik und der Quantenphysik, weisen sehr deutlich darauf hin, dass Symptome in der

Regel Ausdruck einer Störung des Gesamtsystems Mensch sind und daher auch bei zeitlich getrenntem Auftreten von Symptomen ein innerer Zusammenhang zu vermuten ist (siehe auch »Gebrauchsanleitung für den Menschen«, S. 319ff.). Bei meiner Arbeit als Arzt gehe ich daher auch bei Detailbetrachtungen immer von dem ganzen Menschen, seiner bisherigen Erlebnisgeschichte und seinem von ihm gestalteten bzw. auf ihn wirkenden Alltag aus.

Vereinfacht dargestellt lassen sich die Mehrzahl der Symptome im Burn-out durch eine Senkung der Reizschwelle in der Stressachse (ein zusammenhängendes System von verschiedenen Hormonen, Nervennetzen und Zellreaktionen) begründen. Ist die Reizschwelle abgesenkt, wird z. B. das Stresshormon Cortisol überschießend ausgeschüttet, und die auftretenden Symptome werden als Reaktionen auf den dauerhaft erhöhten Cortisolspiegel gedeutet. Im fortgeschrittenen Burn-out kann auch die normale Tagesrhythmik der Cortisolausschüttung aufgehoben sein und unter Umständen sogar ein Cortisolmangel als Systemerschöp-

Häufige Krankheiten im Burn-out

Hier eine beispielhafte Auflistung von häufigen Krankheiten und Beschwerden im Burn-out: Depression, Panikattacken, Angstzustände, Herzinfarkt, Bluthochdruck, gehäufte Infekte und Entzündungen, Tinnitus, Hörsturz, Hyperakusis, Zuckerkrankheit, Magenschmerzen, Rücken- und Kopfschmerzen, Schlafstörungen, Störungen im Bereich der Potenz, Libido und Fruchtbarkeit bei beiden Geschlechtern, Entwicklung von Suchterkrankungen, Suizidneigung, Soziopathien und Kontrollverluste.

fung eintreten. Für die Entwicklung von Depressionen, Bluthochdruck und Immunstörungen sind diese Zusammenhänge sehr direkt gültig, für viele weitere Krankheiten und Symptome wirken sie indirekt über teilweise komplizierte Reaktionskaskaden.

Bessert sich ein Burn-out-Syndrom, so bessern sich auch die Mehrzahl der begleitenden Krankheitssymptome. Auch in der Behandlung werden diese Erkrankungen gemeinschaftlich behandelt, quasi wie eine Systemerkrankung.

Im Folgenden beschreibe ich die am häufigsten auftretenden begleitenden Erkrankungen wie Herz-Kreislauf-Probleme, Immunstörungen und Depressionen. Das Thema der Depression ist überaus wichtig und wird uns daher auch im Weiteren immer wieder beschäftigen. Die im Burn-out ebenfalls gehäuft auftretenden Hörstörungen werde ich ausführlicher darstellen, da hier viel Unkenntnis herrscht und die meist plötzlich beginnenden quälenden Hörwahrnehmungen oft große Angst hervorrufen. Wen das nicht betrifft, der kann natürlich gleich zum nächsten Kapitel weiterblättern oder eine kleine Teepause machen.

Herz-Kreislauf-Probleme

Um verstehen zu können, warum im Burn-out Herz und Kreislauf in Mitleidenschaft gezogen werden, muss man einen Blick darauf werfen, wie der menschliche Körper bei Stress reagiert.

Im akuten Stress wird zuerst das sogenannte adrenerge System aktiviert, wodurch Adrenalin und Noradrenalin, zwei wichtige Hormone für die Aktivität, ausgeschüttet werden. Dieser Mechanismus wurde in früheren Zeiten (z. B. der Steinzeit) für konkrete Kampf- oder Fluchtreaktionen gebraucht, gilt aber heute noch ebenso für unsere Arten von Stress, wie z. B. schlechte Botschaften über E-Mail, die uns in Erregung versetzen. Nur Minuten später wird Cortisol ausgeschüttet, das diese Aktionsbereitschaft im Körper weiterführt und die Reaktionen des Gefäßsystems noch besser auf die adrenergen Hormone einstellt, sozusagen den Turbolader aktiviert. Das Ganze ist für kurze Zeiten ausgelegt und für maximalen körperlichen Krafteinsatz im Kampf oder schnellstmögliche Bewegung bei der Flucht. Dafür pumpt das Herz mit hoher Frequenz, zusammen mit der Wirkung von Cortisol steigt also auch der Blutdruck, das Blut wird in die Muskeln gepresst, und der Zuckerspiegel steigt unter Cortisol an, damit die Muskeln genug Energie zur Verfügung haben. Dies ist der Ablauf der normalen Stressreaktion.

Nach kurzer Zeit, wenn der Steinzeitmensch überlebt hatte, kehrte wieder Ruhe ein, alles normalisierte sich, und das Cortisol war durch die massive Bewegung verstoffwechselt worden. Bleibt die Gefahr, wie in unseren Zeiten, oft anhaltend und bewegt man sich nicht, bleibt der Cortisolspiegel im Körper hoch, mit ungünstigen Folgen. Hier sind insbesondere der Zustand verengter Gefäße und der daraus resultierende Bluthochdruck zu nennen, nicht zuletzt auch ein überhöhter Zuckerspiegel, der permanent Insulin zur Senkung anfordert. So kann sich auch das Insulin erschöpfen und der Weg in die Zuckerkrankheit gebahnt werden.

Normalerweise bewegen sich die Gefäßwände ständig ein wenig, über kurze Verengungen und Erweiterungen wird die Balance für die jeweils notwendige Situation und Anforderung gefunden. Diese permanente Bewegung der Gefäßwände wird vegetativ gesteuert und verschlechtert sich bei Dauererregung. Die Bewegungen verhindern auch Ablagerungen in den Gefäßen. Wenn die Gefäßwände sich aber weniger oder kaum noch bewegen, können sich nach einiger Zeit in den verengten Gefäßen Ablagerungen bilden. Eine Engstellung der Gefäße aufgrund der anhaltenden Stressreaktionen und Ablagerungen in den Gefäßen führt nicht nur zu weiterer Blutdruckerhöhung, sondern auch zu einer schlechteren Versorgung der Organe, die immer weniger Blut erhalten. Im Falle des Herzens bedeutet dies: Das Infarktrisiko steigt.

Hinweisend auf ein erhöhtes Infarktrisiko ist eine eingeschränkte Herzratenvariabilität. Herzratenvariabilität heißt, wie das Wort schon andeutet, dass die Abstände, in denen ein Herzschlag dem nächsten folgt, unterschiedlich sind. Dadurch kann das Herz bei Bedarf den Herzschlag schneller an spezielle Situationen anpassen. Sie kennen etwas Ähnliches vielleicht vom Fußball, wenn der Torwart beim Elfmeter ständig recht unruhig hin- und hertänzelt. So kann er schneller in die für das Halten des Balls notwendige Bewegung kommen. Diese Variabilität hört in fixierter vegetativer Erregung zunehmend auf, der Abstand der einzelnen Herzschläge wird gleich. In diesem Zustand kann das Herz durch plötzliche zusätzliche oder zu lang anhaltende Situationen überrascht werden und in der notwendigen Reaktion zu langsam und überfordert sein. So kann es zum Herzinfarkt kommen. Eine eingeschränkte Herzratenvariabilität ist also ein sehr ernstes Zeichen. Wir finden dies in der Regel bei fortgeschrittenem Burn-out und bei mittelschweren und schweren Depressionen, die oft gemeinsam mit einem fortgeschrittenen Burn-out auftreten.

Depression und Burn-out bringen also ein deutlich erhöhtes Herzinfarktrisiko mit sich. Zusammen mit der im Burn-out in der Regel fehlenden oder leistungsmäßig übersteigerten Bewegung und dem falschen Essverhalten, möglichen Auswirkungen von Drogenkonsum, wie Zigaretten, Alkohol, Medikamenten u. Ä., ist die Gefahr, bei Burn-out einen Herzinfarkt zu erleiden, massiv erhöht. Das ist nicht nur trockene Statistik. Es bedeutet, dass viele Burn-out-Betroffene auch tatsächlich einen Herzinfarkt erleiden. Da die Burn-out-Fälle in der Herzinfarktstatistik nicht abgebildet werden, gibt es hierfür keine genauen Zahlen. Doch Herz-Kreislauf-Komplikationen gehören zu den lebensbedrohlichen Gefahren des Burn-outs, umso notwendiger ist hier ein möglichst frühzeitiges Erkennen und der Ausstieg aus der Burn-down-Spirale.

Störungen des Immunsystems

Das Immunsystem wurde früher als ein unabhängiges Gewebesystem angesehen, heute wissen wir, dass es in die Kommunikation der Organe untereinander und auch in psychische Abläufe eingebunden ist. Aufgrund der immer neuen überraschenden Erkenntnisse fasste man diese Zusammenhänge in einem neuen Forschungsfach zusammen, der Psychoneuroimmunologie.

Das Immunsystem hat neben dieser Fülle von Bedeutungen vier große Aufgaben:

1. Es soll verhindern, dass schädliche Keime in den Körper eindringen.
2. Falls doch Keime eingedrungen sind, soll es diese zerstören bzw. wieder hinausbefördern.
3. Es soll auch außerhalb der Keimwelt Eigenes und Fremdes, das in den Körper eindringt, unterscheiden können und dabei das Eigene bewahren und das Fremde vernichten oder hinausbefördern. Dies soll aber möglichst nicht passieren bei Fremdkörpern, die für die Ernährung dienlich sind, und bei hilfreichen

Keimen im Mund-Nasen-Rachen-Raum, im Darm, auf den Schleimhäuten der Genitalien und auf der Haut. Diese Keime müssen als günstig erkannt und akzeptiert werden.

4. Es soll die ständig gebildeten Zellen im Körper, die nicht der Norm entsprechen, unter ihnen auch Krebszellen, sofort erkennen und ihnen keine Chance zur Vermehrung geben bzw. sie zerstören.

Wenn das Immunsystem durcheinandergerät

Schauen wir uns an, was unter einem stressbedingten Cortisolanstieg in einer normalen Arbeitswoche heutzutage oft passiert: Die erste Abwehrreihe des Immunsystems im Mund-Nasen-Rachen-Bereich, z. B. Immunglobulin A im Speichel, sinkt. Die Abwehr in der Mundregion ist dann geschwächt. Wenn dies eine Weile anhält, können Keime in den Körper eindringen. Cortisol bremst aber auch die Immunzellen und anderen Immunfaktoren, die die Eindringlinge zerstören sollen. Die Keime bleiben also vorerst unbehelligt, man sieht noch gesund aus.

Wenn man sich nun am Wochenende oder im Urlaub entspannen kann und die Cortisolwerte absinken, arbeitet die Immunabwehr wieder stärker. Die Keime, die sich bereits im Körper befinden, können jetzt zerstört werden. Nun fühlt man sich krank. Die Infektion, die hauptsächlich durch die Abwehrreaktionen gegen die Keime entsteht (und nur zu einem Teil durch direkte Wirkungen der Keime) bricht aus, so entstehen dann Symptome.

Es ist also nicht verwunderlich, dass Infektionen oder Entzündungen sich in der Entspannung verstärken oder immer am Wochenende auftreten. Bei einem anhaltend hohen Cortisolspiegel gerät das Immunsystem zunehmend durcheinander, und es finden nicht immer genau vorhersagbare Reaktionen statt.

Sinkt der Cortisolspiegel auch in Ruhephasen nicht mehr ab, z. B. in einer Burn-down-Spirale, schützt sich der Körper selbst vor der Cortisolwirkung. Bestimmte Stoffe werden im Körper produziert und schalten die Gene ab, die das Immunsystem so sensibel auf Cortisol reagieren lassen. Trotz hohem Cortisolspiegel werden die Abwehrreaktionen dann nicht mehr durch Cortisol abgebremst. Dadurch können wieder zunehmend Infektionen auftreten.

Bilderwelten Selbst wenn durch die körpereigene Schutzmaßnahme die senkende Wirkung von Cortisol auf Immunglobulin A zurückgeht, finden sich trotzdem oft niedrige Werte dieses Immunglobulins im Speichel.

Denn Immunglobulin A reagiert auch sehr empfindlich auf seelische Vorgänge. Rührende und freudige Szenen (auch Meditation und Qigong) lassen es innerhalb von Minuten ansteigen, die Barriere gegen Keime ist gestärkt. Bei traurigen, bedrückenden und abstoßenden Szenen sinkt es ebenso schnell, die Barriere ist geschwächt. Dies funktioniert auch bei vorgestellten Szenen und Bildern. Im Burn-out ist die innere Bilderwelt aber nicht mehr schön, es herrschen hauptsächlich negative Bilder und Gedanken vor. Keime können einfacher eindringen, weil das Immunglobulin A im Speichel durch diese psychische Einwirkung tendenziell immer zu niedrig ist. So kann nach einer Weile im fortgeschrittenen Burn-out eine Phase ständiger Infekte auftreten. Wenn sich schließlich auch das Cortisol erschöpft, kann das Immunsystem teilweise enthemmt arbeiten, die Infektionen können in der Schwere zunehmen. Psychische Abläufe wirken im Immunsystem nicht nur auf den Immunglobulin-A-Spiegel, sondern auch noch auf viele andere Reaktionen.

Da das Immunsystem unter einem hohen Cortisolspiegel sehr durcheinanderkommen kann, können sich auch allergische Reaktionen verändern. Zuerst werden allergische Reaktionen unterdrückt, später können sie stark zunehmen, oder es können Mischformen entzündlich-allergischer Reaktionen auftreten. Schließlich kann die klare Unterscheidungsfähigkeit des Immunsystems zwischen eigenen und fremden Stoffen so beeinträchtigt sein, dass eigenes Gewebe fälschlicherweise als fremd erkannt und bekämpft wird. Sogenannte Autoimmunreaktionen können entstehen. Gleichzeitig kann das Chaos im Immunsystem auch dazu führen, dass die Abwehr von fehlerhaften Zellen und Krebszellen nicht mehr funktioniert und aus der Balance gerät. So kann im Burn-out aus dieser Dysbalance heraus auch einer Krebserkrankung der Weg mitgebahnt werden. Allergien treten im Burn-out häufig auf. Wie oft Autoimmunkrankheiten und Krebserkrankungen ihren Anfang in einem Burn-out nehmen, ist noch unklar, da der Fokus der Forschung erst seit kurzer Zeit auf diese Themen gerichtet ist.

Depressionen

Depressionen können unabhängig von Burn-out auftreten, im fortgeschrittenen Burn-out entwickeln sie sich aber fast immer. Einige Wissenschaftler sehen keinen großen Unterschied zwischen diesen beiden Erkrankungen, andere vertreten vehement die Eigenständigkeit beider. Nach meinem Verständnis unterscheiden sich die beiden Erkrankungen eher darin, wie sichtbar traumatische Szenen in der Erlebensgeschichte, in ihrer Wirkung auf Körper und Seele und ihren Auswirkungen auf das Stresssystem sind. Ich möchte dies einmal gegenüberstellen:

In der Depression	*Im Burn-out*
Zusammenhang mit Traumata weniger augenfällig; traumatische Erlebnisse oft in der frühen Kindheit	Oft deutlicher Zusammenhang mit Traumata; zum Teil auch spätes traumatisches Erleben im Erwachsenenalter
Entwicklung eines Hyperstresssystems	Entwicklung eines Hyperstresssystems
Lebenspläne wurden weniger zielgerichtet umgesetzt; frühe Antriebslosigkeit	Erhöhter Antrieb infolge starker Grundmotivation
Problematische Lebenserfahrungen führen oft zu Antriebshemmung	Enttäuschte Beziehungserfahrung und fehlende Bindungsfähigkeit werden oft durch forcierte Leistungserbringung kompensiert
Besserung des Lebens durch Leistungserbringung wird nicht erwartet	Besserung des Lebens durch Leistungserbringung wird erwartet
Eine Phase forcierter Leistungserbringung fehlt oft	Forcierte Leistungserbringung findet bis zur Erschöpfung permanent statt
Massive Antriebslosigkeit bei schwerer körperlicher und psychischer Erschöpfung	Massive Antriebslosigkeit bei schwerer körperlicher und psychischer Erschöpfung
Sinnlosigkeitsempfinden	Sinnlosigkeitsempfinden
Starker Drang, die Erkrankung zu verbergen	Starker Drang, die Erkrankung zu verbergen

In beiden Fällen kommt es also schließlich zu einer massiven Antriebslosigkeit bei schwerer körperlicher und psychischer Erschöpfung und Sinnlosigkeitsempfinden. Die psychische Erschöpfung liegt zum Teil auch darin begründet, dass die Mehrzahl der Menschen im Burn-out und in der Depression dieses Erleben unbedingt verbergen wollen. Dies kostet ungeheure Kraft, die diese Menschen nicht mehr dauerhaft aufbringen können.

Der Unterschied zwischen Depression und Burn-out liegt eher auf dem Weg zur Erschöpfung, also in der unterschiedlichen Verarbeitung der traumatischen Erlebnisse und dem Ergebnis für Handlungskonzepte im Alltag, als in den körperlichen und psychischen Charakteristika der Depressionsphasen. Nach jetzigem Forschungsstand gehe ich von einer ähnlichen Entstehung durch traumatische Erlebnisse, einem ähnlichen Erleben und ähnlichen körperlichen und psychischen Reaktionen in der Depressionsphase aus. Die Gründe für den unterschiedlichen Alltagsweg bis zur Depressionsphase und das Entstehen einer Depression sind letztlich noch nicht geklärt. (Im Abschnitt »Konstitution, Gene und Umwelt«, S. 124ff., führe ich diese Betrachtung weiter, insbesondere im Hinblick auf die kontrovers diskutierte Frage, inwieweit das Erleiden und Erleben einer Depression genetisch bedingt sein kann.)

Hörstörungen im Burn-out

Hörstörungen treten im Burn-out sehr häufig auf. Doch was hat das Innenohr mit Stress zu tun? Diese Frage ist berechtigt, und zum Verständnis muss ich kurz auf die Rolle des Hörens in der Entwicklungsgeschichte des Menschen eingehen.

Das Hören hatte in der Entwicklungsgeschichte des Menschen eine herausragende Bedeutung. In der Steinzeit war es nicht so laut wie heute. Es gab Windgeräusche, Blätterrauschen, Bachgeplätscher, mal war ein Vogelschrei zu hören oder das Heulen eines Wolfes. Technische Geräusche gab es kaum und wenn, waren sie nur von kurzer Dauer, wie z. B. das Behauen eines Steins. Es war tagsüber und auch nachts also eher leise. Wurde es laut, war Gefahr im Spiel, wie Sturm und Donner, tosende Bäche nach intensivem Regen, Erdrutsche und Geröll- oder Schneelawinen, Kampfgeschrei oder das Gebrüll eines Löwen.

Das Ohr sollte diese Gefahr nicht nur anzeigen. Genauso wichtig war es zu orten, woher der Lärm kam, und abzuschätzen, wie weit die Gefahrenquelle noch entfernt war, damit man sich in die richtige Richtung in Sicherheit bringen oder auf den Kampf vorbereiten konnte. Lärm zeigte lebensbedrohliche Gefahr an und musste überlebt werden. Deshalb war die Feststellung von Richtung und aktueller Entfernung der Gefahrenquelle überlebenswichtig. Beides kann das Ohr mit einer unglaublichen Präzision, sofern keine Hörschädigung vorliegt.

So gesehen war das Ohr der Wächter der Sinne und musste auch im Schlaf offen bleiben. Wurde über das Ohr Gefahr gemeldet, so mussten alle Körpersysteme aktiviert werden, die es ermöglichten, um sein Leben zu rennen, schnell eine Bergwand zu erklimmen oder zu kämpfen. Die Aktivität der Körpersysteme, die dafür nicht gebraucht wurden, wurde heruntergefahren. Hierfür war das Alarm- bzw. Stresssystem in der Entwicklung optimiert worden. Die Stressreaktionen setzten automatisch ein, z. B. die Ausschüttung von Adrenalin und Cortisol, und derart aktiviert konnte der Mensch für eine gewisse Dauer körperliche Höchstleistungen erbringen. Der Mensch überlebte auf diese Weise, oder er starb, falls er der Gefahr trotzdem nicht entkommen konnte. Überlebte er, hatte er sich in der Regel körperlich massiv verausgabt, und nach kurzer Zeit trat wieder Ruhe ein – sowohl akustisch als auch in den Körpersystemen und im Stresssystem. Alles kehrte in die Ausgangslage zurück. Für solche kurzzeitige Aktivierung von Höchstleistungen war das Stresssystem großartig, und dafür war es da.

Seit dieser Zeit und bis heute ist Lärm für den Menschen erregend, und wir wissen, dass Dauerlärm auch heutzutage z. B. den Blutdruck erhöhen, zu Herzinfarkten führen, die Durchblutung des Magens verringern und auch Gefühle von Ohnmacht erzeugen kann.

Tinnitus

Das Ohr selbst ist sehr stresssensibel. Da es auch beim Weglaufen die Gefahrenquelle permanent orten muss, gehört es zu den Organen, die in der Gefahr gebraucht werden. Bei Lärmbeginn ist diese Ortungsfunktion gesteigert. Die Filterungskraft von Geräuschen sinkt bei anhaltendem Stress aber zunehmend, und dann werden leider auch die Geräusche, die uns nicht wirklich interessieren, immer weniger ausgefiltert. Dazu gehören auch die Muster des Grundrauschens in der Hörbahn, die immer da sind und normalerweise permanent und vollständig von den Filtern der Hörverarbeitung im Gehirn herausgesiebt werden.

Bei anhaltendem Stress kann aus dem Grundrauschen der Hörbahn dann ein Ton- oder Geräuschmuster herausgehört werden, ohne das ein Defekt des Innenohrs vorliegen muss. Das erlebt der Mensch dann als Tinnitus. Da ein Mensch im Dauerstress im Allgemeinen nicht sehr souverän mit neuen Problemen umgehen kann, reagieren die meisten mit Angst und wenden sich in dieser

Angst dem Ohrgeräusch intensiv zu. Diese Zuwendung ist jedoch Gift für den Betroffenen, weil der Tinnitus damit in höheren Hirnzentren fixiert und dort zum wahrgenommenen Dauerton wird. Für viele verschwindet die Wahrnehmung von Ruhe damit völlig, was verständlicherweise als Katastrophe, öfter sogar noch als Lebenskatastrophe erlebt wird.

Therapie bei Tinnitus Viele Schwerbetroffene haben Angst, dass der Tinnitus als permanentes Leiden bleibt. Doch das Leiden unter Tinnitus im Burn-out ist therapierbar, und eine Änderung der Hörsituation bei Tinnitus kann therapeutisch erreicht werden. Wenn der Tinnitus sich durch Therapie in den akustischen Hintergrund bewegt, ist Lebensqualität wieder möglich, selbst wenn der Tinnitus noch hörbar ist. Das ist für Tinnituspatienten vor der Therapie leider oft nur sehr schwer vorstellbar. Wer von einem Tinnitus also schwer beeinträchtigt wird, sollte stationär in spezialisierten Zentren behandelt werden (siehe Link im Anhang, S. 403f.).

Neben der oben dargestellten Entstehungsweise von Tinnitus, die sehr häufig ist im Burn-out, gibt es viele weitere Ursachen. Das Wichtigste ist jedoch, dass Tinnitus in der Regel unabhängig von der Ursache der Entstehung behandelbar ist, weil die Therapien im Bereich der Hörverarbeitung in höheren Hirnzentren ansetzen können.

Eine Infusionstherapie mit durchblutungsfördernden Mitteln ist bei dem oben beschriebenen Entstehungsmechanismus hingegen unsinnig. Da die Durchblutung hier nicht gestört ist, kann man durch Infusionen auch nichts besser machen! In der Regel schaden sie auf körperlicher Ebene aber nicht. Wer also bereits Infusionen bekommen und auch vertragen hat, muss sich jetzt keine Gedanken machen oder sich ärgern. Da bei einigen Infusionen jedoch auch Unverträglichkeitsreaktionen insbesondere mit Juckreizbeschwerden auftreten können, ist mit Infusionen bei fehlender Indikation Zurückhaltung geboten. Dies gilt allgemein für alle Fälle von Tinnitus, da Tinnitus als isoliertes Symptom keine Folge einer Durchblutungsstörung ist.

Sinnvoll kann eine Behandlung mit Infusionen bei plötzlichen Hörminderungen mit Tinnitus sein, insbesondere bei sogenannten Knalltraumata und Hörstürzen. Bei diesen Fällen kann auch über eine hyperbare Sauerstofftherapie – bei Knalltrauma als Soforttherapie, bei Hörsturz als eventuelle Folgetherapie – nachgedacht werden.

Bei äußerst selten auftretenden Krankheiten mit Tinnitus aus dem Bereich von Gerinnungsstörungen können auch noch andere Therapien angezeigt sein. Dies muss mit einer Blutuntersuchung der Gerinnungsfaktoren abgeklärt werden.

Was tun bei plötzlich aufgetretenem Tinnitus? Wie sollten Sie sich verhalten, wenn Sie plötzlich ein Ohrgeräusch als alleiniges Symptom hören? Sie können, ohne dass Ihnen daraus Nachteile erwachsen, einige Stunden abwarten, denn die meisten Ohrgeräusche bilden sich rasch zurück. Sollte am nächsten Morgen noch ein Tinnitus zu hören sein, lassen Sie sich von einem HNO-Arzt untersuchen, nach Möglichkeit von einem, der sich mit Tinnitus auskennt. Lassen Sie sich aber bitte keine zusätzliche Angst machen. Dies passiert leider noch zu häufig, denn obwohl Tinnitus zum Behandlungsumfang des HNO-Arztes gehört, ist die Weiterbildung in diesem Bereich aus meiner Sicht bisher nicht ausreichend organisiert, und psychosomatische Aspekte treten in einem deutlich operativ geprägten Fach wie der Hals-Nasen-Ohren-Heilkunde eher in den Hintergrund. Die erste Behandlungsregel lautet: genaue Untersuchung und Entängstigung! Denn Angst steigert die Aufmerksamkeitsreaktion auf den Tinnitus massiv, und diese aufmerksame Zuwendung, die schnell zwanghaft wird, ist in der Regel das eigentliche Problem. Sollte Ihr behandelnder Arzt nicht auf Ihre Angst eingehen, können Sie zusätzlich auch psychologischen oder ärztlich-psychotherapeutischen Rat suchen.

Sie müssen das, was Ihnen bei der Erstuntersuchung gesagt wird, verstehen können, denn dieses Verstehen wirkt in der Regel bereits angstmindernd. Ihre Angst zu mindern ist eine besonders wichtige Aufgabe des ersten behandelnden Arztes.

Hörsturz

Im Burn-out erleiden auch einige Menschen Hörstürze, die jedoch deutlich seltener auftreten als Tinnitus. Ein Hörsturz ist eine akustische Notfallabschaltung, die u.a. dann auftreten kann, wenn Hören keine Sicherheit bzw. keine Ruhe mehr bringt. Obwohl schon seit Jahrzehnten intensiv erforscht, ist der Hörsturz in seiner Pathogenese (den Zusammenhängen der konkreten krankhaften Entstehung) immer noch nicht restlos bekannt. Aufgrund der bisherigen Forschungsergebnisse wird angenommen, dass es sich bei einem Hörsturz um eine vom Nervus sympathicus (einem unserer wichtigsten, willensunabhängigen Nerven) induzierte, kurzfristige Zusammenziehung der für das Ohr zuständigen Gefäßbahn handelt. Dieser Gefäßkrampf scheint sich jedoch innerhalb kurzer Zeit (etwa 24 Stunden) von selbst zu lösen. In dieser Zeit kann das Innenohr durch eine Unterversorgung jedoch schon gestört und die Sinneszellen können in ihrem Stoffwechsel beeinträchtigt sein. Die Regeneration verläuft aber in den allermeisten Fällen durch körpereigene Reaktionen gut, sodass bei etwa zwei Dritteln aller Hörstürze das Hörvermögen in den ersten 14 Tagen ganz oder weitgehend zurückkommt. Damit verschwindet ein mit dem Hörsturz gegebenenfalls aufgetretener Tinnitus in der Regel auch.

Sollten Sie also eine plötzliche Hörminderung erleiden, sollten Sie zügig zum HNO-Arzt gehen. Wir sprechen hierbei allerdings nicht mehr von einem Notfall, sondern von einem Eilfall, der innerhalb von 24 Stunden diagnostisch beurteilt und behandelt werden sollte.

Der körpereigene Regenerationsprozess kann durch drei Maßnahmen therapeutisch unterstützt werden:

1. Ruhe, denn obwohl das Innenohr unser kleinstes Sinnesorgan ist, braucht die Zellregeneration viel Energie und Kraft und keinerlei zusätzliche Unruhe;
2. Infusionen mit Cortison, um die angeschwollenen Diffusionswege zu den Sinneszellen abschwellen zu lassen, was eine verbesserte Zellernährung und -regeneration ermöglicht;
3. Entpflichtung, d.h. Abschottung gegenüber möglichst allen Aufgaben und Verpflichtungen für 14 Tage, unter Umständen unterstützt von Beruhigungsmitteln, um auch eine psychische Abschottung zu ermöglichen.

Es ist bekannt, dass ein Weiterarbeiten bei einem Hörsturz die Remission (Rückkehr zur Gesundheit) gefährdet. Daher ist eine stationäre Therapie am günstigsten. Achten Sie hier darauf, dass Sie ein Einzelzimmer bekommen, denn neben einem gerade operierten Menschen werden Sie selten die Ruhe finden, die Sie brauchen. Stehen stationär nur Mehrbettzimmer zur Verfügung, sollten Sie mit Ihrem Arzt eine ambulante Therapie, zwingend mit Krankschreibung, erwägen.

Aufgrund der guten Spontanremissionen innerhalb von 14 Tagen (um 70 Prozent) besteht kein Anlass für zusätzlichen therapeutischen Aktionismus. Der Gesundheitsmarkt in Sachen Tinnitus und Hörsturz muss hier leider sehr kritisch gesehen werden. Die Angst und das Katastrophenerleben sind bei Tinnituspatienten häufig sehr ausgeprägt, und daher sind die Betroffenen oft bereit, alles auszuprobieren. Da das Meiste jedoch wirkungslos ist, verlieren sie neben viel Geld vor allem auch das Vertrauen in weitere, auch wirksame Therapien. Sie geraten so immer tiefer in das Leiden hinein, und bei späteren psychosomatischen Therapien muss dann häufig verloren gegangenes Vertrauen erst wieder aufgebaut werden. Warten Sie bei einem Hörsturz also erst einmal die ersten zwei, drei Wochen der Initialtherapie ab, in den meisten Fällen sind die Hörminderung und ein begleitender Tinnitus danach schon besser.

Wenn es keine Besserung gegeben hat, kann eine hyperbare Sauerstofftherapie (Einatmen von Sauerstoff unter erhöhtem Umgebungsdruck) als weitere Option in Erwägung gezogen werden. Nach den Erfahrungen seriöser Druckkammer-Zentren, in denen diese Therapie angeboten wird, kann damit auch nach drei Wochen noch eine gute Regeneration der Sinneszellen gelingen. Allerdings muss diese Behandlung oft vom Patienten selbst bezahlt werden. Bitten Sie Ihren Arzt, Ihren speziellen Fall mit der Krankenkasse zu besprechen.

Eine begleitende psychotherapeutische Behandlung ist durchaus sinnvoll, sollte aber am Anfang hauptsächlich unterstützend und entängstigend sein, um das Ruhegebot nicht zu unterwandern.

Fluktuierende Hörschwelle

Doppelseitige Hörstürze und Hörsturzserien sind eine Rarität. In den meisten dieser Fälle handelt es sich nicht um Hörstürze, sondern um das nicht seltene Krankheitsbild der Innenohrschwellung. Sie tritt durch eine Zunahme der Innenohr-Lymphflüssigkeit auf und wird auch endolymphatischer Hydrops oder fluktuierende Hörschwelle genannt. Diese Erkrankung hat mit einem Hörsturz nichts zu tun, wird aber oft verwechselt, weil sie mit Hörminderungen und Tinnitus, besonders Tiefton-Tinnitus, einhergehen kann. Die Schwellung entsteht, wenn der Körper bestimmte Stoffe bildet, die eine Zunahme der Durchlässigkeit der Innenohrwände für Elektrolyte (Bestandteile von Salzen im Körper) bewirken. Diese ziehen dann osmotisch Flüssigkeit nach sich, und es kommt zur Innenohrschwellung. In den Krankengeschichten dieser Patienten spielt praktisch immer eine tiefe existenzielle Beunruhigung eine Rolle, die zu der Bildung der besagten Stoffe führt. Bei spezieller psychotherapeutischer und therapeutischer Arbeit mit der Hörwahrnehmung bilden sich dieser Körperprozess und die Innenohrschwellung in der Regel sehr gut wieder zurück.

Hyperakusis

Als Hyperakusis bezeichnet man das Leiden unter Geräuschüberempfindlichkeit. Es gibt verschiedene Formen und Ursachen. Im Burn-out finden sich im Wesentlichen drei Formen:

1. Bei der **akustischen Nervosität** folgt aus einer allgemeinen nervösen Überreizung auch eine akustische Empfindlichkeitsentwicklung mit Erniedrigung der Erregungsschwellen. Meist besteht auch eine ausgeprägte Lichtempfindlichkeit, oft gleichzeitig mit einem nervösen Juckreiz auf der Haut. Hier ist nicht

das Ohr krank, sondern das Nervenkostüm. Kommt der betreffende Mensch für sich oder durch therapeutische Maßnahmen wieder zur Ruhe, verschwindet auch diese Form der Hyperakusis.

2. Eine **Fixierung der Lauscheinstellung des Innenohres** kann im Alltag zu Problemen führen. Das Innenohr kann auf äußerste Empfindlichkeit gestellt werden, also empfindlicher als für den Alltag nötig, wenn es hohe Bedeutung hat, leise Töne oder Geräusche zu erfassen. Dies war früher z. B. wichtig, um im Schlaf ein Rascheln im Laub zu hören, das ein sich anschleichendes gefährliches Tier verrät. Eine solche Verstellung kann auch aus psychophysiologischen Gründen stattfinden, wenn man das Gefühl hat, man müsse zu seiner Sicherheit alles mitbekommen und kontrollieren. So ein Kontrollbedürfnis erfordert zwar eigentlich kein besseres Hören, aber es stellt sich dabei häufig automatisch ein, weil die Bedrohungsempfindung archaische Hirnreaktionen auslösen kann, zu denen auch eine Empfindlichkeitsverstellung im Innenohr gehört. Bewegt man sich mit einem derart empfindlichen Ohr in unserem lauten Alltag, ist alles natürlich viel zu laut. Die Rückstellung lässt sich nicht willentlich beeinflussen, hier muss das zugrunde liegende Problem der inneren Bedrohtheitsgefühle und Kontrollzwänge psychotherapeutisch behandelt werden. Dies geschieht oft im Rahmen der Gesamtbehandlung des Burn-outs mit guten Therapieergebnissen.

3. Manche Burn-out-Patienten leiden unter als **aversiv empfundenen Geräuschen**. Einzelne Geräusche, wie Computerlüfter, Kindergeschrei oder Sirenen, können symbolisch für emotional stark bedrängende persönliche Situationen stehen, sodass man

sie nicht hören mag, sich die Ohren zuhält oder sogar sagt, dass einen dieses Geräusch verrückt oder ohnmächtig macht. So kann der Computerlüfter z. B. das Gefühl der Gefährdung am Arbeitsplatz abbilden, weil hier fordernde oder mahnende E-Mails des Chefs ankommen. Der Lüfter erinnert den Betreffenden dann sozusagen ständig daran, dass die Arbeit möglicherweise nicht zu schaffen ist, oder repräsentiert die große Angst, den Arbeitsplatz zu verlieren. Die Aversivität kann so weit gehen, dass der Betreffende aggressiv wird und den Computer aus dem Fenster wirft, was tatsächlich kein ganz seltener Fall mehr ist. In diesem Sinne können aversive Geräusche quälen und den Menschen häufig hilflos und ohnmächtig machen. Dies tritt in Burn-out-Situationen immer wieder auf. Auch hier muss in der Regel das Burn-out behandelt werden, damit diese Geräusche von ihrer krankhaften und krankmachenden Symbolik und der Mensch von dem Leiden unter diesen Geräuschen befreit werden können.

Burn-out bei schwerhörigen Menschen

Schwerhörigkeit kann Tinnitus und Hyperakusis hervorrufen, die im Burn-out schwerer zu bewältigen sind.

Schwerhörigkeit kann auch zu Verunsicherung führen, weil der Betroffene weder Orte und Entfernungen von Geräuschquellen feststellen noch sicher wissen kann, ob er vielleicht von hinten angesprochen wurde oder was sein Gesprächspartner gesagt hat. Diese Verunsicherung kann die Unruhe und Erregung im Burn-out verstärken.

Schwerhörigkeit im Burn-out ist leider nicht selten und spielt sogar als eigenständiger Stressor eine belastende Rolle. Insbesondere viele Lehrer leiden unter Einschränkungen der Hörfähigkeit.

Schulen werden in der Regel zu schallhart gebaut, d. h. Wände und Decken werfen den Schall lang anhaltend immer wieder zurück, sodass aufgrund der langen Laufzeiten des Schalls die Wortverständlichkeit stark leidet und der Lautstärkepegel steigt. Schon bei geringen Einschränkungen der Hörfähigkeit entsteht so eine große Belastung für die Lehrer und auch für schwerhörige Schüler oder Schüler mit Hör-Entwicklungsstörungen.

Zunehmend erleben heute auch jüngere Menschen, die sozusagen zur Disco-Generation gehören, ein Burn-out. Bei vielen dieser Betroffenen ist das Innenohr schon lange vorgeschädigt, beispielsweise durch Discolärm. Dies stellt für sich schon eine Belastung in der Kommunikation dar und kann ein Burn-out fördern oder massiv verschlechtern.

In vielen dieser Fälle führt die Versorgung mit Hörgeräten zu einer Besserung von Tinnitus bzw. Hyperakusis und größerer Sicherheit durch bessere Orientierung und klares Hören von Ansprache und Gesprächsinhalten. Im Gespräch mit HNO-Arzt und Hörgeräteakustiker muss geklärt werden, ob ein Hörgerät sinnvoll und erfolgversprechend ist. Wichtig für den Erfolg hierbei ist, dass die Phase des Ausprobierens des Hörgeräts mit der notwendigen Anpassung von Ohr und Gehirn an die wieder veränderte Hörwelt ausreichend lang ist, rechnen Sie durchaus mit sechs Wochen. Gelingt die Anpassung im schwierigen Arbeitsalltag nicht, sollte dafür ein Urlaub in Erwägung gezogen werden. Ein Gelingen kann eine außerordentliche Entlastung bedeuten. Sollten Sie wegen Burn-out stationär behandelt werden müssen, weisen Sie unbedingt auf Ihre Schwerhörigkeit hin, damit eventuell schon im Krankenhaus ein Hörgerät angepasst werden kann.

Merken:

- Im Burn-out besteht ein ausgeprägtes Risiko einer Bluthochdruckerkrankung und eines Herzinfarkts.
- Im Burn-out gerät das Immunsystem aus der Balance und ist geschwächt in seiner Fähigkeit, mit Entzündungen und Infektionen umzugehen.
- Burn-out entwickelt sich sehr oft in eine schwere Depression hinein.
- Tinnitus gehört zu den häufigsten Krankheitsbelastungen im Burn-out, und er kann behandelt werden.

EINE NARRENGESCHICHTE

Nach diesen vielen Informationen gönnen Sie sich erst einmal eine kleine Entspannung mit der nachfolgenden Geschichte von dem Narren Arnold. Lassen Sie die Geschichte einfach auf sich wirken, denken Sie wenig, und strengen Sie sich nicht so sehr an.

Arnold kam von seiner Bank, sein Konto war fast leer. Das machte ihn traurig. Da er ein Narr war, hatte er aber andere Grundsätze als sonstige Menschen. So war er nie länger als eine Stunde traurig, und in dieser Stunde mischte er sich immer unter die Menschen, weil er in seiner traurigen Stimmung gut zu ihnen passte. Heute ging er zum Arzt, weil die Menschen in den Wartezimmern nie lachen. Er setzte sich neben einen sehr traurigen Mann, der eigentlich gar nicht mit Arnold reden wollte. Doch als der Mann bemerkte, dass Arnold ebenfalls traurig war, kamen sie doch ins Gespräch. Der Mann war auch traurig, weil er kein Geld mehr hatte. »Warum gehst du dann zum Arzt?«, fragte Arnold. »Er soll mir ein Mittel gegen die Traurigkeit verschreiben«, sagte der Mann. »Aber das bringt doch kein Geld«, sagte Arnold, worauf ihm der Mann recht gab. »Aber warum bist du denn hier? Du hast doch auch kein Geld mehr«, meinte der Mann. »Ich habe nur keines mehr auf dem Konto, aber ich habe genug zum Leben. Ich kam nur, weil du gerade zu mir passt«, sagte Arnold. »Das verstehe ich alles nicht«, sagte der Mann. »Komm, wir gehen!«, schlug Arnold vor. »Nein, ich bin doch gleich dran, und wohin willst du überhaupt?«, entgegnete der Mann. »Lass uns in den Wald ge-

hen, hier wirst du nicht wirklich glücklicher«, sagte Arnold vergnügt, denn die Stunde Traurigsein war um, und er freute sich auf den Wald. Der Mann wollte eigentlich nicht, aber Arnolds Lust auf den Wald steckte ihn an. Es war ja sowieso schon egal, was er machte, und der Wald kostete nichts. So gingen die beiden in den Wald und kamen zu den Eichhörnchen. Arnold hatte Walnüsse bei sich, er wusste, dass Eichhörnchen die noch lieber fressen als Eicheln. Die Tiere hatten keine Angst vor den Männern, und Arnold reichte ihnen Walnüsse. Die erste Walnuss fraßen sie gleich auf, die zweite auch. Dann waren sie satt und sprangen mit den weiteren Nüssen im Mäulchen ein Stück weiter hinter die Bäume, jedes Tier in eine andere Richtung. Die Männer folgten ihnen leise und sahen, dass sie die Nüsse im weichen Waldboden verbuddelten. Das alles sah so niedlich und putzig aus, dass der Mann seine Geldsorgen kurzzeitig vergaß. Dann aber sagte er: »Hier bekomme ich auch kein Geld.« »Nein, aber du bekommst alles Wissen, wie du damit umgehen könntest«, sagte Arnold. Dann führte er den Mann hinter eine abgestorbene Tanne. Dort war ein Loch, und daraus holte Arnold ein Stück Käse, aus einer Bodenmulde holte er ein ganzes Brot, und hinter einem kleinen Abhang zeigte er dem verdutzten Mann eine kleine Quelle mit köstlichem Wasser. Sie aßen mit Freude, dann aber bemerkte der Mann wieder, dass er so nicht zu Geld käme. Arnold sagte ihm: »Aber so bleibt dir etwas von dem, was im nächsten Monat durch deine Arbeit zu dir kommt.« Der Mann sah Arnold erstaunt an und gab ihm recht.

2 Woran erkenne ich, dass ich im Burn-out bin?

Die Burn-down-Spirale

Es gibt kein allgemeingültiges Schema für diesen Abwärtsprozess, aber einige wichtige Merkmale und Stationen, die den Prozess besonders beeinflussen. Vielleicht kommt Ihnen das eine oder andere bekannt vor.

Die inneren Überzeugungen

Am Anfang steht meist ein Lebensplan, so wie sich jemand sein Leben vorstellt oder glaubt, dass es verlaufen wird. Diese Vorstellung für die Zukunft basiert auf der bisherigen Lebensgeschichte. Lebensgeschichte ist ein Konglomerat aus vielen Einzelerlebnissen, die aus Emotionen, Körperreaktionen und -wahrnehmungen und den jeweils dazu ablaufenden Denkprozessen bestehen. Aus dieser Gesamtmenge kristallisieren sich innere Überzeugungen, eine innere Haltung und eigene Glaubenssätze zum Leben heraus, die Leitlinien für Entscheidungen, fürs Handeln, aber auch zur Beurteilung von Situationen, Gefühlen und Alltagsherausforderungen darstellen. Diese inneren Überzeugungen sind für den betreffenden Menschen selbst richtig und haben den Zweck, rasche Orientierung in allen Lebenslagen zu ermöglichen. Sie helfen also nach eigener Überzeugung beim Überleben.

Diese inneren Überzeugungen sind sehr mächtig, und im normalen Alltag wird in der Regel nicht überprüft, inwieweit sie für das aktuelle Leben noch passend oder gültig sind. Eine Prüfung findet meist nur bei überwältigenden Erlebnissen statt, z. B. in schweren Lebenskrisen, wenn das Erlebte mit den inneren Überzeugungen überhaupt nicht mehr zusammenpasst.

Wurde ein junger Mann beispielsweise als Kind von einem großen Mann geschlagen, kann es für ihn klar sein, dass er sich von solchen Männern besser fernhält, um seine Angst zu bändigen. Dies kann auch dann weiter gelten, wenn er selbst groß und stark geworden ist. Von außen betrachtet ist diese innere Überzeugung dann nicht angemessen und kann ihn im Leben stark einschränken. Die Überzeugung, dass große Männer gefährlich sind, kann neu hinterfragt werden, wenn der junge Mann im Beruf beispielsweise auf einen großen Chef trifft. Erfährt er von diesem großen Mann Freundlichkeit und Unterstützung, kann die innere Überzeugung ins Wanken geraten und zukünftig differenzierter ausfallen. Dadurch eröffnen sich dem jungen Mann neue Möglichkeiten.

Innere Überzeugungen, die stark einschränken oder aber permanent antreiben, fördern häufig den Eintritt in die Burn-down-Spirale. Da man die eigenen inneren Überzeugungen generell für richtig hält, kann man im Allgemeinen selbst nicht erkennen, wo oder wann sie einen behindern. Ein Ereignis geschieht, und der Mensch macht sich seine Gedanken darüber, warum es so oder so passiert ist. In diesem Denkprozess wird die Begebenheit jedoch so zurechtgedacht, dass sie nicht im Widerspruch zu den inneren Überzeugungen steht. Diese gedachte Erklärung muss de facto nicht stimmen, sie entspricht aber der aktuellen inneren Wahrheit dieses Menschen, seiner subjektiven Realität.

Nehmen wir an, der schon erwähnte junge Mann mit der Angst vor großen Männern geht spazieren. Ihm kommt ein wahrer Hüne entgegen mit einem ebenso großen Hund. Unser junger Mann wechselt fast automatisch die Straßenseite. Seine Frau fragt ihn nach dem Grund, und er antwortet, das Haus auf der anderen Straßenseite mit der schönen Fassade habe er sich schon immer einmal genauer anschauen wollen. Das glaubt er auch selbst, alles ist stimmig, und die innere Überzeugung ist beruhigt. Wenn ihm auch seine Frau noch glaubt, ist die Welt vorerst in Ordnung.

Die Impulse, die uns zu Handlungen bewegen, sind dank der Hirnforschung gut untersucht. Man hat festgestellt, dass bei einer Handlung zuerst Erregungsmuster in den basalen Hirnregionen auftreten, in denen Emotionen gespeichert und verarbeitet werden, gleich darauf werden die sogenannten motorischen Neuronen aktiviert, die erste Impulse an die Muskeln abgeben, also eine Bewegung vorbereiten. Erst danach beginnen die Hirnregionen zu arbeiten, die mit dem bewussten Denken zusammenhängen. Wir erleben das aber so, als würden wir erst denken und dann folgerichtig handeln.

Tatsächlich setzt der Denkprozess eine knappe halbe Sekunde später ein als der Emotionalimpuls mit dem kurz darauf folgenden Handlungsimpuls und erzählt eine zu der Handlung passende Geschichte. Je genauer die Geschichte den emotionalen Impulsen entspricht, desto geringer ist die Selbsttäuschung, die in Maßen durchaus sinnvoll ist für die eigene Ruhe. So funktioniert unser Gehirn. Jeder Mensch hat seine eigene innere Realität. Natürlich gibt es auch ein bewusstes Denken, das einem Handeln vorausgehen kann, wenn man also zu bestimmten Ergebnissen kommt, Entscheidungen trifft und dann erst hierzu passend handelt.

Wenn unsere Täuschung über uns selbst jedoch dazu führt, dass wir Situationen falsch einschätzen, unsere eigenen Kompetenzen überschätzen oder Möglichkeiten, die uns nicht zur Verfügung stehen, als vorhanden ansehen, dann können wir in die Irre gelangen. Dies geschieht z. B., wenn unsere inneren Überzeugungen solche Sichtweisen verlangen oder uns fortwährend antreiben und vorwärtsdrängen.

Bringen wir also eine starke Selbsttäuschungstendenz in unser Leben mit, so kann es sein, dass die Berufswahl, die Einschätzung unseres Könnens oder unserer Wirkung auf andere in unserem weiteren Leben Schwierigkeiten hervorrufen oder uns unflexibel im Umgang mit Herausforderungen machen.

Auch die Selbsttäuschung ist neben den inneren Überzeugungen ein weiterer wichtiger Faktor in der Burn-down-Spirale und nimmt in späteren Stadien deutlich zu.

Die persönliche Investition

Von einem Burn-out betroffen sind häufig Menschen, die in ihrem Leben etwas erreichen wollen. Sie investieren viel Herzblut und Zeit in die Vorhaben ihrer Lebensplanung. Dies möchte ich an einem kleinen Beispiel deutlich machen.

Eine junge Frau hat studiert und sich entschieden, vor einer Familiengründung Karriere in ihrem Beruf zu machen. Sie macht ihre Sache gut und wächst mit der Zeit in eine sehr verantwortliche Position hinein. Sie lernt einen Mann kennen und lieben, der gerne Kinder mit ihr haben möchte. Sie kommt aus schwierigen Familienverhältnissen, die Eltern haben sich im Streit getrennt und die Tochter vernachlässigt. Die junge Frau fühlt sich daher innerlich nicht bereit für eigene Kinder. Sie kann sich dies aber nicht eingestehen und vertröstet ihren Partner auf später. Im Beruf werden ihr zusätzliche Aufgaben und eine Gehaltsverbesserung angeboten. Sie gewöhnt sich an einen hohen Lebensstandard und bekommt aufgrund ihres guten Gehaltes auch Kredite bei der Bank, sodass sie sich recht hoch verschuldet.

Aufgrund der umfangreichen persönlichen Investition in ihre Karriere fällt es ihr schwer, diese gute Position für die Rolle der Mutter aufzugeben, der sie ohnehin ambivalent gegenübersteht. Zudem müsste sie einen Weg finden, ihre Kredite zurückzuzahlen. Wenn sie Mutter werden möchte, muss sie entscheiden. Sie trifft jedoch keine Entscheidung und lässt alles weiterlaufen.

Für das Selbstbild ist es oft einfacher, die Tragweite eines entstandenen Problems kleinzureden, um nicht entscheiden zu müssen. Wird aktiv keine Entscheidung getroffen, wird das Problem jedoch nicht gelöst, sondern verschoben. Gleichzeitig verfestigt sich die aktuelle Lebenssituation und erschwert die Einsicht, dass keine Sachzwänge, sondern das eigene Nichthandeln die Zukunft in eine bestimmte Richtung gestaltet. So sind die Konflikte vorprogrammiert. Im weiteren Verlauf werden immer neue Begründungen gebraucht, um das eigene Handeln bzw. Nichthandeln zu rechtfertigen.

Konflikte und Verdrängung

Bleiben wir noch einen Augenblick bei dem Beispiel der jungen Frau: Durch die Fortsetzung wird die unpassende und scheinbar unlösbare Situation für die junge Frau immer konflikthafter. Als der Partner sich schließlich von ihr trennen will, wird die Situation auch innerlich bedrohlich, und die Erregung steigt über archaische Stressreaktionen. Da die Wahrnehmung der Situation und auch die Wahrnehmung des eigenen Befindens sich langsam einschränken und verzerren, wirft die junge Frau ihrem Partner vor, er würde sie nicht mehr lieben. Die Kinderfrage verdrängt sie vollkommen, da die Erkenntnis, dass sie ihr Problem lösen und eine Entscheidung treffen müsste, für sie zu schmerzlich wäre. Unbewusst erlebt sie das Weitergehen auf diesem falschen Weg nun als bedrohliche Sackgasse und fühlt im Tagesbewusstsein eine zunehmende Sinnlosigkeit ihres Daseins. Da die junge Frau sich dem grundlegenden Problem nicht stellen kann, verschärft sich auch die Beziehungskrise, bis ihr Mann sich schließlich von ihr trennt.

Hier sehen wir, wie ein ungelöstes Problem mit den Eltern sich im Leben weiter vorschiebt und immer neue Konflikte provoziert. Die junge Frau kann die Kinderfrage nicht lösen, ohne das Erlebnis des elterlichen Alleingelassenwerdens zu verarbeiten und als zu sich gehörig, aber nicht behindernd zu integrieren. Setzt sie ihren Weg wie bisher fort und gestaltet ihr Leben weiterhin durch Nichtentscheiden, wird sie ihre Ambivalenz nicht lösen können. Durch eine fortschreitende Realitätsverzerrung gerät sie in eine Enge und Bedrängnis, die sie nicht mehr aushält und die sich auch körperlich bemerkbar macht.

Realitätsverzerrung und Krankheitssymptome

Nach der Trennung von ihrem Partner zieht die junge Frau sich innerlich zunehmend zurück, sie fühlt sich unverstanden, ihre Sicht der Dinge verzerrt sich. Sie nimmt ihre eigene Wut und Trauer über diese ganze Entwicklung nicht mehr wahr, Sie leidet unter Rückenschmerzen und hat oft Erkältungen, Bronchitis, Nasennebenhöhlenentzündungen. Die häufige Einnahme von Antibiotika und Schmerzmitteln verursacht ihr Magenschmerzen. Sie hat Gedächtnis- und Konzentrationsstörungen, und ihre Fehlerquote steigt. Der Chef denkt offen darüber nach, ihre Position mit einem anderen Mitarbeiter zu besetzen. Sie selbst versteht die Welt nicht mehr, kann ihre ständigen Krankheitssymptome nicht deuten und weiß nicht, wie sie aus diesem Dilemma herauskommen soll. Dass sie in einem Dilemma steckt, ist ihr mittlerweile klar, doch in ihrem wachsenden Sinnlosigkeitsempfinden kann sie keinen Ausweg mehr erkennen.

Sie sehen an diesem Beispiel, dass man sich mit jeder Spiralwindung tiefer in ein Burn-out hineinwühlt. Eine nicht zur rechten Zeit getroffene Entscheidung wird später immer schwieriger, fast unmöglich ohne Hilfe. Nicht erkannte eigene Schwächen, die nicht erfasste Tragweite eines Konflikts usw. werden mit der Zeit für die Betreffenden nicht klarer, sondern die Selbsttäuschung wird umfassender.

In diesem Beispiel ist die persönliche Familiengeschichte bahnend für das Drama. Ebenso können auch externe Faktoren, wie beispielsweise Entwicklungen am Arbeitsplatz, auslösend wirken und in die Enge treiben.

Die Geschichte von Kalle

An dieser Stelle möchte ich Sie mit Kalle bekannt machen. Sie alle sind nicht Kalle, aber ein bisschen Kalle könnten Sie vielleicht sein. Das können Sie beim Lesen seiner Geschichte für sich feststellen. Die Namen und Details sind natürlich so gestaltet, dass ein Erkennen einer konkreten Person nicht möglich ist, so gesehen ist es ein modernes Märchen.

Kalle ist ein Banker. Sein Vater war Postbeamter und immer sehr auf Sicherheit bedacht. Er hat Kalle empfohlen, eine Banklehre zu machen, denn damals hieß es ja auch Bankbeamter. In der Familie herrschte Ordnung, und es war gut, wenn man diese Ordnung erfüllte. Den Satz »Das Leben ist kein Zuckerschlecken« hörte man oft in Kalles Familie, und wenn man dann ungläubig guckte, kam noch der Zusatz »Onkel Jonny ist früh gestorben« hinterher. Onkel Jonny war Musiker und Sänger. Auch den Ausspruch »Das hätte man vorher wissen können, kannst du nicht einmal nachdenken« hörte Kalle häufig. Mit diesen Sätzen wuchs er auf.

Dann machte Kalle eine Banklehre und begann, in seinem Beruf zu arbeiten. Im Laufe seines Berufslebens hat er festgestellt, dass es gar nicht so einfach ist, ehrlich durchs Leben zu gehen. Einmal hat er einen Job nicht bekommen, weil er sehr ehrlich mit »Ja« geantwortet hatte, als er im Bewerbungsgespräch gefragt wurde: »Sind Sie jetzt sehr aufgeregt?« Damit war Kalle bereits ausgeschieden, denn aufgeregte Mitarbeiter konnte man dort nicht brauchen. Im Berufsleben erlebte Kalle oft, dass die Rede-

wendung »Wie's drinnen aussieht, geht niemanden was an« stimmt. Mit dieser Erfahrung ging Kalle durch sein Leben. Er gründete eine Familie, und eigentlich ging alles ganz gut voran. Aber unter seinem eigenen Anspruch, keine Fehler zu machen, litt Kalle sehr, weil er es seinem Vorgesetzten nie wirklich recht machen konnte. Er war den ganzen Tag über sehr angespannt, arbeitete meistens bis spät in der Bank und fing an, die Dinge lieber selber zu machen, anstatt sie auch einmal zu delegieren. Zudem wurde die Arbeit durch eine Konzentration auf immer weniger Mitarbeiter immer mehr. Kalle hatte seinen Beruf damals gewählt, weil es ein kundenorientierter Beruf war. Man hatte Menschen vor sich, mit denen man sich auseinandersetzen konnte, denen man helfen konnte und die man auch anhören konnte. Mit der Zeit war Kalles Arbeit aber plötzlich nicht mehr kundenorientiert, sondern er war ein Verkäufer geworden für irgendwelche Produkte, die die Bank an den Mann oder die Frau bringen wollte. Das war eine schwierige Situation für Kalle, weil er die Kunden, mit denen er früher gut zusammengearbeitet hatte – er galt als sehr freundlicher Berater –, jetzt bedrängen und ihnen Produkte aufschwatzen musste, und er durfte nicht mehr so entgegenkommend bei der Zinsgestaltung sein. Diese Veränderung ging Kalle sehr zu Herzen. Dann kam der Finanz-Crash, und in Kalles Bank sollten viele Leute entlassen werden. Kalle machte immer mehr Fehler bei der Arbeit, und schließlich war er sich sicher, dass er zu denen gehören würde, die entlassen werden sollten. In dieser Zeit ist Kalle sehr trübsinnig geworden, zwischendurch war er jähzornig und bekam Panikattacken. Das kannten er und seine Familie bisher nicht. Nach einer solchen Panikattacke, in der er zum wiederholten Male notärztlich versorgt werden musste, wollte er nicht mehr zur Arbeit gehen; er blieb einfach im Bett. Seine Frau und der

Hausarzt waren in großer Sorge und haben veranlasst, dass er in eine Klinik kommt. Die Ärzte in dieser auf die Behandlung von Burn-out spezialisierten psychosomatischen Klinik haben sofort erkannt, dass er völlig verunsichert war und nicht mehr wusste, was er machen sollte.

Auch als er in der Klinik war, wusste er nicht, was er machen sollte. Er dachte, die anderen Patienten könnten alles besser und er selbst würde so viele Fehler machen. Sein Wert war inzwischen deutlich gesunken nach seinen Erlebnissen in der Bank, das hatten ihm die Leute dort zwischen den Zeilen mitgeteilt; obwohl er versucht hatte, seine Fassung zu wahren und niemanden sehen zu lassen, wie es in ihm aussah. Auch in der Klinik trug er noch eine ganze Weile seine Maske, damit niemand herausbekam, wer er eigentlich wirklich ist. Das wusste er allerdings mittlerweile auch nicht mehr so genau. Er hatte einen Bluthochdruck entwickelt, er konnte nicht mehr gut schlafen, hatte Panikattacken.

Wenn wir jetzt einmal in Kalle hineinschauen, dann sehen wir, dass er in einer Situation in die Klinik kam, in der er überflutet war von Stresshormonen und von Gedanken, die allerdings immer die gleichen waren: »Wie soll das weitergehen? Da kommst du nie raus. Wer hat das denn jemals geschafft? Die Leute kommen doch niemals zurück in ihren Beruf …« Neben dem Bluthochdruck hatte er starke Muskelverspannungen mit Rücken- und Kopfschmerzen; er fühlte sich furchtbar schlecht in seiner Haut und war trotzdem froh, dass er in der Klinik war, obwohl er nicht genau sagen konnte, warum. Aber die Welt dort draußen war ihm zu bedrohlich, und langsam merkte er, wie lange es ihm schon schlecht gegangen war.

Er wunderte sich ein bisschen darüber, wie nett es in der Klinik zuging, wie gut das Essen schmeckte und dass die Ärzte, Thera-

peuten, Schwestern und Pfleger ganz normal mit ihm umgingen. Das war komisch für Kalle, weil er sich selbst und die ganze Situation nicht als normal wahrnahm. Er fragte sich innerlich ständig: »Wann kommt hier die Katastrophe?«, so sehr war er in seinem katastrophisierenden Denken gefangen. Was ihn anfangs am meisten durcheinanderbrachte, war die Freundlichkeit der Mitpatienten. Er fragte sich: »Wieso sind hier alle so nett zu mir? In der Bank sind alle unfreundlich, und auch die Kunden schimpfen inzwischen auf mich. In meiner Familie ist auch alles schlimm, und ich bin sowieso schlecht für sie mit meinem Jähzorn.« Die Freundlichkeit in der Klinik war angenehm für Kalle, wenn auch schwer anzunehmen. Mit der Zeit entwickelte er ein erstes Sicheinlassen und konnte auch andere Gedanken zulassen, wie: »Das ist aber angenehm, dass die Leute nett sind. Das habe ich ja lange nicht mehr erlebt.« Aber mit diesen Gedanken meldete sich gleich wieder einer seiner inneren Sätze, »Das Leben ist kein Zuckerschlecken«, und damit setzte Kalle wieder seine Maske auf und verschwand hinter ihr, da war er sicherer. Er war für einige Zeit in der Klinik und oft schweigsam und zurückhaltend …

Wie diese Geschichte weitergeht, können Sie auf unserer Internetseite nachlesen (Adresse siehe Anhang, S. 404). Bevor ich auf die Frage eingehe, warum Kalle nicht früher in die Klinik gekommen ist und woran er hätte merken können, dass die Dinge völlig aus dem Gleis laufen, noch ein Wort in eigener Sache.

Normalerweise bin ich ein recht höflicher Mensch, und auch als Experte antworte ich meist erst dann, wenn ich konkret gefragt werde. Da ich dann ein Gegenüber habe, eine direkte Begegnung stattfindet, ist die Antwort für uns beide gedacht, abgestimmt auf unsere Art der Begegnung. In diesem Buch tue ich so, als hätte mich jemand gefragt. Ich schöpfe dabei aus einem großen Arsenal von Fragen, die mir schon einmal gestellt wurden, und gebe Antworten dazu. Häufig spreche ich Sie als Leser dabei an, weise Sie auf etwas hin, mahne und belehre vielleicht oder trete Ihnen auf irgendeine andere Weise (zu) nahe. Dann kann es natürlich passieren, dass Sie sich innerlich fragen, wieso spricht er mich an, das ist doch gar nicht mein Problem. Bitte lesen Sie diese Passagen dann einfach mit innerem Abstand, denn sie könnten trotzdem interessant für Sie sein. In keinem Falle maße ich mir an, Ihr Leben besser leben zu können als Sie! Das ist ohnehin nicht möglich, und ein Ratgeber soll auch nicht »besser wissen«, sondern anregen und aufmerken lassen. Wenn Sie gerade nach Auswegen suchen oder eine Sehnsucht nach einem wesensgerechteren Leben in sich spüren, dann könnten die Informationen und Anregungen, die ich geben kann, Sie aufmerken lassen und vielleicht auf einen für Sie guten Weg führen. In jedem Fall werden Sie nur das aufnehmen, was Sie in Ihrer Situation gerade brauchen. Wenn Sie das Buch in einem halben Jahr noch einmal lesen, sagt es Ihnen vielleicht noch etwas anderes.

Die Selbsttäuschung im Burn-out wurde bereits erwähnt, aber wir müssen uns dieses Thema noch einmal ganz genau anschauen. In diesem Sinne wage ich mich jetzt an diese vielleicht steilste Klippe.

Der Selbsttäuschung im Burn-out entgegenwirken

Das große Problem ist, dass die Wahrnehmung für sich selbst im fortgeschrittenen Burn-out massiv verstellt ist. Die inneren Überzeugungen sind übermächtig, aber nicht mehr realitätskonform, es existiert gleichsam eine andere Realität. Insofern könnte man sagen, wenn Sie der Meinung sind, Sie seien nicht im Burn-out, sind Sie es tatsächlich nicht oder Sie sind bereits sehr tief in der Burn-down-Spirale. Die Frage ist also, wie kann jemand, dessen Realität und Wahrnehmung sich stark verstellt hat, wieder in eine Phase der Bestandsaufnahme und des richtigen Handelns kommen? Die meisten Menschen im Burn-out fühlen sich sehr einsam und verbergen vieles vor ihrer Umgebung. Sie haben oft keinen Gesprächspartner mehr, dem sie wirklich zuhören und der ihnen etwas Unangenehmes sagen darf.

Diese Menschen sind wie der Kaiser oder König, der über allen anderen stand. Widerspruch war lebensgefährlich, und nur der Hofnarr durfte Dinge sagen, die andere den Kopf gekostet hätten. Der Kaiser lachte sogar darüber, weil diese Dinge dem entsprachen, was er selbst ahnte. Tief im Herzen wusste der Kaiser, dass der Narr recht hatte, und er dem Rat des Narren bzw. seines eigenen Herzens folgen sollte. Deshalb war der Narr so wichtig.

Wer darf für Sie den Narren spielen? Gerade für jemanden, der vielleicht fälschlicherweise annimmt, das Thema Burn-out betrifft ihn nicht, ist ein solcher Narr wichtig. Ich spreche hier nicht als Dramatiker, sondern als Kliniker.

Ich würde Sie klug nennen – klug wie einen König, der sich einen Narren hält –, wenn Sie sich einen Menschen suchen, der für Sie den Narren spielen darf. Vielleicht fragen Sie dafür Ihren Partner, der früher schon einmal so ehrlich mit Ihnen reden durfte. Oder sie sprechen mit einem guten Freund, den Sie vielleicht schon vor Längerem vor den Kopf gestoßen haben, der Ihnen Ihr eigenartig zurückweisendes oder uninteressiertes Verhalten als echter Freund jedoch nachsehen wird. Ein Coach oder besser noch ein Arzt eignen sich ebenfalls als Narren. Eine echte Begegnung mit genügend Zeit und hoher Ehrlichkeit ist auch für Ärzte meist erfüllender als die eher unsinnige Narretei der Fünf-Minuten-Medizin.

Im Fall von Burn-out ist es überaus wichtig, zwischendurch Klarheit zu gewinnen und endlich wieder ein echtes menschliches Gespräch zu führen. Aber was soll man tun, wenn dabei herauskommt, dass man tatsächlich im Burn-out ist?

Was tun Sie denn, wenn sich bei einem Ihrer beruflichen Projekte eine Randbedingung oder ein Paradigma ändert? Das berücksichtigen Sie natürlich, weil sonst das ganze Projekt scheitern würde. Sind Sie unwichtiger als eines Ihrer Projekte? Natürlich nicht. Betrachten Sie sich selbst als Projekt, und arbeiten Sie mit Ihrem Narren ein gutes Projektmanagement aus, das Ihrer würdig ist.

Ich weiß, dass Appelle nichts nützen, aber möglicherweise finden Sie beim Weiterlesen den für Sie richtigen Schlüssel, mit dessen Hilfe Sie einen für Sie guten Schritt gehen können. Vielleicht kann Ihnen auch die Lektüre des Buches von Miriam Meckel Einblicke und Anregungen geben. In »Brief an mein Leben« beschreibt und reflektiert sie ihre eigene Burn-out-Erfahrung auf berührende Weise.

Als Ausgangspunkt für ein Gespräch mit Ihren Narren oder für eigene Überlegungen können Sie die im Folgenden aufgelisteten

Fragen nehmen, an denen Sie selbst erkennen können, ob Sie im Burn-out oder auf dem Weg dorthin sind.

Themenliste Burn-out

1. Schalten Sie manchmal das Handy aus oder spüren zumindest das Bedürfnis danach?
2. Delegieren Sie noch so viel wie früher?
3. Glauben Sie, dass Sie richtig gute Mitarbeiter oder Kunden haben?
4. Haben Sie Verabredungen mit Ihnen nahestehenden Personen, und noch wichtiger, halten Sie diese Verabredungen ein?
5. Meinen Sie, dass es auch an Ihnen liegt, wenn etwas schiefgeht?
6. Freuen Sie sich auf ein schönes Essen?
7. Bemerken Sie manchmal Kinder, Schmetterlinge oder Blumenknospen und sehen sie mit Freude an?
8. Lachen Sie mit anderen öfter herzhaft?
9. Machen Sie echte Pausen? Also Pausen, in denen Sie nichts erledigen und nicht telefonieren?
10. Fühlen Sie sich wohl, wenn Sie Pausen machen?

Wenn Sie jetzt sagen, das habe ich alles schon lange nicht mehr, aber eigentlich Sehnsucht danach, dann fangen Sie doch an, die Dinge zu ändern. Im Kapitel »Wie komme ich aus dem Burn-out raus?«, S. 203ff., finden Sie viele praktische Anregungen.

Wenn Sie dies alles recht banal finden und der Meinung sind, als Führungskraft könne man eben nicht alles haben, machen Sie bitte den Burn-out-Test (S. 110ff.) und suchen Sie sich jemanden, der für Sie der Narr sein darf. Denn die Wahrscheinlichkeit ist groß, dass Sie sich nach der Devise »Stecken im Nebel, kommen aber gut voran« selbst etwas vormachen.

Ich möchte das beileibe nicht lächerlich machen. Es erfordert großen Mut, sich einzugestehen, dass es so eigentlich nicht weitergeht. Aber dieses Eingeständnis lohnt sich. Zumal die meisten von Burn-out betroffenen Menschen noch jung sind und mit diesem mutigen Eingeständnis eine unter Umständen lebenswichtige Investition für ein gutes halbes Leben machen.

Umdenken

Während ich dies schreibe, findet die Trauerfeier für Robert Enke statt, dem Torwart von Hannover 96 und der Fußballnationalmannschaft. Robert Enke nahm sich selbst das Leben und setzte damit seinem Leiden unter Depressionen, der massiven Erschöpfung, diese Depression zu verbergen, und der Angst vor den Folgen, falls seine Krankheit öffentlich würde, ein Ende. Alle Redner betonen, dass wir aus seinem Tod lernen müssen. Sie fordern die Gesellschaft auf, die Augen nicht zuzumachen, und sagen explizit: Sich in diesem Leiden seiner Umgebung anzuvertrauen, sollte nicht als Schwäche aufgefasst werden, sondern zeige Mut!

Wir alle sind gefragt, den Menschen in Depression und Burn-out die Hände zu reichen und ihnen die Angst vor dem mutigen Schritt ins Gespräch zu nehmen, damit solche traurigen und aggressiven Konsequenzen wie ein Suizid nicht mehr stattfinden.

Dieser Prozess des Umdenkens, also die Abkehr von so unglaublichen Ansichten, dass jemand in Burn-out oder Depression ein Weichei oder Versager sei (meist zur Beruhigung eigener Ängste), scheint langsam zu beginnen und ist dringend nötig. Wir betrachten ein Scheitern immer als ein Versagen und werden von der Gesellschaft aufs »Siegen« getrimmt, obwohl das Risiko des Scheiterns zu jedem Schritt vorwärts gehört. Die Kunst des »richtigen Scheiterns« besteht darin, aus Fehlern zu lernen, wieder aufzustehen und weiter mit Zuversicht durchs Leben zu gehen. Dies bringt uns niemand bei, es ist aber die wahre Voraussetzung eines heute gelingenden Fortschritts. Insofern braucht man sich nicht zu schämen, weder wenn sich der eingeschlagene Weg als Sackgasse erweist, noch wenn man Schwierigkeiten hat, den Mut für ein solches Eingeständnis aufzubringen.

Der bisherige Lebensweg war auch nicht falsch oder dumm, sondern hat jeden bis zu seinem aktuellen Ort gebracht. Nur zum Weitergehen braucht es offensichtlich jetzt noch etwas anderes.

Vielleicht können Sie mich in diesem Sinne als Ihren hilfreichen Narren ausprobieren und lassen sich von mir in diesem Buch möglicherweise das eine oder andere sagen. Lesen Sie bitte trotzdem immer auch mit Ihrem Herzen, und hören Sie bei der Lektüre in sich hinein. Lassen Sie sich von mir nichts sagen, was keine Resonanz in Ihnen findet. Denn Sie müssen letztlich Ihren eigenen Weg gehen. Den kann ich Ihnen nicht vorsagen, Expertentum hin oder her. Aber die hier gegebenen Hinweise und Anregungen, die aus den gesammelten Erfahrungen aus Jahrzehnten klinischer Tätigkeit resultieren, können Orientierung und Begleitung in unwegsamem Gelände oder unruhigem Gewässer sein.

Merken:

- Im Burn-out ist es für die Betroffenen oft schwierig, die eigene Lage und den eigenen Zustand richtig zu beurteilen.
- Gespräche mit Freunden oder Fachleuten können helfen, die Selbsttäuschung zu überwinden.
- Wer in einem Burn-out oder in einer Depression das Gespräch sucht, beweist großen Mut und ist keinesfalls ein »Weichei«.

Burn-out-Anzeichen, die Sie selbst erkennen können

Delegationsprobleme, Perfektionszwang und Starksein

Eine wichtige Rolle im Arbeitsleben spielt das Delegieren. Das will gekonnt sein. Führungskräfte brauchen hier zum einen ein Gespür dafür, wann sie selbst anpacken und mit gutem Beispiel vorangehen müssen und wann sie Aufgaben abgeben sollten, um sich selbst Raum und Übersicht zu verschaffen. Aber auch in weisungsgebundener Funktion muss man delegieren können, wenn es sinnvoll und möglich ist. Dies gilt im Übrigen auch für Arbeiten in der Familie. So manche Hausfrau oder Frau in Doppelbelastung brennt aus, weil sie die Aufgaben zu Hause nicht verteilt bzw. die vereinbarte Arbeitsteilung nicht klappt. Wer nicht (mehr) delegiert und alles selber macht, ist ein recht sicherer Kandidat für Burn-out!

Ein wirkliches Hindernis beim Delegieren ist der Perfektionszwang. In der Burn-down-Spirale ist das Bestreben, möglichst keine Fehler abzuliefern und deshalb lieber alles selbst zu machen, ohnehin groß. Mit einem Hang zur Perfektion verschlimmert sich die Lage deutlich.

Ein weiterer wichtiger Punkt ist der Umgang mit und das Eingeständnis von eigenen Schwächen. Dies ist bei Führungskräften offensichtlicher, gilt aber auch für andere. Wer in unserer Gesellschaft Schwäche zeigt, wird rasch angegriffen und schnell verdrängt. Ich erinnere an Herrn Platzeck, den Ministerpräsidenten von Brandenburg. Als er der Öffentlichkeit mitteilte, dass er gesundheitliche Probleme habe und diese nicht länger ignorieren könne, titelte die Online-Ausgabe einer großen deutschen Tageszeitung sofort: »Nach 147 Tagen vom Sieger zum kranken Mann«. Warum hat es Platzeck trotzdem geschafft, Ministerpräsident zu bleiben? Weil er für sich notwendige, klare Entscheidungen getroffen hat, die überzeugen konnten, und weil er menschlich und achtungsvoll mit seinen Mitmenschen umgegangen ist. Das haben die Wähler honoriert.

Der damalige Deutsche-Bank-Chef Josef Ackermann erklärte nach seinem Kollaps 2009 eilig, dass er nur eine Lebensmittelvergiftung erlitten habe, denn schon am zweiten Tag wurde öffentlich über seine Nachfolge spekuliert. Zusätzlich bemühte er das Argument, »es sei doch schön, wenn eine deutsche Bank 25 Prozent Rendite erzielen könnte«, um seine ungebrochene Kampfkraft zu demonstrieren (auch wenn das für alle die Frage der Lernfähigkeit aus der Bankenkrise und der gesellschaftlichen Verantwortung aufwirft). Oskar Lafontaine musste unbedingt einen Tag vor seiner Krebsoperation noch im Landtag sprechen, Heide Simonis fehlt bei ihrer Krebserkrankung kaum einen Tag bei der Arbeit. So werden Burn-out-Prozesse gebahnt! Man muss nicht wegen jedes Zipperleins bei der Arbeit fehlen, aber man braucht eine gute Gesundheit in dieser Zeit, und dafür ist manchmal ein Innehalten und oft ein Ernstnehmen nötig, wenn die Situation aus dem Ruder läuft.

Delegieren ist also wichtiger Burn-out-Schutz, es muss sein und falls nötig gelernt werden. Man kann und darf Schwäche zeigen, ohne dass es einem zum Nachteil gereichen muss. Wenn man seinen Mitmenschen und Mitarbeitern achtungsvoll begegnet, wird diese Menschlichkeit honoriert.

Wenn Sie also merken, dass Sie alles selber machen, jede Schwäche verbergen wollen und gar nicht mehr delegieren, denken Sie daran: Das kann ein wichtiger Hinweis auf Burn-out sein.

Permanente Erreichbarkeit

Es ist normal geworden, dass man immer erreichbar ist. Das Handy wird kaum noch abgeschaltet, weil die Firma es so verlangt, und man ist selbst mittlerweile unruhig, wenn man das Mobiltelefon nicht bei sich hat. Fast jeder wird von der Handy-Kommunikation ergriffen, und viele sind beinahe schon abhängig davon. Ich selbst war früher öfter allein mit Freude den ganzen Tag in den Bergen unterwegs und kam erholt und mit erfrischtem Geist zurück. Natürlich hätte etwas passieren können, ist es aber nicht. Man machte sich auch keine Sorge darüber und hatte stattdessen gutes Schuhwerk und Bekleidung, gute Karten und genug Verpflegung im Gepäck. Außerdem hatte man Freude dabei und natürlich die Ehrfurcht vor den Bergen, der Natur und ihren Gewalten. Viele Menschen können solche Geschichten aus der Vor-Handyzeit erzählen. Aber heute bin auch ich manchmal unruhig und habe ein schlechtes Gewissen, wenn ich ohne Handy auf die Autobahn fahre. Eines der Kinder könnte vielleicht anrufen, weil es Hilfe braucht; das ist natürlich Unsinn, denn die Kinder sind erwachsen und regeln seit Jahren alles selbst. Dann muss ich mich zur Ordnung rufen und mir selbst sagen, dass ich das Handy gerade wirklich nicht brauche. Anders ist es im Arbeitszusammenhang, wenn die Firma nicht nur Erreichbarkeit, sondern auch sofortigen Arbeitseinsatz auf Abruf verlangt. Viele Firmen erwarten von ihren Mitarbeitern, dass sie auch abends, am Wochenende

und im Urlaub ihre E-Mails abrufen und bearbeiten. Bei E-Mails, die nicht in kürzester Zeit beantwortet werden, folgen häufig nach 15 oder 30 Minuten Mahnungen in barschem Ton. Dies führt zu permanenter Habachtstellung, sowohl im Denken als auch in der Muskelanspannung und der Herz-Kreislauf-Bereitschaft. Aus ärztlicher Sicht ist ein derartiges Vorgehen überhaupt nicht tolerabel. Zudem wirkt sich eine permanente Erreichbarkeit störend auf zwischenmenschliche Beziehungen und Partnerschaften aus, da es keine Verlässlichkeit mehr gibt bei Verabredungen. Ein echtes Einlassen auf einen Abend ist meistens nicht möglich, weil die Unternehmungen bei Anruf unter Umständen abgebrochen werden müssen oder emotional in der Anspannung untergehen. Das hält dauerhaft kaum eine Partnerschaft aus. Auch wenn es so aussieht, als würde es für Sie keinen Ausweg aus einer permanenten Erreichbarkeit geben, gehen Sie bitte nicht davon aus, dass Sie das unbegrenzt durchhalten. Spätestens wenn ihre Beziehung daran zerbricht, werden Sie einsehen müssen, dass Sie sich etwas einfallen lassen müssen. Es muss Pausen von Erreichbarkeit und Arbeitsbereitschaft geben, wenn in der Arbeit gute Leistung erbracht werden soll. Ich hoffe, dass auch Arbeitgeber diese Passage lesen und entsprechende Entlastungen für Ihre Mitarbeiter in Angriff nehmen, denn das zahlt sich letztlich für alle aus.
Einige DAX-Unternehmen erkennen bereits das Recht auf Unerreichbarkeit an und regeln den Handy-Gebrauch.

Partnerschaft und Familie als Last

Viele, denen die Arbeit früher sehr viel Freude gemacht hat, brennen aus. Freude an der Arbeit lässt auch ein großes Arbeitspensum spielerisch schaffen. Es liegt in der Natur der Sache, dass Menschen mit Verantwortung und guten Fähigkeiten Arbeitsangebote bekommen, die interessant sind und angemessen erscheinen. Wird Ihnen ein interessantes berufliches Angebot gemacht, besprechen Sie unbedingt mit Ihrem Partner, wohin Sie gemeinsam wollen und ob das Angebot damit vereinbar ist. Legen Sie nach einiger Zeit im neuen Job vor sich selbst Rechenschaft darüber ab, ob Ihr Leben so verläuft, wie Sie es mit Ihrem Partner vereinbart hatten. Sprechen Sie weiter gemeinsam darüber. Wenn Sie merken, dass sich Ihre Erwartungen und Pläne nicht erfüllen, seien Sie so mutig und revidieren Sie Ihre Entscheidung. Ihnen steht noch anderes offen. Warten Sie nicht Jahre ab, denn eine verschobene Entscheidung ist nur noch schwerer zu treffen.

Sollten Sie feststellen, dass Sie gar nicht mehr im partnerschaftlichen Gespräch sind: Achtung! Verstummen in der Partnerschaft ist ein wichtiger Hinweis auf Burn-out! Eine Partnerschaft ist kein wartungsfreies Radio, das vielleicht Jahrzehnte hält. Eine Partnerschaft will gehegt und gepflegt werden, sie braucht Gefühle und Ideen und unverplante Zeit. Andernfalls vertrocknet sie allmählich und schrumpft zuerst in ihren Möglichkeiten, dann in den Gefühlen, und schließlich zerfällt sie. Man erlebt dabei im Rückgang der Liebesgefühle oft eine Phase, in der der Partner die eigene freie Entwicklung und neue Möglichkeiten im Leben zu blockieren scheint. Der Partner wird zur Last. Ich sage hier »scheint«, denn wäre die Lebenskompetenz tatsächlich so groß wie angenommen, warum gelingt es dann nicht, die Partnerschaft mit der eigenen Entwicklung zu vereinbaren? Warum scheitert dann die Beziehung? Das Scheitern einer Beziehung ist in diesem Fall oft Ausdruck einer Hilflosigkeit im Gestalten und fehlender Beziehungsfähigkeit. In der Mehrzahl der Fälle ist die Kompetenz für eine mögliche neue Freiheit also gar nicht vorhanden, und diese Art der Partnerproblematik zeigt an, dass der Betreffende mit großer Wahrscheinlichkeit in einer Burn-down-Spirale steckt.

Also täuschen Sie sich in einer solchen Lage nicht über Ihre aktuellen Kompetenzen. So trennen sich Paare oft dann, wenn ein Partner mit aller Macht zu verbergen versucht, dass er seiner Arbeit nicht mehr gewachsen ist. Das geschieht besonders leicht, wenn man fühlt, dass man im Beruf ersetzbar ist. Eine neue Verliebtheit kann die innere Leere und Verkrustung im Allgemeinen nicht lösen, obwohl es für eine kurze Zeit so scheinen mag. Auch diese Beziehung kann, wie aus vielen Krankengeschichten deutlich wird, nicht gepflegt und entwickelt werden. Sie verschärft vielmehr die Erschöpfung, weil mit zunehmenden Versagensängsten die Erwartungen nicht erfüllt werden können. Außerdem verändert sich in der Verliebtheit bekanntlich die Realität. Dieser außerplanmäßige Hirnzustand ist zwar schön, hält aber nicht lange an. Der Rückfall in den Alltag, in die Burn-down-Spirale, ist dann umso härter.

Werden Kinder im zunehmenden Burn-out nicht mehr als Freude, sondern als Last empfunden, führt das in der Regel zum Zunehmen der depressiven Entwicklung. Wenn die früher ersehnten Kinder nur noch als störend empfunden werden, lastet der Betroffene sich dies unbewusst als eigene Schlechtigkeit an. Das schlechte Gewissen fördert dann die weitere Abkehr und begründet schließlich oft die Flucht aus der Familie: Wohin, bleibt die quälende Frage.

Da Kinder die Eltern normalerweise auch geistig auf Trab halten, zeigt die Abwendung von den Kindern auch, dass Lebendiges in der totalen emotionalen Einengung keine Resonanz mehr findet und nicht mehr beantwortet werden kann. Dies ist ein ernstes Zeichen von Depression im fortgeschrittenen Burn-out.

Ein Verlassen der Familie ist in den meisten Fällen keine Lösung. Durch die Entscheidung für eine Behandlung kann die familiäre Situation jedoch gebessert werden. Im Allgemeinen ist dies hilfreich und kann auch zur Rettung der Familie beitragen, sofern nicht der Partner primär Teil des Burn-out-Problems ist. Falls Sie den Impuls zum Verlassen spüren, sollte Sie zuerst die Sprachlosigkeit überwinden und mit Ihrem Partner oder einem guten Freund darüber sprechen. Sollte eine Trennung tatsächlich notwendig sein, ist dies erst der zweite Schritt.

Abkehr von guten Freunden

Wenn Sie Arbeit mit nach Hause nehmen und Nächte durcharbeiten müssen, um für den nächsten Arbeitstag gewappnet zu sein, fehlt Zeit für anderes. Wenn Sie das regelmäßig tun, gibt es bald nichts anderes mehr. Für Ihre Freunde, mit denen Sie Fußball gespielt oder ein Bier getrunken haben, oder Ihre Freundinnen, mit denen Sie shoppen gegangen sind und beim Literaturkreis waren, haben Sie dann keine Zeit mehr. Das bemerken auch Ihre Freunde, und wenn Sie das fünfte Mal hintereinander abgesagt haben – wegen Zeitmangel oder Erschöpfung oder anderer Ausreden, die Ihnen bald nicht mehr geglaubt werden –, sinkt auch die Lust der Freunde, und man fragt Sie nicht mehr. Das allein wäre schon ärgerlich, aber hinzu kommt noch, dass die Freunde sich von Ihrem Verhalten gekränkt fühlen, weil das Desinteresse ihren Selbstwert beschädigt, gerade wo vom Freund Bestätigung erwartet und auch gebraucht wird. Freundschaft ist wie jede Beziehung eine zweiseitige Angelegenheit, und viele Freundschaften gehen durch ein solches Verhalten dauerhaft verloren.

Der beste Freund oder die beste Freundin gibt wahrscheinlich nicht so schnell auf. Sie werden sehr ernst mit Ihnen reden und Ihnen sagen, dass Sie etwas gegen Ihre Erschöpfung und Lustlosigkeit tun müssen, dass Sie sich sehr zu Ihrem Nachteil verändert haben, dass Sie nicht mehr der oder die Alte sind. Das alles wollen Sie vermutlich gerade nicht hören, weil Sie es auch vor sich selbst verbergen möchten.

Die Gefahr ist, dass es zu folgendem Ablauf kommt: Sie streiten alles ab und behaupten, in letzter Zeit war nur alles ein bisschen anstrengend. Die nächsten Verabredungen mit Ihren besten Freunden werden Sie dann aus fadenscheinigen Gründen immer wieder verschieben, weil Ihre mühsam ausgebesserte Fassade durch diese Freunde weich wird und Löcher bekommt. Möglicherweise ist es gerade Ihre größte Angst, dass Sie plötzlich ungeschminkt und ohne Maske dastehen könnten. Ihre besten Freunde verstehen Sie zwar, aber nur bis zu einem gewissen Punkt, denn auch sie haben einen anstrengenden Alltag. Die Gefahr ist groß, dass Sie bei dem Versuch, Ihre Fassade weiter aufrechtzuerhalten, Ihr soziales Netz zerschlagen und auch die letzten Freunde verlieren.

Aufgehoben zu sein in einem funktionierenden sozialen Netz, ist der Burn-out-Schutz Nummer eins. Hier wird Ihr Selbstwert unterstützt, hier dürfen Sie auch einmal nicht funktionieren. Hier ist es nicht egal, wenn es Ihnen immer schlechter geht. Sie können Ihre Freunde ohne die Gefahr von Gesichtsverlust fragen, was Sie in dieser schwierigen Situation tun sollen. Hier können Sie auch abklopfen, ob Ihre Ängste in einer aktuellen Lebenssituation real begründet sind oder mit anderen, z. B. früheren Erlebnissen zusammenhängen. Sie erfahren in Ihrem sozialen Netz auch, ob andere diese Ängste ebenfalls kennen und wie sie damit umgehen.

Zusammenfassend könnte man sagen: Allein kann man das Leben heutzutage nicht lange meistern.

Rufen Sie Ihren besten Freund oder Ihre beste Freundin doch jetzt gleich einmal an. Das ist der erste Schritt, um Ihr soziales Netz zurückzugewinnen.

Dauernde gesundheitliche Probleme

Wenn die Belastung zu groß wird, streikt der Körper irgendwann und sendet uns vielfältige Signale. Diese Signale müssen wir erkennen und ernst nehmen, doch gerade im Burn-out neigt man dazu, sie zu verkennen. Vielleicht kommt Ihnen die folgende Situation bekannt vor:

Seit mehreren Monaten sind Sie andauernd krank, doch es sind nicht immer die gleichen Beschwerden. Ständig laufen Sie von Arzt zu Arzt, schlucken inzwischen schon vier verschiedene Medikamente und haben jetzt ein fünftes bekommen, damit der Magen die vielen Medikamente besser verträgt. Ihr Heilpraktiker und auch Ihr Arzt sagen: »Das kriegen wir hin«, vielleicht noch »kein Problem!« Ihre Kollegen sehen Ihrer Meinung nach alle besser und gesünder als Sie aus. In drei Tagen müssen Sie das neue Produkt präsentieren, dafür müssen Sie total fit sein, und da darf nichts schiefgehen. Das letzte EKG sah ganz gut aus, der Blutdruck war etwas zu hoch, die Laborwerte waren in Ordnung, »wie ein 30-Jähriger«, hat der Arzt gesagt. Irgendetwas stimmt aber nicht mit Ihnen. »Machen Sie Sport«, haben Sie jetzt schon öfter gehört. Also rennen Sie im Trainingsanzug einmal um den Block und arbeiten danach eilig an Ihrem Projekt weiter. Beim Joggen schwitzen und keuchen Sie, das Herz schlägt Ihnen bis zum Hals. Sie wissen selbst, dass Ihr Body-Mass-Index nicht ganz in Ordnung ist. Da sind diese fünf Kilo Übergewicht, obwohl Sie neuerdings manchmal Salat essen. Aber es fühlt sich jetzt beim Laufen wirklich nicht gut an. Vielleicht sollten Sie doch dieses Antidepressivum nehmen. Das soll ja auch bei Leuten wie Ihnen helfen, die gar keine Depression haben. Oder sollten Sie doch besser Akupunktur ausprobieren? Der Kollege Meyer schwört darauf …

Haben Sie etwas bemerkt? Kennen Sie solche inneren Monologe? Scheinbar gibt es hierfür kein Konzept, und jeder wurschtelt sich mit seiner Gesundheit irgendwie durch. Im Interesse der funktionierenden Fassade, an die man aus Gewohnheit und zur Sicherheit auch selbst glaubt, schafft man es nicht, eine vernünftige Analyse zu erstellen, und man bekommt keine klare Sicht auf die Dinge. Doch so können Sie gesundheitlich nicht weitermachen, denn sonst sieht es für die Zukunft nicht gut aus. Dabei geht es nicht um das bisschen Übergewicht, sondern um Ihre Seele, die auf dem von Ihnen eingeschlagenen Weg keine Nahrung mehr bekommt. Es ist ein großes Problem in der Burn-down-Spirale, dass sich zielgerichtete Aktionen oder sinnvolle Pläne und Konzepte verlieren. Man agiert zunehmend ziellos und nutzt das ungerichtete Handeln vor sich selbst als Rechtfertigung, denn schließlich tut man ja etwas. Falls Sie sich in diesem Abschnitt selbst erkannt haben und jetzt erst einmal ratlos sind, darf das sein. Welche ersten Schritte Sie in dieser Situation unternehmen können, beschreibe ich später im Kapitel »Wie komme ich aus dem Burn-out raus?«, S. 203ff. Vielleicht halten Sie jetzt erst einmal einen Moment inne und nehmen wie am Anfang ein paar ruhige Atemzüge …

So war ich früher nicht

Vielleicht kennen Sie den Gedanken: »So war ich früher nicht.« Man weiß, dass sich irgendetwas geändert hat, doch meist hat man keine Ahnung, warum, und alles erscheint zusammenhanglos. Bei vielen Menschen finden im Kopf dann oft innere Monologe wie dieser statt:

»Ich lache gar nicht mehr, sondern grübele andauernd nur und mache mir Vorwürfe wegen meiner Fehler. Außerdem bin ich so unkonzentriert und brauche ewig lange, um ein Buch zu lesen. Auf Sex habe ich überhaupt keine Lust. Abends, wenn ich bis zu den Nachrichten mit der Arbeit fertig bin, schaue ich schon mal um sieben Uhr ›heute‹ und um Viertel nach zehn noch einmal die ›Tagesthemen‹, obwohl das eigentlich Quatsch und zweimal dasselbe ist. Mein Partner ist dann meist schon im Bett. Das ist mir ganz recht, dann brauche ich nicht mehr reden. Die Kinder machen sich ganz gut, aber wie alt sie sind? Der Älteste hatte doch neulich Geburtstag, ich hatte ihm versprochen, mit ihm in den Erlebnispark zu gehen, war aber dann auf Dienstreise. Kochen tue ich nicht mehr, die Kinder essen sowieso lieber Döner oder Pizza, und mein Partner isst allein, weil ich die meiste Zeit irgendwo mit Kunden essen muss. Ich verdiene ganz gut, und wir leisten uns jetzt zeitweilig sogar einen Gärtner. Ich war dieses Jahr noch gar nicht im Garten, keine Zeit. Aber es soll ein Rosenjahr sein, da müsste ich eigentlich mal gucken.«

Generell ist es gut, wenn Sie merken, dass Sie sich in eine Richtung verändert haben, die Ihnen nicht gefällt. Wenn Sie sich fragen, wo Ihr Elan und Ihre Lebensfreude hin sind und warum Sie sich nicht mehr an den kleinen Dingen des Lebens erfreuen, sind Sie an einem wichtigen Punkt, denn dann können Sie Ihre Sehnsucht nach diesen Dingen noch spüren.

Es kann auch sein, dass Sie Ihre unverwechselbare Eigenart vermissen, auf die andere Menschen früher interessiert reagiert haben. Sie merken möglicherweise auch, dass Ihnen früher andere Ziele wichtiger waren und dass Sie damals dachten, Sie könnten sie alle verwirklichen. Tatsächlich sind Sie vielleicht Kompromisse eingegangen, die Sie früher abgelehnt haben, und verweisen heute oft auf Sachzwänge. Das klingt erwachsen, aber auch mutlos.

Dies alles kann Hinweis auf Burn-out sein, da im Burn-out das wirklich Eigene unter dem zu hohen Druck nicht mehr gelebt werden kann und im Alltag oft weitgehend verloren geht.

Missbrauch von Drogen, Alkohol und Medikamenten

Viele von Burn-out betroffene Menschen versuchen, den Zusammenbruch mit Drogen, Medikamenten oder Alkohol hinauszuschieben. Eine Zeit lang scheint das zu helfen, doch letztendlich funktioniert es nicht. Am Ende gerät der Betroffene zusätzlich zum Burn-out möglicherweise noch in eine Abhängigkeit bzw. Sucht hinein. Es gibt verschiedene Wege, die in die Sucht führen können, und der Suchtmittelkonsum beginnt oft schleichend.

Peter: Seit fünf Jahren trinke ich immer mehr, meist Rotwein. Nicht nur ein Glas, sondern eine halbe oder ganze Flasche. Ich könnte aufhören. Das habe ich auch schon ein paar Mal gemacht. Nicht für lange, aber es geht. Eine Sucht ist das nicht.

Ich kenne Süchtige, wir haben da einige in unserer Firma, das darf aber keiner wissen. Wenn man jemanden loswerden will, dann wird das schon mal der Personalabteilung gesteckt. Die fliegen dann ganz schnell raus. Ich bin da kontrolliert. Nur mit dem Schlaf wird es immer schlechter. Ich nehme dann schon mal Diazepam, aber nur die kleinen Tabletten. Die großen nehme ich nie, höchstens bei den Projekten, da regt mich sonst alles so auf. Bei mir sind alle Laborwerte in der Norm, viele haben es ja an der Leber, wenn sie trinken. Ich habe diese Konstitution von meinem Vater geerbt, wir kippen nicht so schnell um.

Sabine: Ich war vor einigen Monaten beim Arzt, der hat auch gesagt, dass sich meine Unruhe in den letzten beiden Jahren ja nicht wirklich gebessert hat. Er hat mir dann Hormone geben wegen der Wechseljahre, meine Werte seien nicht so gut wie früher. Ich habe ihn gefragt, ob das eine Depression sein könnte, darüber hatte ich etwas in der Apothekenzeitschrift gelesen. Das glaubte er aber nicht, ich sei doch im Grunde ein fröhlicher Mensch und hätte einen netten Mann. Mit den Hormonen würde ich Haushalt und Arbeit schon schaffen, das würde bei den meisten Frauen klappen. Ich habe mich mit den Hormonen aber eigentlich noch schlechter gefühlt, und dann sagte der Arzt, wir könnten Antidepressiva ja mal ausprobieren. Ich muss sagen, damit geht es ganz gut, die könnte man auch jahrelang nehmen, und die Kasse zahlt das. Eine Depression ist das aber noch nicht.

Auslöser für den Einstieg in einen Medikamentenmissbrauch kann z. B. auch großer Druck bei der Arbeit sein, der dann mit Aufputschmitteln bewältigt werden soll. Wenn bekannt ist, dass auch

Kollegen zu diesen Mitteln greifen, steigt der Druck, und es liefert eine Rechtfertigung. Wenn es doch alle machen, kann es nicht so schlimm sein, und man will schließlich keinen Wettbewerbsnachteil haben. Die Selbsttäuschung unter Drogen gelingt sehr leicht. Besonders problematisch dabei ist, dass der oder die Süchtige sich keine Zukunft mehr ausmalen kann. Es dreht sich lange nur um das Suchtmittel. Alles, was schwierig war, ist durch die Sucht jedoch nur verschoben worden und nicht verschwunden. Die Probleme sind noch nicht gelöst, obwohl es unter den Suchtmitteln so schien.

Nehmen Sie Ihren Konsum legaler oder (noch) illegaler Drogen wahr, ernst, und bagatellisieren Sie möglichst wenig. Burn-out unter Suchtmitteln ist schwerer und die Behandlung schwieriger und langwieriger. Wenn Sie bereits zu Medikamenten, Alkohol oder anderen Drogen greifen, um Ihren Alltag zu bewältigen, ist es *jetzt* höchste Zeit, dem entgegenzuwirken. Die Drogen erleichtern Ihr Leben nicht dauerhaft, sondern führen Sie nur noch weiter abwärts in der Burn-down-Spirale.

Vom Arzt verordnete Medikamente, die zu einem Gesamt-Behandlungsplan gehören und deren Wirkung kontrolliert wird, meine ich hier nicht. Aber allzu oft werden Medikamente von einem Arzt in der Annahme verschrieben, die Einnahme würde vom Hausarzt kontrolliert. Der wiederum denkt, das ist Sache des Facharztes, wenn er überhaupt von den Medikamenten erfährt. Hier sind Sie als mündiger Patient gefordert. Unkontrollierter Drogenkonsum ist oft ein wichtiger Fingerzeig in Richtung Burn-out, und es besteht sofortiger Handlungsbedarf! Die Bedeutung dieser Sachverhalte wird von einer Untersuchung der Deutschen Angestellten-Krankenkasse (DAK) unterstrichen, nach der zwei Millionen Beschäftigte in Deutschland schon einmal versucht haben, ihre berufliche Leistung mit Psychopharmaka zu verbessern.

Merken:

- Unsere inneren Überzeugungen können uns behindern. Wenn wir persönlich viel investiert haben, kehren wir oft auch dann nicht um, wenn der eingeschlagene Weg uns schadet.
- Im fortschreitenden Burn-out nimmt die realistische Selbsteinschätzung von Situationen und dem eigenen Zustand sowie die Einordnung von Reaktionen aus der Umwelt dramatisch ab.
- Je brüchiger das soziale Netz wird, desto schwerer wird das Burn-out, das gilt auch umgekehrt.
- Der Versuch, die zunehmende Erregung und meist nur körperlich verstandene Erschöpfung im Burn-out mit Suchtmitteln zu lindern, funktioniert langfristig nicht und erschwert letztlich den Ausstieg aus dem Burn-out.

Wie wird ein Burn-out diagnostiziert?

Im Zentrum der Burn-out-Diagnostik steht das Gespräch. Ein Burn-out-erfahrener Arzt wird sich hierfür Zeit nehmen und auf der Grundlage seiner klinischen Erfahrung, dem empathischen Gespräch und gegebenenfalls körperlichen Untersuchungen eine entsprechende Diagnose stellen. Eine deutliche Erschöpfung und eine depressive Entwicklung des Patienten sind dabei oft schon frühzeitig erfassbar, wohingegen auffällige Messwerte in Laboruntersuchungen sich oft erst sehr spät zeigen.

Im fortgeschrittenen Stadium mit deutlichen Symptomen in einzelnen Organbereichen finden sich insbesondere folgende Auffälligkeiten bei Herz-Kreislauf-Untersuchungen:

- Veränderung der Herzratenvariabilität, sie ist meist deutlich eingeschränkt.
- Einschränkung des arteriellen Gefäßspiels, also der Erweiterung und Verengung der zu den Organen führenden Gefäße. Dies ist u. a. ein Frühzeichen der Zuckerkrankheit, die sich im Rahmen von Burn-out gehäuft erstmals zeigt.
- Bluthochdruck und eingeschränkte Blutdruckregulation.

Der für diese Untersuchungen zuständige Facharzt ist der Internist oder Kardiologe.

Weitere Hinweise auf Burn-out finden sich im Bereich der körperlichen Untersuchung, hier oft typisch:

- Tonische Zunahme der Muskelspannungen in und oberhalb der Zwerchfellebene. Dies lässt sich auch im Rahmen manueller Therapien feststellen, z. B. bei Chirotherapie, Tuina-Behandlung (siehe auch »TCM-Praxis«, S. 296 ff.) oder mit osteopathischen Behandlungsmethoden.

Laborchemisch finden sich Auffälligkeiten in folgenden Bereichen:

- Veränderung der Cortisolausschüttung und weiterer Hormone der Stressachse;
- Veränderung der Geschlechtshormone sowohl bei Männern als auch bei Frauen;
- Absinken des körpereigenen Melatonins, insbesondere bei Schlafstörungen;
- normabweichende Immunfaktoren, besonders auffällig bei Immunglobulin-A-Bestimmungen im Speichel.

Die Traditionelle Chinesische Medizin (TCM) hat eigene Sicht- und Handtechniken der Diagnostik entwickelt, allen voran die schon recht bekannte Pulsdiagnostik, aus der folgerichtiges Handeln und Behandeln abgeleitet werden. Die diagnostischen Ergebnisse aus der TCM sind für das Verständnis von psychosomatischen Zusammenhängen im Burn-out äußerst wertvoll.

Psychotherapeutisches Wissen und psychosomatisches Denken sind bei der Burn-out-Diagnostik spätestens dann notwendig, wenn sich eine umfangreiche Symptomlage dem Betroffenen und

Cholesterin und Homocystein

In letzter Zeit sind erhöhte Werte von Cholesterin (Fett- und Hormonstoffwechsel) und Homocystein (Aminosäure- und Eiweißstoffwechsel) im Blut mit Burn-out in Verbindung gebracht worden. Hierzu muss klar gesagt werden, dass erhöhtes Cholesterin kein Hinweis auf Burn-out ist.

Das Homocystein ist vor allem durch die Anti-Aging-Bewegung ins Gespräch gekommen, und seitdem gilt es als modern, seinen Homocysteinwert gering zu halten im Interesse eines langen Lebens, einer guten Potenz und der Krankheitsprävention. Das ist sicherlich kein Fehler, aber auch erhöhtes Homocystein ist kein spezieller Hinweis auf Burn-out. Es spielt eine hinweisende Rolle z. B. im Rahmen der Rückfallprophylaxe u. a. von Schlaganfällen, also bei fortgeschrittener Arteriosklerose. Erhöhtes Homocystein findet sich in der Regel bei starken Rauchern, bei Unterversorgung mit B-Vitaminen und Folsäure. Nichtrauchen und Vitamin-B-reiche Ernährung sind dementsprechend die Maßnahmen, die das Homocystein senken. Diese beiden Maßnahmen sind auch im Burn-out generell sinnvoll. Eine Medikation ist hier nur bei seltenen komplexen Krankheitsbildern wie einem besonderen Vitamin B_{12}-Mangel notwendig, und die Indikation hierfür stellt der Arzt.

auch seinem behandelnden Arzt zur Selbsttäuschung anbietet. Eine Symptombehandlung kann sowohl den Patienten als auch den Arzt emotional kurzfristig entlasten, fördert auf Dauer jedoch die Selbsttäuschung und damit die Gefahr der Verschlechterung

Bei Burn-out empfohlene Untersuchungen

Dies ist eine Auswahl von Untersuchungen, die sich nach meiner Erfahrung bewährt haben. Ein guter Diagnostiker kann durchaus auch mit weniger Daten auskommen, das Untersuchungsprofil darf also auch variieren.

- Blutdruck, EKG, Lungenfunktionsmessung
- Untersuchung der Herzratenvariabilität

Spezielle Laboruntersuchungen (neben der allgemeinen Laborroutine):

- Cortisol (gegebenenfalls auch im Tagesverlauf)
- DHEA (Dehydroepiandrosteron, eine Vorstufe vieler Hormone)
- Geschlechtshormone
- Schilddrüsenwerte
- Immunglobulin A im Speichel
- gegebenenfalls Immunstatus
- gegebenenfalls Vitamin-B_{12}-Status
- gegebenenfalls Melatonin

Ärztliche Untersuchungen:

- allgemeinmedizinische Untersuchung
- psychosomatische Untersuchung

Manualmedizinische Untersuchungen:

- Chirotherapie, Osteopathie, Kranio-Sakraltherapie oder Tuina-Diagnostik
- weitere TCM-Diagnostik wie Puls- und Zungendiagnostik

der Grunderkrankung in Verkennung der Zusammenhänge. Aus diesem Grund ist für die Diagnose eines Burn-out-Syndroms ausreichende klinische Erfahrung und fachgebietsübergreifendes Arbeiten so überaus wichtig. Die untersuchenden Ärzte und/oder Heilpraktiker müssen ihre Untersuchungsergebnisse und ihre Erlebnisse mit dem Patienten austauschen. Bei *einem* behandelnden Arzt sollten alle Informationen zusammenlaufen und nach Rücksprache mit den anderen Ärzten bewertet und mit dem Patienten besprochen werden. So wird der Patient nicht von zahllosen Informationen verschiedener Ärzte überfordert, sondern kann die Untersuchungsergebnisse mit einem Arzt seines Vertrauens besprechen.

Merken:

- Im Mittelpunkt der Burn-out-Diagnose steht immer das Gespräch mit dem Betroffenen.
- In der Burn-down-Spirale finden sich lange keine pathologischen Messwerte, obwohl die Krankheit fortschreitet.
- Die Burn-out-Diagnose muss aufgrund der vielfältigen möglichen Symptome stets fachübergreifend erfolgen.

Der Burn-out-Test

Burn-out-Tests gibt es in vielen Zeitschriften und im Internet. Qualität und Aussagekraft sind dabei recht unterschiedlich. Alle diese Tests werden für Menschen angeboten, die beunruhigt sind und möglichst anonym Hinweise darauf erhalten wollen, ob sie schon im Burn-out sein könnten oder ob alles noch nicht so schlimm ist. Hierbei sollte man zweierlei beachten:

1. Ein Test ist nie beweisend, sondern gegebenenfalls nur hinweisend.
2. Burn-out-Prophylaxe ist zu jedem Zeitpunkt sinnvoll. Wenn Sie beunruhigt sind, lohnt sich ein Gespräch also in jedem Fall, egal, ob mit oder ohne Testhinweis.

Ich habe einen eigenen Burn-out-Test entwickelt aus ganzheitlicher klinischer Sicht und wissenschaftlicher Erfahrung. Dieser Test kann Hinweise liefern, aber auch er ist noch kein Beweis. Eine klinische Diagnose erfolgt nur nach Kenntnis und klinischer Untersuchung einer Person. Wenn laut Test ein Burn-out für Sie als wahrscheinlich beschrieben wird, sollten Sie sich nicht noch mehr beunruhigen, sondern ein Gespräch suchen, z. B. mit dem Arzt Ihres Vertrauens. Bei eigener Beunruhigung ist ein Gespräch mit einem Arzt wichtiger als ein anonymer Test.

Sollte bei Ihnen tatsächlich ein Burn-out diagnostiziert werden, bleiben Sie ein wertvoller Mensch, und Ihr Leben geht weiter, meist wesensnäher als vorher. Daran wird eigenartigerweise oft nicht gedacht.

Merken:

- Ein anonymer Test ist kein Beweis für Burn-out, die Diagnose kann nur ein erfahrener Arzt stellen. Darum ist ein Gespräch mit einem Arzt wichtiger als ein anonymer Test.
- Auch mit der Diagnose Burn-out sind und bleiben Sie ein wertvoller Mensch.

TEST: Bin ich Burn-out-gefährdet?

Bitte beantworten Sie alle Fragen, und kreuzen Sie Ihre Antworten spontan ohne langes Überlegen an. Falls Sie in dieses Buch nichts hineinschreiben wollen, können Sie den Test auch anonym im Internet machen (www.gezeitenhaus.de/burn-out-test.html).

	nein	eher nein	eher ja	ja
1. Haben Sie das Gefühl, dass Ihnen alles zu viel wird?	0	2	4	6
2. Sind Sie gereizter als früher?	0	1	2	3
3. Haben Sie Freude an Ihrer Arbeit?	3	2	1	0
4. Sind Sie ständig niedergeschlagen?	0	1	2	3
5. Fühlen Sie sich zu erschöpft für Freizeitaktivitäten?	0	1	2	3

	nein	eher nein	eher ja	ja
6. Häufen sich in den letzten Monaten körperliche Symptome?	0	2	4	6
7. Ziehen Sie sich zunehmend von Ihrem Freundeskreis zurück?	0	1	2	3
8. Greifen Sie häufiger als früher zu Alkohol?	0	2	4	6
9. Haben Sie Hoffnung, dass Sie etwas ändern können?	3	2	1	0
10. Haben Sie neue Pläne?	3	2	1	0
11. Schlafen Sie gut?	6	4	2	0
12. Haben Sie Zeit für den Partner?	3	2	1	0
13. Stellen Sie dafür oder zu anderen wichtigen Gelegenheiten das Handy aus?	6	4	2	0
14. Fühlen Sie sich innerlich leer?	0	1	2	3
15. Treten Ängste auf, die Sie früher nicht kannten?	0	1	2	3
16. Kommt Ihnen alles sinnlos vor?	0	1	2	3
17. Fühlen Sie sich ständig unter Spannung?	0	1	2	3
18. Spüren Sie Rückhalt beim Partner bzw. bei Freunden?	6	4	2	0

	nein	eher nein	eher ja	ja
19. Haben Sie das Gefühl, Pausen sind für Sie verschwendete Zeit?	0	1	2	3
20. Nehmen Sie Schlaf- oder Beruhigungsmittel?	0	1	2	3

Auswertung:

Zählen Sie bitte die einzelnen Zahlen der von Ihnen angekreuzten Feldern zusammen, und schauen Sie nach, in welchen Bereich Ihre Additionssumme fällt. Lesen Sie dort nach. Das Ergebnis sollten Sie dann gegebenenfalls mit einer kompetenten Person, z. B. Ihrem Hausarzt, besprechen.

0–15 Punkte: Sie meistern Ihre Herausforderungen mit wirksamen Strategien und pflegen Ihr Leben und Ihr Umfeld. Gratulation!

16–34 Punkte: Sie sollten auf sich achten, um einem Burn-out vorzubeugen; Sie haben hierfür gute Möglichkeiten, nutzen Sie sie!

35–49 Punkte: Sie sind Burn-out-gefährdet. Beachten Sie, dass Burn-out eine schleichende Symptomatik hat und Sie jetzt noch gut reagieren können. Hierzu sollten Sie die Hinweise (siehe Kapitel »Wie komme ich aus dem Burn-out raus?«, S. 203ff.) beachten und sich fachkundig beraten lassen.

50–78 Punkte: Sie sind stark Burn-out-gefährdet bzw. dabei »auszubrennen«; je früher und mutiger Sie sich das eingestehen, umso rascher erhalten Sie wirkungsvolle Hilfe und die notwendige Behandlung.

EINE NARRENGESCHICHTE

Machen Sie jetzt ruhig eine kleine Pause, bevor Sie im nächsten Kapitel mehr über die Gründe erfahren, warum Sie möglicherweise in ein Burn-out gekommen sind. Arnold kann Ihnen dabei helfen, Ihre Gedanken schweifen zu lassen.

Eines Tages bemerkte Arnold einen Troll in der Nähe eines großen Rhododendronbusches im Stadtpark. »Hallo«, sagte er, und der Troll erwiderte: »Hallo.« Der Troll bewegte sich wie ein Irrwisch, mal auf den Blüten, mal im Geäst, mal am Boden. »Kannst du nicht mal still stehen?«, fragte Arnold. »Ich sitze doch hier und überall ganz gemütlich«, sagte der Troll. »Du rast herum wie ein Irrwisch.« »Das ist deine Unruhe, die es so aussehen lässt. Ich sitze ganz gemütlich, aber deine Gedanken bewegen dein Bild von mir unaufhörlich.« »Aber ich denke doch gar nicht«, entgegnete Arnold. »Aber du erwartest diese Gedanken. Mich stört es nicht, wenn du mein Bild bewegst. Setz dich doch mal auf den Boden.« Arnold setzte sich hin, und tatsächlich war der Troll auf einmal ruhig.

»Ich freue mich, dass du mich bemerkt hast«, sagte der Troll. »Ich freue mich auch. Ich wusste gar nicht, dass es Trolle wirklich gibt«, sagte Arnold. »Doch du wusstest es, sonst hättest du mich nicht bemerkt«, sagte der Troll, »denn ich bin hinter dem Sichtbaren.« »Aber ich sehe dich doch«, wandte Arnold ein, »und spreche mit dir.« »Nein«, sagte der Troll. »Du siehst mich nicht, du glaubst mich, und das ist gut.« »Du meinst, es gibt dich gar

nicht?«, fragte Arnold. »Das ist hier nicht die Frage, natürlich gibt es mich. Die Frage ist, warum gibt es mich für dich?«, sagte der Troll. »Die anderen haben mich nicht bemerkt.« »Hmm«, machte Arnold.

»Bist du immer hier?«, fragte Arnold dann. »Warum sollte ich?«, entgegnete der Troll. »Weil du ein besonderes Wissen zu haben scheinst«, sagte Arnold. »Ich habe kein Wissen. Das brauchen wir nicht, bei uns ist alles klar«, sagte der Troll. »Ja, das meine ich«, sagte Arnold. »Deshalb möchte ich wissen, wo ich dich finden kann.« »Du findest mich nirgends, denn warum sollte ich irgendwo sein? Irgendwo zu sein gehört zur sichtbaren Welt und kostet nur Kraft.« »Aber du warst doch hier und bist es noch!« »Ja, hier und anderswo und überall«, sagte der Troll. »Das verstehe ich nicht«, sagte Arnold. »Kannst du auch nicht, aber du hast mich bemerkt, das freut mich«, sagte der Troll. »Aber warum freut es dich?«, fragte Arnold. »Es zeigt, dass du närrisch bist, und darüber soll ich mich nicht freuen?«, entgegnete der Troll. »Nur kleine Kinder, Unbedarfte, ganz alte Leute, Tiere, Pflanzen und Narren können das Sichtbare und das, was dahinter liegt, wieder zu einer Welt zusammensetzen. Dann fließt Liebe, und das ist schön«, sagte der Troll und antwortete nicht mehr. Wahrscheinlich war er gerade überall und Arnold etwas durcheinander. Er versuchte, die ganze Begegnung aus seiner Erinnerung hervorzuholen, sah den Troll aber nicht mehr. Er hatte keine Spuren hinterlassen außer seinen Worten, die jetzt wie Kristalle aussahen und Arnold heiter machten.

3 Warum bin ich ins Burn-out gekommen?

Sollten Sie aus dem bisher Gelesenen einen Hinweis erhalten haben, dass Sie möglicherweise in einer Burn-down-Spirale sind, fragen Sie sich wahrscheinlich: Wie bin ich da bloß hineingeraten? Sie suchen nach Gründen und Erklärungen. In diesem Kapitel finden Sie gewissermaßen ein ganzes Sortiment an möglichen Auslösern und Begründungen, aus denen Sie bitte das in Ihren Warenkorb legen, was Ihrer Meinung nach auf Sie zutrifft. Um herauszufinden, ob Ihre Auswahl stimmig ist, könnten Sie einen guten Freund oder Ihren Partner um seine Meinung bitten. Warum Ihre Auswahl zwar zu Ihrer Lebensgeschichte gehört, aber keine endgültige Vorentscheidung für Ihre Zukunft und Ihre Möglichkeit von Lebensglück bedeutet, darüber sprechen wir, nachdem wir uns die verschiedenen Zusammenhänge angeschaut haben.

Allgemeine Zusammenhänge

Burn-out als Anpassungsversuch

Burn-out ist ein Anpassungsversuch unseres Körpers an die Lebensbedingungen und Anforderungen der heutigen Welt. Doch der unphysiologische Permanentalarm im Sinne archaischer Stressreaktionen zeigt, dass Anpassung auf diese Weise dauerhaft nicht gelingt. Alternative Anpassungsstrategien sind noch weitgehend unbekannt. Es ist also wichtig zu wissen, wie man möglichst frühzeitig wirksam aus der Burn-down-Spirale herauskommt oder wie man in einer Krise nachhaltig handelt und behandelt. Dieses Wissen muss sich jeder Mensch selbst konkret aneignen, das bedeutet also auch Kennenlernen, Auswählen und Eigenarbeit.

Nach den Erkenntnissen der Epigenetik (Lehre von der Steuerung der Gene) gibt es auf plötzliche massive Änderungen der Umgebung zwar durchaus Anpassungsmöglichkeiten über Gensteuerung, aller Voraussicht nach gilt dies aber nicht bei permanenten gravierenden Änderungen von Lebensverhältnissen in zu kurzer Folge, wie es in der Globalisierung der Fall ist. Hier bleiben die jeweils neuen Anforderungen nicht lange genug konstant, um klare Veränderungssignale im epigenetischen Raum, dem Umgebungsraum unserer Gene, zu bewirken. Eine rasche Veränderung im Genbereich ist unter diesen Voraussetzungen nicht zu erwarten.

Der Mensch wird sich also weder genetisch noch über das Stresssystem permanent an die sich immer schneller verändernde Welt anpassen können. Eine Anpassung kann nur gelingen, wenn wir lernen, wie wir in unsere Mitte kommen und aus dieser Mitte unser ganzes menschliches Potenzial entwickeln und abrufen können. Dies setzt menschenwürdige Lebensbedingungen im globalen Maßstab voraus, die auch ein Aufatmen zulassen. Dies gilt es, gemeinsam zu erreichen. Aufatmen und Innehalten sind zentrale Punkte dieser Rahmenbedingungen, sowohl im persönlichen Bereich – von regelmäßigen Pausen bis hin zum Sabbatjahr – als auch darüber hinaus – von Anreizen für nachhaltiges Wirtschaften, was zur Entschleunigung und besserem Wirtschaftsergebnis führt, bis zu gemeinsamen Ritualen in der Firma, seien es gemeinsame Qigong-Übungen oder TEAm-Time ohne Ergebniszwang.

Falls Sie eine kleine Pause brauchen, wäre jetzt ein guter Moment dafür!

Anforderungsdruck und Bewältigungskompetenz

Burn-out ist also kein Versagen, sondern eine Folge davon, dass Mensch und Situation nicht oder zunehmend weniger zusammenpassen, also eine relative Unzulänglichkeit entsteht. Um zu verstehen, warum Sie in die Sackgasse Burn-out gekommen sind, sind folgende vier Fragen von Bedeutung:

1. Was fordert Ihre spezielle Situation? Jede Situation hat ein Anforderungsprofil. Manche Berufe erfordern handwerkliches Geschick, andere mathematische Begabung. Wenn man in eine Familie einheiratet, in der die Schwiegermutter das eigene Kind nicht loslassen will, bringt die Situation einen ganzen Strauß von Anforderungen mit sich. Ist man Fußballtrainer in einem kleinen Dorf, bekommt man vielleicht nur schwer eine Herrenmannschaft zusammen, weil die Jungen in die Städte gehen. All das sind Situationen, mit denen man sich auseinandersetzen muss.

2. Was für ein spezieller Mensch sind Sie? Die Menschen sind alle grundverschieden. Wie Umwelt, Gesellschaft, Familie, biologische Anlagen und das Wesen eines Menschen miteinander interferieren, bestimmt schließlich die Persönlichkeit eines Menschen und mit welchen Lebensstrategien er das Leben weitergestalten wird. Ein in sich gekehrter Mensch wird das Leben anders angehen als ein Draufgänger.

3. Was sind passende oder unpassende Situationen für Sie? Jeder Mensch hat Talente, ist durch sein Aufwachsen und seine Entwicklung für etwas geeignet. Welche Fähigkeiten er sich aneignen konnte, hängt von vielen Umständen ab, z. B. wie er in seinem bisherigen Leben gefördert oder behindert wurde oder welches Durchsetzungspotenzial er hat. Dies bestimmt seine späteren Möglichkeiten und bildet die Grundlage dafür, welche Situationen er später bewältigen kann und welche nicht. Hier entstehen möglicherweise auch besondere Zielsetzungen, die in die richtige oder falsche Richtung führen und darüber entscheiden können, ob eine Situation passend oder unpassend ist.

4. Warum sind Sie auf die aktuelle Situation getroffen? Es gibt selbstbestimmtes und fremdbestimmtes Aufeinandertreffen von Situation und Mensch. Entweder kann ich mir meinen Beruf selbst aussuchen, oder mein Vater bestimmt: »Du wirst das und das.« Ich wähle oder werde ergriffen von den Umständen. Die gewählte oder verordnete Situation kann passend oder unpassend sein, z. B. wenn ich mich bei der Berufswahl täusche oder meine

Neigungen dem Vater egal sind. Auf diese Weise werden gute Voraussetzungen für eine Bewältigung oder Grundbelastungen geschaffen, die später beim Burn-out eine Rolle spielen können. Es ist auch möglich, dass eine an sich passende Situation sich plötzlich ändert, wenn man z. B. unerwartet seinen Arbeitsplatz verliert oder vom Partner verlassen wird. Die Bewältigung dieser Situationen wird bei vorbestehenden Grundbelastungen noch erschwert.

Der Druck, dem ein Mensch unterliegt, kann somit ein passender oder ein unpassender sein. Dieser Druck ist nicht grundsätzlich schlecht. Herausforderungen, auch schwere Lebenssituationen oder starke Leistungsanforderungen, ergeben häufig einen Druck, unter dem wir ungeahnte Kräfte entwickeln können, zu kreativen Lösungen kommen oder Lebensumwege gehen, die uns zugutekommen und uns reifen lassen. Wenn dieser Druck aber bereits zu Defiziten und Problemen bei der Alltagsgestaltung geführt hat, dann ist es wichtig zu erkennen, dass man sich die Bewältigung erleichtern kann, indem man seine Kompetenz in diesem Bereich gezielt erhöht, z. B. durch Fortbildungen.

Die Bedeutung der eigenen Erlebnisgeschichte für Burn-out

Unter den Burn-out-Patienten finden sich sowohl Menschen mit behüteter Kindheit als auch Menschen, die ohne die Erfahrung von familiärer Liebe aufwuchsen; Menschen, die nie krank waren, und welche mit vielen schweren Erkrankungen; Menschen, die immer erfolgreich waren, und welche, die gehäuft Niederlagen erleben mussten, extrovertierte (kommunikative, nach außen orientierte) und introvertierte (eher nach innen gewandte, kommunikativ zurückhaltende) Menschen.

Es gibt kein allgemein verbindliches Persönlichkeitsprofil als Grundlage für eine Burn-out-Erkrankung. Allen gemeinsam ist aber, dass ihnen vom Leben etwas abverlangt wird, was sie letztlich nicht bewältigen können, obwohl sie dies auf ihrem speziellen Weg wollten. Die individuelle Bewältigungskraft bzw. die Sinnhaftigkeit von Zielsetzungen kann dabei auf verschiedene Weise gestört sein.

Im Burn-out finden sich demzufolge immer wieder einige Störungsmuster, die sowohl die Bewältigungs- und Durchhaltekräfte allgemein als auch die für spezielle Herausforderungen notwendigen Kompetenzen betreffen. In gewisser Weise bedeuten sie eine Schwächung für das Leben generell, besonders jetzt in der Globalisierung, in der die Anforderungen immer mehr wachsen, und die Kompensation solcher Schwächen gelingt im Alltag oft nicht ausreichend.

Konstitution, Gene und Umwelt

Einige Menschen kommen mit einem sehr robusten Körper und Nervensystem auf die Welt, andere vielleicht eher mit Anfälligkeiten in verschiedenen Bereichen. Jeder Mensch hat eine eigene genetische Ausstattung, die ihn für etwas geeignet macht, für anderes wiederum nicht.

Die allgemeine Vorstellung, dass die Gene den Menschen unabänderlich auf etwas festlegen und nicht beeinflusst werden können, stimmt jedoch nicht. Wenn man von schweren Erbkrankheiten einmal absieht, wo ein verändertes Gen mit sehr hoher Wahrscheinlichkeit eine Krankheit auslöst, bestimmen unsere Gene zwar unser Aussehen, zwingen uns aber nicht in ein bestimmtes Leben hinein. Sie geben einen Rahmen vor, der individuell enger oder weiter gesteckt sein kann. Innerhalb dieses Rahmens gibt es viele Möglichkeiten, die durch den eigenen Lebenswandel, die Familie, die Umwelt, die Ernährung beeinflusst, ja quasi ausgewählt werden. Denn Einflüsse z. B. aus der Umwelt lösen im Körper Reaktionen aus, die Informationen bis zu den Genen bringen. Dort wird lebenslang eine aus Sicht der Gene und der Genumgebung passende Antwort gesucht und gegeben, indem dort vereinfacht gesprochen die Produktion eines Eiweißkörpers in der Menge variiert, eventuell wieder eingestellt oder die Neuproduktion eines anderen Eiweißkörpers aufgenommen wird. Unter anhaltendem seelischen Stress wird in den Genen der Nervenzellen beispielsweise die Produktion eines sogenannten Nervenwachstumsfaktors verringert, sozusagen abgeschaltet. Infolgedessen können die Nervenendigungen nicht mehr so gut Kontakt zu anderen Nervenzellen aufnehmen. Dafür werden andere Gene möglicherweise neu angeschaltet. Tatsächlich machen die Gene dies tausendfach parallel und brauchen dazu ein paar Sekunden oder auch mehrere Tage, je nachdem, worum es sich handelt. Die Mehrzahl dieser Ein- und Ausschaltungen von Genen sind reversibel (sie können wieder zurückgeschaltet werden).

Der von den Genen vorgegebene Rahmen bestimmt dabei, ob man in einem Bereich robust oder eher anfällig ist. Nehmen wir als Beispiel das Immunsystem: Es gibt Menschen, die bekommen praktisch nie eine Infektion, andere sehr häufig. Das heißt für das weitere Leben, dass die Robusten sich gegen Infektionen kaum schützen müssen, die Anfälligen hingegen müssen in diesem Bereich etwas tun. Wenn sie mit bestimmten Techniken ihr Immunsystem stimulieren und trainieren, z. B. mit morgendlichen Wechselduschen, kommen auch sie sehr gut durchs Leben. Das ist der Unterschied, den die Gene machen: Die in einem bestimmten Bereich Anfälligen müssen sich um die Robustheit bemühen, die anderen quasi in die Wiege gelegt wurde.

In dieser Hinsicht kann die Konstitution einen Einfluss auf verschiedene Bereiche haben und in der Summe sicher auch »anfälliger« machen für ein Burn-out. Ein Burn-out-Gen gibt es aber nach dem aktuellen Stand der Wissenschaft nicht, und es weist auch nichts darauf hin, das es eins geben müsste.

Dasselbe Thema wird bei der Depression diskutiert. Es gibt seit Langem die Fragen: Sind Depressionen vererbt? Gibt es Depressionsgene? Wie kann man das herausbekommen? Da Depressionen ebenso wie Burn-out dramatisch zunehmen, flammt diese Diskussion auch in der Öffentlichkeit immer wieder auf.

Die kontroverse Diskussion zur Depression

Dabei präsentieren die Medien umfangreich und auffällig häufig Meinungen von biologisch orientierten Psychiatern. Da ist dann zu lesen, dass die Ursache der Depression wahrscheinlich in den Genen liege; dass man bald Unterarten von Geneinflüssen bei der Depression klassifizieren und an sogenannten Biomarkern ablesen könne; dass eine Depressionsprädisposition in Zukunft bereits im Vorfeld bei Gesunden abgecheckt werden und ein Ausbruch der Krankheit mit selektiven Medikamenten dauerhaft verhindert bzw. behandelt werden könne.

Die Öffentlichkeit sehnt sich offensichtlich und verständlicherweise nach der von Experten in Aussicht gestellten Sicherheit, dass die Medizin so unberechenbare Krankheiten wie Depression und Burn-out im Griff hat. In diesem verständlichen Bedürfnis kann sich durch die missverständliche Berichterstattung der Blick für den aktuellen Forschungsstand jedoch ein wenig trüben.

Für den klinischen Alltag ist es jedoch äußerst wichtig, wie diese Fragen den Patienten beantwortet werden. Denn es geht hier darum, woher die Zuversicht in der Behandlung kommt und ob der Patient in seiner Therapiearbeit selbst wirksam sein kann oder ob er diese Arbeit wesentlich den Medikamenten überlassen muss. Da es hier keine Missverständnisse geben sollte, möchte ich im Folgenden einiges zurechtrücken.

Der tatsächliche Forschungsstand

Die oben genannten Thesen sind noch keine klinische Wirklichkeit, ich möchte sie als experimentgestützte Visionen bezeichnen.

Florian Holsboer vom Max-Planck-Institut für Psychiatrie in München, der auch an der Entwicklung von speziellen Medikamenten arbeitet, die zu Menschen mit bestimmten genetisch bedingten Biomarkern passen, hat bei seiner Forschung viele hochinteressante Zusammenhänge zutage gefördert, aus denen möglicherweise ein Nutzen für die medizinische Behandlung resultieren könnte. Er hat z. B. in der Tat einige Gene aufgespürt, die bei der Entwicklung einer Depression bzw. der Entwicklung von Entgleisungen und Wirkungsänderungen im Stresssystem eine Rolle spielen. Holsboer macht deutlich, dass zu großer Stress (insbesondere Cortisol und weitere Faktoren im Cortisolsystem) Neurotransmitter wie Serotonin in ihrer Wirkung behindert. Behinderung der Serotoninwirkung bzw. Serotoninmangel in bestimmten Hirnarealen spielen bei der Entwicklung der Depression eine wichtige Rolle. Serotonin gilt als ein Neurotransmitter, der Wohlgefühle mitbewirkt und bei Verminderung zu einem eher deprimierten Emotionalzustand beitragen kann.

In der internationalen Literatur und auch in den Veröffentlichungen von Holsboer (z. B. »Biologie der Seele«) wird jedoch deutlich, dass nicht nur ein Gen, sondern viele Gene, von denen wir einige ansatzweise in ihrer Bedeutung schon kennen, bei der Entwicklung der Depression eine Rolle spielen (ebenso wie viele andere Faktoren, die mit den Genen nichts zu tun haben). Weiterhin ist aus der Epigenetik bekannt, dass Faktoren in der Genumgebung über den Zustand der Gene entscheiden, z. B. ob sie an- oder abgeschaltet sind. Dies wiederum hat weitreichende Folgen im Zusammenspiel der Gene und der nach ihren Anweisungen produzierten Eiweißkörper. Ein Problem dabei ist insbesondere, dass wir mit jedem Eingriff auf der genetischen Ebene auch das ganze System beeinflussen und leicht die Übersicht verlieren, ob wir vorwiegend hilfreich, möglicherweise blockierend oder sogar krankmachend agieren.

Auch auf Grundlage dieser Forschungsergebnisse lässt sich noch nicht vollständig, sondern nur teilweise herausfinden, ob der eine Mensch vielleicht eher dazu neigt, eine Depression zu entwickeln, als ein anderer. Ob jemand tatsächlich an einer Depression erkrankt, ist daran nicht abzulesen, und dies steht auch nicht in den Genen.

Diese Zusammenhänge relativieren natürlich die prägnanten medialen Aussagen. Diese haben ihren Nutzen eher in der Andeutung einer möglichen Entwicklung, über deren Auswirkungen die Gesellschaft sicher noch intensiv diskutieren wird.

Folgerungen aus den Forschungsergebnissen

Aus meiner Sicht muss ein Auffinden von Genen, die eine Rolle bei der Entwicklung von Depressionen spielen, in erster Linie dazu führen, dass die so identifizierbaren Personen Kompetenzen erlernen, um gut mit Belastungen umgehen zu können. Das vorsorgliche Einnehmen von Medikamenten, sollten solche Mittel tatsächlich irgendwann zur Verfügung stehen, halte ich für falsch und nicht angemessen. Menschen, die eher als andere zu Depressionen neigen, werden auch in schwer erträglichen Arbeitszusammenhängen rascher in unlösbare Stresserregung geraten und damit in eine Depressions- oder Burn-out-Entwicklung. Um dem entgegenzuwirken, müssen Alltagsstrategien und Lebenskompetenzen entwickelt werden, was durch Medikamente nicht erreicht werden kann.

Entsprechend der Forschungsergebnisse sind Gene, die unter bestimmten Voraussetzungen zu Depressionen beitragen können, nur einer von vielen Faktoren, die bei der Entwicklung von Depressionen eine Rolle spielen. Auch ohne diesen genetischen Rahmen kann eine Depression auftreten, wenn ausreichend andere Faktoren gegeben sind, insbesondere aus dem Erlebnisraum des Alltags, was vermutlich die häufigste Form der Depression ist. Die Aussage, dass Gene bei der Entwicklung einer Depression eine Rolle spielen können, besagt also nicht, dass man bei der Depression von einer vererbten Krankheit sprechen könnte.

Depression und Burn-out entstehen im Zusammenwirken verschiedener Faktoren im Alltag der einzelnen Menschen. Bei der möglichen Ausbildung einer persönlichen Prädisposition können die Erlebnisgeschichte und auch die frühkindliche Entwicklung eine wichtige Rolle spielen.

Frühkindliche Entwicklungs- und Kommunikationsstörungen

Obwohl nicht allgemein bekannt, sind neurophysiologische Entwicklungsstörungen sehr häufig, wie z. B. der Ausfall der Krabbelphase mit sehr frühem Aufrichten und Laufen des Babys. Die Aufrichtung entsteht hier durch Streckreflexe im Rücken mit höherem Kräfteverbrauch durch die anhaltende Streckspannung. Dies schafft eine motorische Unruhe und bedeutet eine Art Vorerregung, auf der alle weiteren Lebensvollzüge aufsetzen. Dies ist als ein verschobener Nullpunkt im Stresssystem des betreffenden Menschen aufzufassen. Im weiteren Leben sind diese Menschen oft besonders aktiv, beispielsweise Marathonläufer oder schnelle Jogger, um die unangenehmen Streckspannungen und die Unruhe loszuwerden. Dies bringt meist nur kurzfristig Erleichterung. Die erworbene Bewältigungsstrategie ist aufgrund der verschobenen Nullpunkte nicht robust und kippt häufig vollständig, wenn das Laufen z. B. durch Gelenk- oder Muskelprobleme oder Arbeitsüberlastung aufgegeben werden muss. Viele dieser Menschen zeichnen ein hoher Ehrgeiz und große Ungeduld aus, nichts geht ihnen schnell genug. Dieses Profil passt zu den Anforderungen heutiger Führungsetagen, sodass sich dort viele dieser Menschen finden. Sie bringen ein erhöhtes Burn-out-Risiko mit, können aufgrund ihres Gestaltungsspielraumes Schwierigkeiten jedoch lange kompensieren und kommen oft erst sehr spät zur Behandlung bzw. zur Besinnung.

Die Kommunikation von Mutter (oder gegebenenfalls einer anderen ständigen Bezugsperson) und Kind wird von beiden gemeinsam gestaltet und führt zu einer gelungenen oder misslungenen Bindung. Bindungsschwierigkeiten ergeben sich oft, wenn die Mutter überfordert ist (z. B. bei Schreikindern) oder im ersten Lebensjahr des Babys Vollzeit berufstätig, was häufig aus ökonomischen Gründen notwendig ist. Weitere Gründe sind ein Nichtgelingen des frühen Dialogs, Sprach- und Kontaktarmut, Übermutterung mit Wegfall des kindlichen Spielraumes usw.

Allen diesen Problemfeldern ist gemeinsam, dass eine solche anhaltende Störung nicht nur die Bindung erschwert. Sie bremst oder verhindert auch die physiologischen Grundlagen von Bindung, z. B. die Produktion und Ausschüttung von Oxytocin, dem sogenannten Bindungshormon (wird besonders beim Stillen gebildet). Dies kann später die Ausbildung von guten stabilen Beziehungen und auch die Entwicklung und Aufrechterhaltung von sozialen Netzen erschweren. Stabile Beziehungen und ein funktionierendes persönliches soziales Netz sind aber zentrale Faktoren im Schutz vor Burn-out.

Familiäre Belastungen in der Kindheitsfamilie

Familiäre Belastungen können auftreten, wenn Eltern eigene Belastungen mit in die Familie bringen und damit ein für die Entwicklung des Kindes ungeeignetes Umfeld schaffen. Aber auch soziale Probleme, wie Verlust des Arbeitsplatzes, Krankheit eines Elternteils, Pflege der eigenen Eltern usw., können eine Familie aus der Balance bringen. Aus Sicht vieler Ärzte befindet sich die Mehrzahl der Familien nicht mehr in ausreichender Balance, um eine gute Grundlage für die Entwicklungschancen der Kinder zu bieten. Vielfältige elterliche Verhaltensweisen können zu einer Störung der kindlichen Entwicklung führen:

- Heftige Gefühlsausbrüche der Eltern untereinander oder gegenüber dem Kind zusammen mit unangemessenem, gewalttätigem oder bestrafendem Behandeln oder Vernachlässigen haben häufig traumatische Folgen für das Erleben, die Gesundheit und die Bewältigungskraft im Leben der Kinder.
- Elterliche Verhaltensweisen, die auf eigene traumatische Erlebnisse oder unerfüllte Bedürfnisse zurückgehen, z. B. »Ich durfte nicht studieren, jetzt muss das Kind es schaffen«, können den Spielraum in der kindlichen Entwicklung stark einengen und eine schwere Bürde für das Kind sein, wenn es seine Fähigkeiten z. B. eher im handwerklichen Bereich hat.
- Verwechslung von Erziehung mit Dressur und Verhaltensregeln, die zur Kompensation innerer Konflikte eines Elternteils dienen (wie z. B. überzogene Sauberkeitsforderungen bei Ansteckungsängsten, elterliche Themen von Wiedergutmachung durch die Kinder oder das Einhalten moralisch, religiös und kulturell einwandfreier Verhaltensweisen in Familien mit Zuwanderungs-

geschichte), können unlösbare Konflikte für die Kinder bedeuten, die sie als Vorbelastung in ihr Erwachsenenleben mitnehmen.

- Elterliche Verhaltensweisen und Forderungen an das Kind, die in den Lösungsbereich der Eltern gehören und vom Kind nicht erfüllt werden können, sind generell eine schwere Bürde für das Kind im späteren Leben. Da die Kinder die Probleme lösen wollen, aber nicht können, erleben sie dauerhaft ein Versagen, was schwere Selbstwertprobleme nach sich ziehen kann. Als Erwachsene können diese Kinder sich nicht ihrem Potenzial gemäß in der Gesellschaft aufstellen, und dies mündet oft in Depressionen und bahnt ein Burn-out. Suizid ist, angesichts der Unmöglichkeit, die elterlichen Probleme zu lösen, eine Möglichkeit, aus dem Dilemma herauszukommen, und passiert leider immer wieder. In der systemischen Familientherapie, aber auch in Familienaufstellungen wird immer wieder deutlich, wie notwendig die Auflösung solcher unlösbaren Lebensforderungen aus elterlichen Aufträgen für die Betroffenen ist.

Krankheit, Trennung und andere prägende Kindheitserlebnisse

Krankenhausaufenthalte und schwere einschränkende Erkrankungen in der frühen Kindheit sind oft Belastungen in der Entwicklung gesunder Bewältigungsstrategien. Trennungen von der Mutter, z. B. bei längerem Krankenhausaufenthalt, bedeuten außerdem auf körperlicher Ebene eine starke Erhöhung der Stresshormonpegel und eine Abschwächung der Wirkung körpereigener Endorphine, was durch Senkung der Schmerzschwelle zu manifesten körperlichen Schmerzen im Erleben des Kindes führen kann.

Welche Bedeutung das Fehlen eines Elternteils, frühe Trennung von Paaren oder das bewusste Alleinaufziehen des Kindes durch einen Elternteil sowie Patchwork-Familien für die Herausbildung kindlicher Bewältigungs- und Lebensstrategien hat, ist derzeit Gegenstand der Bindungsforschung.

Eine besondere Entwicklung ist bei den Menschen der »vaterlosen« Generation zu beobachten, die heute sehr häufig ins Burnout kommen. Die heute 50- bis 60-Jährigen haben den Vater, der den Krieg miterlebt und überlebt hat, oft als abwesend wahrgenommen. Aufgrund von Traumatisierung, Verbitterung, Versinken in der Arbeitswelt, innerem Rückzug in schuldhaftem Erleben usw. war der Vater nicht in der Lage, die Kinder in vorbildhafte männliche Prinzipien des Lebens einzuführen. Die Söhne verpassten die Initiation als Mann und blieben Söhne ihrer Mütter. Die Töchter konnten keine Wertschätzung der Väter und der männlichen Welt aufbauen, da ihnen dies von ihren Müttern nicht vorgelebt werden konnte. Beides hat fatale Folgen für die Beziehungen der Geschlechter. Ehe- und Beziehungsschwierigkeiten haben für die Entwicklung eines Burn-outs eine hohe Bedeutung und erschweren den Ausstieg aus der Burn-down-Spirale.

Kindliche Erlebnisse wie Nichtbeachtung durch einen Elternteil, Dauerniederlagen in geschwisterlicher Konkurrenz und Entwertung intellektueller oder körperlicher Qualitäten können die Ausbildung kindlicher und später erwachsener Kompetenzen beeinträchtigen. Zudem muss die Triangulierung gelingen, d. h. im Dreiecksverhältnis des Kindes mit Vater und Mutter braucht das Kind eine anerkennende Kommunikation, liebevolle Zuwendung und das Erleben erfolgreicher Frustrationsbewältigung.

Weiterhin können familiäre Grundannahmen über das Leben oder die Person des Kindes katastrophale Wirkungen auf das zukünftige Leben eines Kindes haben. Werden z. B. Emotionen in der Familie als Störeffekte angesehen und müssen vom Kind unterdrückt werden, oder wird das Kind als dumm betrachtet und entsprechend behandelt, fehlt ein Gefühl des Angenommenseins. Damit werden dem Kind die Basis für die Liebesfähigkeit, die emotionale Schwingungsfähigkeit in der Kommunikation und der Zugang zu den eigenen Emotionen und zum eigenen Wert verstellt. Das sind prädisponierende Faktoren für Burn-out. Solche familiären Grundannahmen kann es auch in Glaubensfragen geben.

Glaube

Glaube wird sehr kontrovers diskutiert. Für die einen ist es ein alter Hut, überholt in einer aufgeklärten Welt, für die anderen ist es ein Teil des Lebens mit Bedeutung im Alltag. Frömmelei und Zugehörigkeit durch Eintrag auf der Lohnsteuerkarte sind hier nicht gemeint. In der von mir verwendeten Weise bedeutet Glaube zum einen ein sicheres Gefühl des Aufgehobenseins in einer Gruppe im Sinne des Vertrauens: Ich glaube an meine Familie, meinen Stamm, meinen Verein, das Gute im Menschen. Im weiteren Sinne ist Glaube ein klares Gefühl von außerordentlicher Gewissheit, dass es ein weises, nicht direkt sichtbares Wirken in der Welt gibt und dass ich mit diesem Wirken in Kontakt und ihn ihm gut aufgehoben bin, dass ich zuversichtlich sein darf.

Die Ausformung eines solchen erlebten weisen Wirkens in Bildern, Aufforderungen und konkreten Gestaltungspflichten im Alltag sind weniger Zeichen des Glaubens als vielmehr konstitutionelle Merkmale von Kirchen. Darum soll es hier nicht gehen, sondern um die gesundheitliche Bedeutung einer erlebten Rückbindung im Glauben.

Aus der wissenschaftlichen und klinischen Medizin ist bekannt, dass eine solche klare Rückbindung ein Schutzfaktor für die Gesundheit bedeutet und im Krankheitsfall eine schnellere und komplikationsärmere Genesung/Heilung ermöglicht. Hierzu gibt es mittlerweile eine große Zahl wissenschaftlicher Untersuchungen (u. a. von Wilfried Belschner, Universität Oldenburg). Auch für den Burn-out-Schutz und den Ausstieg aus dem Burn-out kann diese Rückbindung von großer Bedeutung sein.

Bereits im Elternhaus können die Grundlagen für diese wichtige Rückbindung gelegt werden. Einige Menschen bringen einen unerschütterlichen Glauben und Zuversicht fürs Leben praktisch mit auf die Welt, andere können hier ihre Eltern als Beispiel und Vorbild nehmen. Mit der Zeit gehört dann der Glaube zum Alltag, bildet eine positive Grundeinstellung zum Leben und kann Trost gewähren. Im Rahmen religiöser bzw. kirchlicher Lehren kann sich dies jedoch auch ins Gegenteil verkehren und einen Rahmen von Einengung, Bevormundung, Strafe, Trauma, schlechtem Gewissen und geringem Selbstwert bilden. Die große Bedeutung dieser beiden Möglichkeiten für die kindliche Entwicklung und auch für das Gelingen eines Alltags als Erwachsener liegt auf der Hand.

Ein gesundes Selbstvertrauen ist ebenfalls ein wichtiger Gesundheitsfaktor. Ist der Glaube an ein weises Prinzip nicht vorhanden, ergeben sich in Sinnkrisen dabei jedoch oft unlösbare Paradoxien, die häufig mutlos machen und die Gesundungskraft behindern. Das Gefühl eines weisen Wirkens kann durch persönliche Schicksalsschläge, schwere Erlebnisse und die emotionale Teilhabe an Nachrichten aus der Welt auch ins Wanken geraten, »Gott«

wird dann nicht mehr verstanden bzw. ein weises Prinzip nicht mehr gesehen. Viele wenden sich dann vom Glauben ab.

Zu Napoleons Zeiten war es noch notwendig, Gott in jedem Buch mehrmals zu erwähnen, im Grunde für die eigene Sicherheit des Überlebens. Der Astronom Pierre-Simon Laplace (einige schreiben diese Anekdote auch Descartes zu, einem der wesentlichen Väter der Aufklärung und des Konzeptes des rationalen Verstandes) hatte gegen diese Regel verstoßen und wurde zu Napoleon zitiert. Auf die Frage Napoleons, warum er Gott nicht erwähne, antwortete Laplace: »Diese Hypothese habe ich nicht benötigt.« Für viele vielleicht überraschend wird diese Position heute quantenphysikalisch nicht mehr gestützt. Weiterhin betrifft Glaube heute nicht mehr nur persönliche Konzepte, sondern in außerordentlichem Maße auch Gesellschaft und Politik.

Ein fest im Wesenskern verankerter Glaube ist als ein Schutzfaktor für die Gesundheit auch in schwierigen Lebenslagen anzusehen, Menschen mit fehlender Rückbindung oder stark erschütterter Rückbindung können auf diesen Schutzfaktor im Burn-out nicht zurückgreifen.

Schule und Ausbildung

Die Bedeutung der Herkunftsfamilie für die späteren Berufschancen eines Kindes ist in der gesellschaftspolitischen Diskussion sehr prägnant herausgearbeitet worden. Teilnahme an Ausbildung bedeutete im Allgemeinen bisher einen guten Schutz gegen sozialen Abstieg und Armut. Allerdings ist unser Schulsystem noch weit davon entfernt, die Kinder für das Lernen zu begeistern und Kreativität und gemeinschaftliches schöpferisches Neuentwickeln

Frühe Förderung der Kinder – in welche Richtung?

Über die Frage, wie ein Kind aufwachsen muss, um für die zukünftigen Anforderungen in einer beschleunigten Welt gewappnet zu sein, wird sehr kontrovers gestritten. Die Politik scheint sich sicher zu sein, dass eine frühe Beschulung der Kinder, am besten schon im Kindergarten, der richtige Weg ist, und stellt die Lerninhalte in den Vordergrund. Gerald Hüther weist in mehreren Publikationen (u. a. in »Männer«) darauf hin, dass den Kindern ausreichend Freiräume eingeräumt werden müssen, in denen sie ihre angeborene Lust, neue Erfahrungen zu machen, ausleben können. Denn dies ist die Voraussetzung für die tatsächliche Neuvernetzung von Neuronengruppen im Gehirn, von der die spätere kreative Lern- und Denkfähigkeit der Kinder abhängt. Bei reiner Beschulung mit Überbetonung von Faktenlernen im Kindergarten blockiert das Gehirn der Kinder, und die Neuronenvernetzung bildet sich zurück. Die Begeisterung, die Kindern innewohnt, ist gerade in den ersten sechs Lebensjahren der Garant für die Entwicklung der Gehirnfunktionen. Sie muss konzeptionell unterstützt werden. Setzt sich Politik über diese Erkenntnisse hinweg, schmälert sie explizit die Chancen unserer Kinder, zukünftige Herausforderungen zu bewältigen.

von Lösungen wertzuschätzen, zu ermöglichen, ja einzufordern. Insofern sind viele Menschen durch die Schule nicht darauf vorbereitet, kreativ mit den aktuellen Anforderungen in der Globalisierung umzugehen, die ohne neue Bewältigungskonzepte den Weg in ein Burn-out ebnen und fördern.

Auch aktuelle Ausbildungsstrategien fordern vielfach angepasstes Erfüllen statt neuer Ideen und Fantasie. Die Ausbildung ist ebenso wie das Studium großenteils sinnentleertes verschultes Faktenlernen ohne emotionale und soziale Bezüge zur späteren Aufgabe. Dies führt allenfalls zu einer Kompetenz der Verbesserung des Althergebrachten, ein Aufbruch zur notwendigen Umgestaltung und Vorbereitung der Gesellschaft auf die Zukunft bzw. zur Weichenstellung in der aktuellen allgemeinen Krise entsteht hierdurch nicht. Ausbildung und Studium stellen kein ausreichendes Rüstzeug bereit, um dem Einzelnen ein erfolgreiches Leben zu ermöglichen. Selbstwirksames Handeln wird unterminiert, obwohl es für einen gelingenden eigenen Alltag und auch für den Schutz vor Burn-out dringend gebraucht wird. Hier muss jeder für sich seine eigene Kompetenz erhöhen, das System liefert sie nicht.

Die Bedeutung der Störungsbereiche für das weitere Leben

Die genannten Belastungen, die in der Kindheit erlebt wurden, sind dem Erwachsenen später oft nicht bewusst. Viele Menschen können beispielsweise zu Beginn einer Behandlung nur wenig darüber sagen und sprechen trotz großem erfahrenem Leid von einer guten Kindheit. Die Belastungen wirken aber dauerhaft, meist unbewusst und durch vielfältige Kompensationsstrategien auf die Gestaltung des Alltags.

Aus Krankheiten kann ein Mensch gestärkt oder geschwächt hervorgehen. Wer nie zuvor krank war, kann z. B. von einem Beinbruch völlig aus der Bahn geworfen werden, weil er keinerlei Vorerfahrungen auf diese Situation anwenden kann, wir sprechen auch von dem »Syndrom der ersten Krankheit«. Ähnliches gilt für Menschen, die immer erfolgreich waren, in ihrer ersten beruflichen Niederlage, die dann als unfassbar erlebt wird.

Viele Menschen, die in der Kindheit keine ausreichende Liebe erfahren haben, die in Beziehungen oder bei der Beziehungsaufnahme schwer enttäuscht worden sind, versuchen durch gesteigerte Leistungsbereitschaft diese Enttäuschungen zu kompensieren. Sie versuchen quasi, sich das Geliebtwerden letztlich zu erarbeiten. Dies misslingt in den allermeisten Fällen, diese Menschen werden sogar häufig noch ausgenutzt. Die Kompensation ist den Menschen im Alltagsbewusstsein nicht präsent, weil das Eingeständnis zu schmerzhaft wäre.

Das grundsätzliche Problem ist, dass viele dieser Störungen einer Kompensation bzw. einer Bedeutungszuweisung bedürfen, die die Störung verklärt oder verschleiert. Ein versperrter Zugang zu den Emotionen gilt im harten Lebenskampf sogar oft als Vorteil und wird als »Coolness« oder »harter Hund« passend zurechtgedeutet. Das ändert aber nichts daran, dass hier die emotionale und soziale Kompetenz geschwächt ist, die für eine forcierte Leistungserbringung gebraucht wird. Fehlt dann in der Berufswelt Anerkennung oder finden massive Kränkungen durch berufliche Zurückstufung statt, können die Kompensationsstrategien angegriffen oder zerstört werden. Die Folge ist eine hohe Alltagsbelastung, der der Betreffende ohne Bewältigungsstrategien schutzlos gegenübersteht.

Die bisherige Lebensgeschichte, die Herkunftsfamilie, das charakterliche Wesen und was ein Mensch erleben durfte oder musste führen zu seinen inneren Einstellungen. Diese bilden sozusagen das Ergebnis des bisherigen Lebens, stecken die Grenzen für die Selbstgestaltung des Lebens ab, bestimmen das eigene Erleben im Alltag und das Selbstbild. Auf ihrer Grundlage trifft ein Mensch Entscheidungen oder nicht, fühlt sich selbstwirksam oder ausgeliefert, freut sich über Herausforderungen oder fürchtet sie – und diese individuelle Entwicklung bedeutet für den Menschen entweder weitgehend Schutz vor Burn-out oder aber die Gefahr, in eine Burn-out-Situation zu kommen.

Ob der Mensch tatsächlich ein Burn-out erleidet, ist dadurch allerdings noch nicht entschieden. Es kommt auch darauf an, ob ihm passende oder unpassende Herausforderungen begegnen, ob er Herausforderungen selbst wählen kann oder in sie hineingezwungen wird, ob die Herausforderungen so gestaltet sind, dass er daran wachsen kann. Selbst eine persönliche Prädisposition für Burn-out lässt sich durch Behandlung, durch Lernen und Weiterentwicklung der persönlichen Gesundheitskompetenz in bessere Voraussetzungen im Sinne eines Schutzes vor Burn-out verwandeln (siehe auch »Wie kann ich einem Burn-out vorbeugen?«, S. 317ff.).

Die folgende Checkliste kann Ihnen erste Hinweise auf eine mögliche Burn-out-Prädisposition liefern. Wie der Burn-out-Test kann auch die Checkliste keinen Beweis liefern. Wenn Sie nach Durcharbeiten der Checkliste das Gefühl haben, dass bei Ihnen eine Prädisposition zum Burn-out bestehen könnte, können Sie in einem Gespräch mit einem psychotherapeutischen Arzt oder einem Psychologen Klarheit gewinnen. Auch ein seriöser Coach kann hier hilfreich sein. Coach und Coaching sind jedoch keine geschützten Begriffe, daher sollten Sie sich Empfehlungen, z. B. aus Ihrem Bekanntenkreis oder von Ihrem Hausarzt, geben lassen.

Checkliste für persönliche Wirkfaktoren, die Burn-out begünstigen können

Block I

1. Waren Sie als Kind sehr krank?
2. Waren Ihre Eltern oder Ihr alleinerziehender Elternteil mit ihrem Leben eher unzufrieden?
3. Haben sich Ihre Eltern im Streit getrennt?
4. Sind Sie als Baby mit neun oder zehn Monaten schon gelaufen, ohne gekrabbelt zu haben?
5. Haben Sie Gewalt/Erniedrigung in der Familie erfahren?
6. Hatten Sie in Ihrer Kindheit das Gefühl, Vater oder Mutter stützen oder schützen zu müssen?

Block II

7. Haben Sie das Gefühl, dass Ihnen von den Eltern Zuversicht für das Leben mitgegeben wurde?
8. Haben Sie Ihrer Auffassung nach schon Schwierigkeiten in Ihrem Leben gut bewältigt?
9. Haben Sie Geschwister? Wenn nein, waren Sie traurig darüber? Wenn ja, finden Sie Ihre Geschwister nett?
10. Können Sie sich an der Natur erfreuen?
11. Können Sie klar Nein sagen?
12. Können Sie gut schlafen?

Auswertung:

- Haben Sie die Fragen in Block I mit Nein und die Fragen in Block II mit Ja beantwortet, liegt bei Ihnen wahrscheinlich eine stabile, günstig gewachsene Situation vor.
- Im umgekehrten Fall, Block I mit Ja und Block II mit Nein, empfehle ich Ihnen zu Ihrem Schutz ein Gespräch, wie oben beschrieben.
- Haben Sie innerhalb der Blöcke sowohl mit Ja als auch mit Nein geantwortet, hängt es von der Stärke der gemachten Erlebnisse ab, ob sich prädisponierende Wirkfaktoren herausgebildet haben. Auch hier kann ein Gespräch hilfreich sein.

Wirtschaftsrealität und Burn-out

Das Leben und der Alltag jedes Menschen werden in großem Maße von der Gesellschaft beeinflusst, in der er lebt, und unsere moderne Gesellschaft wird in weiten Teilen durch die Globalisierung bestimmt. Dies wirkt sich auch auf das Leben des Einzelnen aus.

Was bedeutet Globalisierung?

Wir alle tragen als Gemeinschaftswesen global Verantwortung in der Gesellschaft für das Gelingen der gemeinsamen Bewältigung von Herausforderungen.

Der Informationsaustausch über globale Medien, speziell Internet und Mobilfunk, die multinationalen Firmen, die Schnelligkeit des Informationsumschlags, die Abhängigkeit der Börsen voneinander und der Weltwirtschaft wiederum von den Börsen, der Flugverkehr, internationaler Kulturaustausch usw. bedeuten, dass die Welt insgesamt vernetzt ist und Einflüsse und Informationen aus einer Region rasch in alle Welt gelangen können. Dies und die damit verbundenen Veränderungen für das alltägliche Leben der Menschen nennt man Globalisierung.

Das Wort hat einen schlechten Klang bekommen durch die Machtkämpfe um Energie- und Rohstoffressourcen – in einigen Teilen der Welt auch um Wasser und Grundnahrungsmittel –, die Pathologie der Börsen, das aus den Fugen geratene Bankensystem, die Mangel- und Überflussverteilung in der Welt, internationale, auch bewaffnete Konflikte, die immer die Gefahr in sich tragen, das ganze gesellschaftliche und ökologische Erdgefüge zu erschüttern. Aber auch die sehr raschen Veränderungen, die den einzelnen Menschen in seinem Alltag erreichen, sind für viele Menschen Anlass zur Sorge bzw. für konkretes Leiden. Die Welt wird zunehmend undurchschaubar, vernünftige Vorhersagen und Prognosen kann niemand mehr machen.

Dabei werden die Chancen, die die Globalisierung in sich trägt, meist übersehen. Bei Konfliktherden in der Welt, in denen die Pressefreiheit eingeschränkt wird, können die Machthaber dank mobiler Handyvideos nicht mehr verhindern, dass Informationen an die Öffentlichkeit gelangen. Die Wissenschaft und Forschung kann heute international zusammenarbeiten und sich über Ländergrenzen hinweg ergänzen. In Katastrophenfällen kann die Weltgemeinschaft besser und koordinierter helfen als früher. Viele Menschen lernen Menschen in anderen Ländern kennen oder nehmen an multikultureller Entwicklung im eigenen Land teil, das schafft Toleranz und bereitet überall Friedfertigkeit vor.

Globalisierung erscheint uns oft wie etwas Übergestülptes, das wir so vielleicht gar nicht gewollt haben. Doch wir alle gemeinsam haben unsere Welt erbaut und gestaltet, auch wenn viele globale Einflüsse insbesondere des technischen Fortschritts inzwischen vielfach auch außerhalb unseres selbstbestimmten und gesellschaftlichen Wollens und Handelns wirken. Der Geist, den wir gerufen haben, gerät uns außer Kontrolle.

Darum sind wir – jeder für sich und alle global – aufgerufen herauszufinden, was in dieser noch nie da gewesenen Herausforderung hilfreich ist für ein Menschsein. Die Hoffnung auf ein gesundes und erfülltes Leben ist berechtigt, aber wir dürfen nicht länger die Augen vor den Herausforderungen verschließen.

Zusammenhänge in der Arbeitswelt – Umweltfaktoren für Burn-out

Die Entwicklung der Arbeitswelt in der Globalisierung weist zunehmend krankhafte Züge auf, und die Durchschaubarkeit von Zusammenhängen in gesellschaftlichen Entwicklungen im Land und weltweit sinkt. Das Verstehen der Welt ist aber einer der Faktoren, der den Menschen in seiner Gesundheit bestärken würde, ohne dieses Verstehen ist man gesundheitlich geschwächt. Das hat die Forschung der Salutogenese (Entstehung und Erhaltung von Gesundheit) ergeben.

Die Arbeitswelt fordert zunehmend jeden Tag mehr von den Menschen – mehr Zeit, Verfügbarkeit, Erreichbarkeit, Arbeitsvolumen, Neulernen, Zielerreichungen usw. Sie ist mehr am Erfolg, insbesondere Bilanzerfolg, und weniger am menschlichen Wohl orientiert. Ob die Anforderung passt oder nicht, muss der Einzelne für sich klären. Folgt er der Hetze in den Augen der Firma nicht erfolgreich, muss er häufig gehen.

Die Mehrzahl der Unternehmen hat noch nicht verstanden, dass sie ohne Förderung und Pflege ihrer Mitarbeiter, die sich mit ihrem Unternehmen identifizieren und verbunden fühlen, auf dem Markt zukünftig schwere wirtschaftliche Nachteile erleiden werden. Die Produktivität und die Qualität hängen von den Menschen ab, die dort arbeiten. In der Bewertung von Firmen gewinnen solche »Soft Skills«, also soziale Kompetenzen, im Gegensatz zu harten Zahlenfakten, zunehmend an Bedeutung.

Die Firmen selbst befinden sich in immer größeren Abhängigkeiten. Der Mittelstand hängt an Großkonzernen und Banken, große Unternehmen orientieren sich an der Börse. Weicht hier der Gewinn von der Prognose ab, steigt die Gefahr einer feindlichen

Übernahme, andererseits klettert die Aktie manchmal, ohne dass der gesunde Menschenverstand oder ein Börsianer dies nachvollziehen können. Dies ist ein deutlicher Hinweis auf die aktuelle Schieflage der Börsen, und die Abhängigkeit von einer derart »erkrankten« Börse ist fatal. Die Folgen kommen meist plötzlich im Alltag des Arbeitnehmers an.

Exkurs »Die kranke Börse«

Betrachtet man die Börse aus Sicht eines Mediziners, hat sie in den letzten Jahren sozusagen eine Reihe verschiedener Krankheiten durchlaufen. Ende der 1990er Jahre reagierte die Börse gleichermaßen angstvoll oder übertrieben glücklich auf heiße Luft und harte Fakten (z. B. Neuer Markt). Sie war quasi hysterisch.

Anfang des neuen Jahrtausends wurde zunehmend unklar, was in der Unternehmensentwicklung gut oder schlecht war, z. B. Arbeitnehmer einstellen oder entlassen, es gab Kurssprünge nach oben bei schlechter Bilanz oder unvermittelte Aktienabstürze. Im medizinischen Sinne würde man von einer sogenannten Grenzstörung sprechen. In der Folge entwickelten sich an der Börse zwei Welten. Der Wertewelt der konkreten Produktion oder Dienstleistung stand die virtuelle Welt ohne Gegenwerte gegenüber. In der Medizin nennt man das eine Schizophrenie. Die Börse driftete zunehmend und unkontrolliert in die virtuelle Welt ab. Die Banken verabschiedeten sich dabei aus der Gesellschaft und verdienten im Wesentlichen nur noch virtuell, Kredite wurden rar. Mit dem Einsturz der Kartenhäuser der Banken brach auch die Börse zusammen und verlor ihre Kompetenz als wichtiger Faktor in der realen Wirtschaftswelt.

Es folgte eine Depression, und der Antrieb kam zum Erliegen. Die Politiker fanden keine wirksame Behandlung in dieser Situation, und in der Verzweiflung und Aussichtslosigkeit wurde wahllos agiert. Die Aktienwerte sanken und sanken, der Aktienhandel lag völlig am Boden, die Börse war erschöpft. Börsen fungieren auch als Seismografen für gesellschaftliche und wirtschaftliche Entwicklungen. Insofern weisen sie in dieser Entwicklung deutlich auf das »Kranke« in der Gesellschaft hin und nehmen es selbst gleichsam vorweg.

Die Politik der Notenbanken verschärft die Entkoppelung von virtueller Börsenwelt und realer Wertewelt. Die DAX-Höchststände beweisen einen anhaltenden pathologischen Prozess.

Die Folgen für die Gesellschaft

Die Menschen dürfen und sollen in den täglichen Nachrichten an den aktuellen Börsendaten teilnehmen, der persönliche Gewinn für den Einzelnen durch das Wissen um die täglichen Schwankungen von DAX und Dow Jones bleibt jedoch unklar. Möglicherweise soll die Teilnahme von den eigentlichen wirtschaftlichen Problemen ablenken.

Die Wirtschaftskrankheiten können zusammengefasst auf einen einfachen Nenner gebracht werden: Es dreht sich zunehmend um die Gewinnoptimierung, egal, wie und in der Regel ohne einen Verantwortungsrahmen für die Gesellschaft und ihre Menschen. Die Auswirkungen auf den Arbeitnehmer müssen in diesem Gewinnstreben zwangsläufig egal werden. Für den Arbeitnehmer und auch die Führungskräfte werden diese ständig geänderten Anforderungen immer undurchschaubarer. Diese Verunsicherung zusammen mit der ungeheuren Arbeitsbelastung sind im Arbeitsalltag zunehmend schwerer zu bewältigen, wer hier nicht optimal mit Bewältigungsstrategien ausgestattet ist, findet sich leicht im Burn-out wieder. Man mag diese Entwicklung beklagen oder nicht, es ist die Situation, die wir aktuell vorfinden. Die (insbesondere nationale) Politik wirkt hilflos in ihrem Versuch, das Chaos durch Regeln wieder an die ethisch gebotene Gesellschaftsverantwortung von Banken und multinationalen Großkonzernen anzubinden. Dabei beginnt die Grenze zwischen Verantwortungslosigkeit und Kriminalität im gesunden Volksempfinden zu verwischen.

Dies sind die Rahmenbedingungen, in denen sich Alltag vollzieht, der Einzelne ist mehr oder weniger in schmerzhafte Brennpunkte gestellt. Dabei darf man nicht vergessen, dass die Freiheitsgrade vielfach auch von uns selbst mitgestaltet und eingeschränkt wurden und werden.

Merken:

- Die Globalisierung stellt erhöhte Anforderungen an den Menschen, die ohne geeignete Bewältigungsstrategien in ein Burn-out führen können.
- Wirtschaften nach Kapitalmarktkriterien ohne kontrollierte Rahmenbedingungen verliert den Menschen vollständig aus den Augen.
- Die Wirtschaftsstrukturen entziehen den Menschen notwendige Klarheit über die Sicherheit ihrer Arbeitsplätze sowie die Gestaltungsfähigkeit im Arbeitsmarkt.
- Politik ist aktuell ohne überzeugende Steuerungskompetenz, was die Ohnmachtsgefühle in einer Burn-down-Spirale verstärkt.

Burn-out-relevante Themen im Alltag und am Arbeitsplatz

Unter unserer Mitarbeit bildet sich ein Alltagsrahmen, der vorgibt, wie frei wir den Tag bestimmen können. Dieser reale Alltag in unserer Gesellschaft und die Bedingungen der Arbeitswelt können großen Einfluss auf die Entwicklung eines Burn-outs haben.

Anspruchsdenken, Neid und Lebensstandard

»Meine Freiheit nehme ich mir« – das klingt schön und sehr einfach. Die Frage ist jedoch, wo ist die Grenze, was ist selbstverständlich und was tut wirklich gut? Eine kurze philosophische Betrachtung, entwickelt aus dem Wortsinn des »Anspruchs«, zeigt, dass hier ein tiefes menschliches Bedürfnis zugrunde liegt.

Ansprüche findet man bereits in der Wiege. Ansprüche entstehen, werden geweckt und können wachsen. In ihrem Ursprung sind Ansprüche Kommunikation, ich spreche jemanden an oder werde angesprochen. Das Ansprechen oder der Anspruch findet seinen Widerpart im Gehörtwerden. Es geht um einen Willen oder Wunsch, Gehör zu finden, dazuzugehören, bemerkt zu werden, letztlich da sein zu dürfen. Der Anspruch drückt also ein aktives, zutiefst menschliches Grundbedürfnis aus. Wird der Anspruch akzeptiert, gehört man dazu und hat gleichsam eine Heimat errungen. Aus dem akzeptierten Anspruch leitet sich ein Daseinsrecht ab und das Recht darauf, einen Platz zu erhalten, nach dem man zukünftig nicht mehr fragen muss. Der Anspruch an ein Gegenüber wird zum Anspruch auf ein Recht und einen Platz oder Sitz. Schließlich wird der Platz oder Sitz zum Besitz und das Recht zur Position. Man hat dann Anspruch auf Besitz und Position, weil man dazugehört. Dies zu erringen erweckt Freude und führt zu innerer Dankbarkeit. Der Besitz und die Position wurden von den anderen zugewiesen und beschieden. In diesem Bescheid liegt eine Positionserteilung durch das Gemeinwesen. Der Bescheid grenzt von anderen Positionen ab und fordert mit der Zuweisung ein Bescheiden, eine Bescheidenheit. Der beschiedene Anspruch wird zum bescheidenen Anspruch. Darin ist enthalten, was ich als Mensch brauche. So weit die philosophische Betrachtung.

Es handelt sich hierbei um allgemeine gesellschaftliche Mechanismen, die jeder Einzelne aber für sich gestalten muss, wenn er festen Boden unter sich behalten möchte. Denn Ansprüche sind klar, wenn die Verhältnisse klar sind. Andernfalls verliert man den Maßstab und damit auch die Bescheidenheit, die vor den Dingen und Rechten schützt, die man nicht braucht. Daraus kann leicht Neid entstehen, wenn man bei anderen Menschen andere Dinge sieht. Aus dem Neid erwachsen neue Ansprüche, da er einem vorgaukelt, dass man dieses oder jenes brauche, was nur selten wirklich der Fall ist. Kann man es nicht ergattern, wird man unglücklich und boshaft. Bekommt man es, wird man schadenfroh gegenüber denen, die es nicht haben, und unzufrieden, denn was man nicht braucht, macht einen nicht satt.

Diese Mechanismen kennen vermutlich viele, fast jeder macht auf dem Weg zu einem stabilen Standpunkt solche Kurvenfahrten durch. Ist man aber innerlich nicht stabil und gelangt trotzdem in eine höhere Position hinein, können Ansprüche gemäß der Position wachsen, sich deutlich erweitern und sich in der erweiterten

Form etablieren, ohne dass geprüft wird, ob ein Fehlen oder ein Brauchen von irgendetwas tatsächlich vorliegt.

Aufgrund der engen Verbundenheit von Anspruch und Position versucht umgekehrt der, der seine Position nicht erweitern kann, seine durch Neid gewachsenen Ansprüche zu realisieren und dadurch eine bessere Position zu erreichen. »Kleider machen Leute«, heißt es, und weil das so ist, führt Anspruchsdenken von sich selbst fort und achtet aufs Äußere. Statt sich um eine Position zu bemühen, wird der umgekehrte Weg gegangen, das Äußere wird aufgebläht. Dies ist leichter, bequemer und sichtbarer, und man gewöhnt sich an den im Grunde unpassenden Lebensstandard.

Aus dem Anspruchsdenken können sich also zwei Probleme ergeben: erstens das Anschwellen der Ansprüche bei neuer höherer Position, ohne dass man tatsächlich anderes braucht; und zweitens das Anschwellen der Ansprüche als Aufblähen im Interesse der Sichtbarkeit und des Selbstwertes bei nicht ausreichender Position. Im ersten Fall besteht die Gefahr, korrumpiert zu werden, also sich in seinem inneren Wesen zu verändern, wenn man keine in sich gefestigte Persönlichkeit ist. Im anderen Fall wird versucht, einen geringen Selbstwert durch Äußerlichkeiten zu füllen, was zur Aufgeblasenheit und Hochstapelei führt. In beiden Fällen ist man nicht mehr bei sich, sondern außer sich, und wird damit manipulierbar und auch anfällig für Burn-out.

Verschuldung und die Rolle von Banken

Gesteigerte Ansprüche und Neid können zum Verlust der eigenen Mitte führen. Der Vergleich mit dem Nachbarn, Frustkäufe und Kaufrausch werfen jedoch noch ein weiteres wesentliches Problem auf: Wir lernen in der Regel, unser Gehalt auszugeben, dann noch etwas mehr auszugeben, später sehr viel auszugeben. Haben wir viel Geld zur Verfügung, verlieren wir auf diese Weise unter Umständen die Grenzen, die wir brauchen. Ist unser Budget hingegen begrenzt, ist damit jede Gehaltserhöhung per se schon aufgebraucht, und wir verlieren einen wichtigen Spielraum. Das Anspruchsdenken verbaut die Sicht dafür, ob all die gekauften Dinge tatsächlich gebraucht werden, und führt zu einer ständigen Erhöhung des Lebensstandards. Dies endet leicht in einer Kreditaufnahme, um den Lebensstandard zu halten, und verkleinert die Gestaltungsspielräume enorm, was ein Burn-out begünstigen kann.

Auch für das Gelingen des Ausstiegs aus der Burn-down-Spirale spielen finanzielle Handlungsspielräume eine wichtige Rolle. Wir müssen also unsere Anspruchshaltung von Grund auf überdenken und sowohl im Privatbereich als auch in unternehmerischen Belangen die Abhängigkeit von Banken begrenzen und für finanzielle Handlungsspielräume sorgen.

Welche belastenden Auswirkungen die Abhängigkeit von Kreditgebern und fehlende Spielräume für ein Unternehmen und seine Mitarbeiter haben können, möchte ich an einem persönlichen Beispiel deutlich machen, das bereits einige Jahre zurückliegt:

Für die Gründung der Gezeiten Haus Klinik hatten wir mit der Bank einen Finanzierungsplan erarbeitet und Kredite aufgenommen, die sich jedoch nach einiger Zeit als unzureichend erwiesen. Auch unsere Bank sah, dass die ursprüngliche Kreditsumme für die Anlaufphase der Klinik zu knapp bemessen war, und bewilligte weitere Kredite. In diese Zeit fiel die Fusion unserer Hausbank mit einem größeren Kreditinstitut. Diese »Fusion« stellte sich jedoch als eine eher feindliche Übernahme heraus, und schon bald mischte sich die »große« Bank in die Geschäfte unserer Hausbank ein. Wir galten schnell als Sanierungskandidat und riskantes Kreditengagement, obwohl die Klinik gerade erst am Anfang stand und wir schon annähernd schwarze Zahlen schrieben. Statt uns in dieser wichtigen Phase zu unterstützen, brachte die Bank uns nur Misstrauen entgegen, demontierte damit unsere Kampfkraft und fand ihre Risikoeinschätzung in ihren Augen bestätigt.

Als Voraussetzung für einen vorläufigen Zwischenkredit sollten wir »freiwillig« und auf unsere Kosten eine Beratungsfirma beauftragen, die für ein halbes Jahr die Geschäftsführung übernehmen und uns rund 100 000 Euro kosten sollte. Unsere Mitarbeiter sollten auf Gehalt verzichten, ein Großteil sollte entlassen werden. Bei der Bank hieß es nur, dieses Vorgehen sei völlig gesetzeskonform und unabdinglich, und uns wurde der Vorwurf gemacht, wir würden unwirtschaftlich arbeiten und das gute Geld der Bank in den Sand setzen. So standen wir als Unternehmen, obwohl wir schon schwarze Zahlen schrieben, schließlich vor der Insolvenz.

In dieser bedrängenden Situation machten wir uns unsere innere Freiheit immer klarer bewusst und versuchten, uns innerlich von unseren Feinden zurückzuziehen und zu lösen. So konnten die Drohungen der Bank letztlich nicht mehr wirken, und wir bauten zusammen mit unseren Mitarbeitern die Klinik weiter beharrlich auf. Doch der tägliche Druck und die Belastung waren groß, und als die Drangsalierungen der Bank uns nahe an ein kollektives Burn-out gebracht hatten, teilten wir der Bank schweren Herzens mit, dass wir unser Projekt beenden würden. Dies bewirkte eine plötzliche Wende in der Haltung der Bank, da die Zerschlagung unseres mittlerweile florierenden Unternehmens einen wohl doch zu großen Verlust für sie bedeutet hätte.

Aus dieser nüchternen Beschreibung lassen sich nicht das Leid und die Verzweiflung ablesen, die wir und unsere Mitarbeiter in dieser schwierigen Zeit erlebt haben. Wohl aber zeigt sie, was innere Freiheit und die Bereitschaft, Entscheidungen im Alltag zu tragen, egal wie sie ausgehen, letztlich bedeuten können.

Viele andere Firmen mussten ihren Betrieb aufgeben trotz guter Arbeit und bester Auftragslage, weil Banken sie fallen ließen.

Egal, ob aufgrund privater Konsumschulden oder unternehmerischer Kredite: Ist finanziell keine Luft mehr zu Veränderungsgestaltung da, steigt die Belastung im Alltag. Um ein neues Szenario gestalten zu können, muss man sich neu orientieren und für eine andere Prioritätenliste entscheiden. Dann braucht man eine Wegstrecke, bis man da ist, wo Gestaltung wieder möglich wird. Fehlt diese Freiheit, wirken alle folgenden Belastungen schwerer, alles wird brisanter, und die Burn-out-Gefährdung steigt.

Angst vor Arbeitsplatzverlust

Ein mangelnder finanzieller Spielraum begünstigt auch die Angst vor dem Verlust des Arbeitsplatzes. Wie zahlreiche Umfragen und Studien bestätigen, steht die Angst vor Arbeitsplatzverlust bei vielen Arbeitnehmern im Zentrum ihrer Sorgen. Diese Ängste sind ganz real und entsprechen einer aktuellen Bedrohung für die arbeitenden Menschen in unserer Gesellschaft. Denn infolge von Unternehmenssanierungen, Firmenfusionen und Kreditengpässen nehmen Einzel- und auch Massenentlassungen zu.

Dies führt in der Gesellschaft zunehmend zu existenziellen Ängsten, auch bei denen, die noch Arbeit haben. Existenzielle Ängste bewirken im Gehirn einen Aufruhr und setzen die Suche nach einer schon bekannten Strategie oder einem bewährten Lösungsansatz in Gang, mit dem der Situation begegnet werden kann. Wird keine passende Strategie gefunden, steigt die Bedrohung, und dann kommt es darauf an, wie bisher mit solchen Bedrohungen umgegangen wurde. Entweder kann ein Mensch kreative Energie mobilisieren, auch in Erregung noch sinnvoll erscheinende Entscheidungen treffen und die Kraft behalten, verschiedene Wege auszuprobieren. Oder er wird von der Angst überschwemmt, in der Erregung hilflos und handlungsunfähig. Dann nimmt die Arbeitsfähigkeit ab und bei längerem Anhalten der Situation auch der Lebensmut. Der Mensch resigniert und wird depressiv, ohne dass die Erregung sich zurückbildet. Dies ist physiologisch genau der Boden, aus dem Burn-out erwächst.

Die wachsende Angst vor Arbeitsplatzverlust als reale Bedrohung zeigt, dass die Gesellschaft und der Markt keine zukunftsfähigen Strategien für die Organisation von Arbeit haben. In unserer Zeit, in der Wachstum immer mehr zu einer fragwürdigen Konstruktion wird, wissen sie nicht, in welche Richtungen die Arbeit sich entwickeln könnte und welche Konzepte die Gesellschaft verfolgen soll, um die Menschen in aller Welt angemessen an einem würdigen Leben zu beteiligen.

Viele Menschen in der dritten Welt verhungern, sterben an Krankheiten, werden Opfer von Gewalt, werden zunehmend auch verdursten. Die Menschen in den sogenannten Schwellenländern, wie Brasilien, Indien und China, vergiften sich in ungebremstem Wachstum und leiden zunehmend an den aus den Industrienationen bekannten Zivilisationskrankheiten. In der sogenannten westlichen Zivilisation brennen die Menschen infolge ihrer physiologisch-strukturellen Unzulänglichkeit für ein Leben unter Kapitalmarktbedingungen kollektiv aus bzw. fallen kollektiv in Depressionen. Diese Situation stellt also die Menschen weltweit vor Herausforderungen und erfasst jeden Menschen, der keine ausreichenden Bewältigungsstrategien entwickeln konnte, jede persönliche »Unzulänglichkeit« wird sichtbar und relevant und hat niederdrückende Folgen. Diese Entwicklung aufzuhalten und eine neue Grundlage zu schaffen ist die Aufgabe aller.

Mobbing

Mobbing ist kein Einzelfall, sondern ein ernstzunehmendes, in der Zahl der Fälle deutlich zunehmendes Problem. Dabei wird in erster Linie auf die gemobbte Person geschaut. Davon abweichend möchte ich hier sowohl den gemobbten Menschen als auch den Mobber betrachten, denn im Endeffekt ist Mobbing für beide Beteiligten ein schlimmer und belastender Vorgang.

Beim Mobbing sucht ein Mitarbeiter oder Vorgesetzter gezielt nach einem Kollegen, den er drangsalieren kann (mobbt ein Vorgesetzter einen Mitarbeiter, wird auch von Bossing gesprochen). Der Mobber triumphiert, wenn der Gemobbte nicht mehr kann, aufgibt und die Firma verlässt. Hierüber ist in der Öffentlichkeit schon viel berichtet worden.

Die Zunahme von Mobbing hat mehrere Gründe:

1. In Zeiten der Verknappung von Arbeitsplätzen und Unternehmensstrategien, die eine harte Konkurrenz ihrer Mitarbeiter untereinander fördern, wird mit allen Mitteln darum gekämpft, den eigenen Arbeitsplatz zu erhalten.
2. Eine weitere Grundlage sind Frust und innere Wut, für die ein Adressat gesucht wird, egal, woher der Frust kommt.

3. Durch Mobbing kann sich eine Gruppe stabilisieren, wenn man einen gemeinsamen Feind oder ein mögliches Opfer entdeckt.
4. An einem vom Vorgesetzten initiierten Mobbing kann gefahrlos teilgenommen und gegebenenfalls noch die eigene Loyalität demonstriert werden.

Die Niederträchtigkeit und Gemeinheit des Mobbings rechtfertigt der Mobber vor sich, indem er das Gemeine verleugnet und Begründungen für die Notwendigkeit seines Handelns findet. Da jeder Mensch in irgendeiner Weise Anlass zu Kritik gibt, lassen sich solche Kritikpunkte im Empfinden des Mobbers zu unerhörten Sachverhalten weiterentwickeln, was sein Handeln auch als richtig im Sinne der Firma erscheinen lassen kann. Lüge oder Wahrheit, Gerücht oder tatsächlicher Sachverhalt spielen dann keine Rolle mehr. Die zunehmende Unangemessenheit des Handelns beim Fortschreiten des Mobbings wird vom Mobber nicht mehr erlebt, weil der Gemobbte in seiner Verunsicherung auch bei anderen Kollegen oder dem Vorgesetzten immer mehr Anlass dazu gibt, ihn innerhalb der Gruppe für Fehler verantwortlich zu machen (z. B. durch Fehler bei der Arbeit oder Fehlverhalten speziell beim Versuch, sich zu verteidigen). Der Mobber findet dann genug Unterstützung in der Kollegenschaft und glaubt so selbst, etwas im Sinne der Gemeinschaft zu tun.

Mobber und Gemobbter – beide brauchen Hilfe

Gemeinhin wird der Mobber als stark und der Täter, der Gemobbte als schwach und als Opfer gesehen und beschrieben. Das Erleiden von Mobbing ist im Erleben für den Gemobbten tatsächlich oft traumatisch und durch die zunehmende Verzweiflung und Hilflosigkeit unerträglich. Weniger bekannt sind die Folgen des

Mobbings für den Mobbing-Täter. Scham und Entsetzen über die eigenen Handlungen setzen ein, wenn das Mobben für die innerpsychische Stabilität nicht mehr ausreicht und der Täter ohne funktionierende Kompensation selbst zusammenbricht. Dies findet oft erst Jahre später statt.

Tatsächlich handelt es sich beim Mobbing also um eine Auseinandersetzung zwischen zwei selbstwertschwachen Menschen. Der eine stabilisiert sich in seiner Schwäche, indem er eine andere Person durch Mobbing-Aktionen fertigmacht und sich dadurch in seiner vermeintlichen Stärke bestätigt. Dabei wurde er durch den Gemobbten gar nicht bedroht. Aber die eigentlichen Gegner sind nicht mehr verfügbar, z. B. ein schlagender Elternteil, oder der Mobber traut sich an den eigentlichen Gegner nicht heran, z. B. den Chef. Der Gemobbte trägt seine Schwächen für andere wahrnehmbar, sozusagen sichtbar vor sich her und teilt sich so als möglichen Adressaten für Übergriffe mit. Trotz der Opferwahrnehmung und -empfindung bestätigt er sich durch das erlittene Mobbing und gibt sich im Erleiden der Taten die Erlaubnis, schwach bleiben zu dürfen: Ich bleibe der Gute und tue nichts Schlimmes. Die für ihn schädliche Handlungshemmung bleibt so unerkannt. Dies hat seinen Grund oft darin, dass frühere Handlungen als verwerflich beurteilt wurden, z. B. von den Eltern, und dies als existenzielle Grenzerfahrung erlebt wurde, die jetzt unbedingt vermieden werden muss. Lieber nimmt der Betreffende das Mobbing in Kauf, selbst wenn es traumatisch wirkt. In einigen Fällen fungiert das Gemobbtwerden innerpsychisch auch als Bestrafung, die der Gemobbte als berechtigt erlebt.

Beide Personen haben früher Ähnliches erlebt und unterschiedliche Konsequenzen daraus gezogen, was zu tun ist, damit eine gewisse Stabilität erhalten bleibt. Beide benötigen üblicherweise psychotherapeutische Hilfe. Bleibt die aus, wird der Mobber sich ein weiteres Opfer suchen, der Gemobbte wird auf der nächsten Arbeitsstelle Ähnliches erleben. Daher muss ein Vorgesetzter sich auch um beide kümmern. Zuerst muss der Mobber gestoppt, dann der Gemobbte gestützt werden. Viel zu häufig verschließen Vorgesetzte ihre Augen vor dem Tatbestand des Mobbings, oft auch aus eigener Angst vor der vermeintlichen Stärke des Mobbers. In solchen Fällen sollte der Gemobbte unbedingt institutionelle Hilfe in Anspruch nehmen (siehe Link im Anhang, S. 404).

Wie kann man Mobbing verhindern?

Generell ist es wichtig, ein Mobbing möglichst früh zu bemerken, da es erst mit der Zeit seine unheilvolle Kraft entfaltet. Eines der wirksamsten Mittel, Mobbing im Unternehmen einzuschränken, ist ein gutes Fehler-Management. Fehler müssen nicht nur erlaubt sein, sondern es muss eine Kultur etabliert werden, in der alle aus den gemachten Fehlern lernen können. Ein Mitarbeiter, der einen Fehler gemacht hat, sollte nicht unter Nachteilen zu leiden haben, sondern dazu ermuntert werden, zu diesem gemeinsamen Lernprozess beizutragen. Ein solches Fehler-Management trägt nicht nur zur allgemeinen Verbesserung der Arbeit bei, es ist auch Voraussetzung dafür, dass die Mitarbeiter sich mit Ruhe in ihrer Kreativität weiterentwickeln können. Denn der Mensch wagt sich nicht kreativ vor, wo die Gefahr besteht, dass ein Fehltritt existenzielle Folgen hat.

Weiterhin lässt sich das Mobbing in der Arbeitswelt weiter zurückdrängen, wenn Betriebe eine neue Trennungskultur entwickeln, die darauf basiert, gute einvernehmliche Lösungen zu finden. In unserer Gesellschaft herrscht generell die Ansicht, dass Trennung im Arbeitsleben etwas Schlimmes ist. Als wäre es eine

Mobbing von unten

Eine besondere Form von Mobbing findet sich, wenn Mitarbeiter aktiv gegen einen Vorgesetzten arbeiten. Die Mitarbeiter erhoffen sich entweder bessere Arbeitsbedingungen, wenn der Vorgesetzte geht, wollen einen verhassten Chef loswerden, oder der Vorgesetzte scheint ihnen ein geeignetes Opfer für den eigenen Frust zu sein. Mobbing gegen den Chef hat im Allgemeinen eine Vorgeschichte, in der sich der Chef unbeliebt gemacht hat, und ein mögliches schlechtes Gewissen kann zu der Entwicklung einer Opferrolle beitragen. Oft merken die Mitarbeiter auch, wenn ein Vorgesetzter von der Geschäftsführung nicht mehr gedeckt wird. Beim Mobbing gegen den Chef existiert immer eine Führungsschwäche, oft auch in den Hierarchieebenen darüber. Kommen die Mitarbeiter an diese Ebene nicht heran, lassen sie ihren Unmut an dem eigenen Vorgesetzten aus, der möglicherweise gar nichts falsch gemacht hat. Aus einem solchen Mobbing als Vorgesetzter herauszukommen ist besonders schwierig, aber nicht unmöglich. Eine persönliche Supervision durch professionelle Berater (siehe Link im Anhang, S. 404) ist hier oft unerlässlich.

Gemeinheit, wenn Arbeitnehmer sich verändern wollen, und verwerflich, wenn Arbeitgeber ihre Arbeitsplätze entsprechend veränderter wirtschaftlicher Entwicklungen passend besetzen möchten.

Im Sinne einer neuen Trennungskultur wäre es vorstellbar, dass der Betrieb Mitarbeitern bei der Suche nach anderen Arbeitsplätzen hilft, wenn »es gar nicht mehr passt« und die entstandene Situation zum Leiden beim Mitarbeiter und zu Störungen im Arbeitsablauf führt. Wir versuchen, dies in unserem Unternehmen zu verwirklichen. Über eine derartige Lösung sollte allerdings erst nachgedacht werden, wenn diese Mitarbeiter zuvor echte Hilfestellung zur Erlangung der notwendigen Kompetenz erhalten haben und sich herausgestellt hat, dass es trotzdem nicht passt. Voraussetzung dafür ist, dass in einem Betrieb bereits gegenseitige menschliche Achtung etabliert ist. Wenn wir lernen, uns in Wertschätzung zu trennen, wenn es notwendig wird, ersparen wir vielen Menschen ein Burn-out durch Arbeit am falschen Platz mit seinen ungeheuren Energieverlusten und bedrückenden Niederlagen.

Merken:

- Durch Anspruchsdenken und Neid entfernt der Mensch sich aus seiner Mitte, was ein Burn-out begünstigen kann.
- Verschuldung engt Entscheidungsspielräume und Wahlmöglichkeiten drastisch ein, die eigene Persönlichkeit ist an der Errichtung der Sackgasse beteiligt.
- Die Angst vor Arbeitsplatzverlust ist eine Realangst und erhöht kollektiv den Alltagsstress.
- Konkurrenzförderung in den Firmen und Mobbing unter Kollegen sind Wegbereiter für Burn-out.

Geschlechterspezifische Unterschiede im Burn-out

Burn-out ist in erster Linie ein allgemein menschliches Problem. Doch es gibt auch Unterschiede bei Frauen und Männern, zum Teil durch geschlechtsspezifische Gründe bedingt, zum Teil begründet durch gesellschaftliche Umstände.

Frauen

In der Pflege, im Kindergarten, in der Grundschule und im Altersheim arbeiten deutlich mehr Frauen als Männer. Dies ist unter anderem deshalb der Fall, weil Frauen besser den ganzen Menschen in seinem Umfeld sehen und es eher gewohnt sind, selbstständig und allein zu arbeiten. Die Mehrzahl der Frauen kennt keine Hilfe in Haushalt und Arbeit und ist deshalb im Delegieren und Verteilen von Arbeit nicht so geübt. Da in der Arbeit mit Menschen aber immer Zeit für das einzelne Gegenüber gebraucht wird, damit die Tätigkeit zur Befriedigung führt, ist die Gefahr, sich zu erschöpfen durch beschleunigte Zeittakte, große Gruppen und Klassen, generell sehr groß.

Zudem grenzen Frauen sich im Kontakt mit Menschen weniger häufig ab als Männer, insbesondere wenn es um soziale Unterstützung geht. Dies bestätigen auch Umfragen, in denen Frauen häufiger als Männer angeben, dass ihnen menschliche Begegnungen besonders wichtig sind.

Frauen müssen zudem in der Regel immer noch Haushalt, Familie und Beruf im Zusammenspiel als die Hauptakteurinnen bewältigen. Dies kann für sich zu Erschöpfung führen, die ein Burn-out begünstigt.

Frauen, die im Beruf Karriere machen möchten, haben oft niemanden, der sie unterstützt, und häufig Schwierigkeiten, sich in der immer noch von männlichen Arbeits- und Begegnungsstilen geprägten Berufswelt durchzusetzen. Viele Frauen versuchen, sich dem durch eine Übernahme »männlicher« Strategien anzupassen, was von den männlichen Kollegen und Vorgesetzten im Unternehmen häufig abgeblockt und untergraben wird. Insofern enden Frauenkarrieren oft, bevor sie zum großen Wurf ansetzen können. Wir sehen zunehmend auch erschwerten emotionalen Zugang der Frauen zu sich selbst. Wird dies verdrängt, kann Burn-out eine direkte Folge sein. Immer öfter sind es Frauen in leitenden Positionen, die sehr spät und in schwerem Burn-out zur Behandlung kommen.

Frauen sind generell abhängiger von Atmosphären, von der Stimmung im Team, von Anerkennung nicht nur ihrer Arbeit, sondern auch ihrer Wirkung, ihrer Erscheinung. Ihr Verhalten ist geprägt von der höheren Sozialkompetenz, Unterstützungsbereitschaft und dem Teilen von Erfolgen. Frauen nehmen ihr Leiden in der Regel früher wahr als Männer und können auch besser darüber kommunizieren. Sie erleben dies seltener als Niederlage bzw. verkraften Behinderungen und Rückschläge auf ihrem Weg besser und gehen auch früher zum Arzt. Es werden daher generell mehr und früher Depressionen und Panikstörungen bei Frauen diagnostiziert als bei Männern, bei denen wiederum neben diesen Erkrankungen mehr und oft sehr spät Suchterkrankungen und antisoziale

Persönlichkeitsstörungen erkannt werden. Gerald Hüther weist in seinem Buch »Männer« darauf hin, dass solche Unterschiede nur in geringem Ausmaß als genetisch bedingt zu sehen sind. Vielmehr müssen sie als Folge des kulturspezifischen Gebrauches unseres Gehirns in den unterschiedlichen familiären und gesellschaftlichen Herausforderungen von Mann und Frau gesehen werden.

Auffällig ist, dass die Geschlechter sich in ihren Lebensweisen und Kindheitsbedingungen weiter aufeinander zu bewegen. Insgesamt nutzen Frauen zunehmend als typisch männlich geltende Verhaltensweisen zur Durchsetzung, ohne dabei zwingend ihre weiblichen Fähigkeiten einzubüßen. Frauen sind bei der Leistungsbeurteilung ihrer Geschlechtsgenossinnen im Allgemeinen kritischer als sie es bei Männern sind und entwerten andere Frauen oft in ihrer Weiblichkeit. Dadurch kommen sie schneller in eine Vereinsamung, die wiederum Burn-out fördert.

Männer

Männer sind häufig impulsiver, direkter, dabei auch unachtsamer, verletzender und vordergründig unempfindlicher. Dies lässt sie zum einen durchsetzungsfähiger erscheinen, bringt sie aber auch schneller in Konkurrenzsituationen. Männer können längere Zeit auf Anerkennung verzichten, wird jedoch ein gewisses Maß überschritten, ist die Kränkung größer, und sie leiden stärker darunter als Frauen. Zudem wird fehlende Durchsetzungs- oder Bewältigungskraft unter Männern deutlich schärfer beobachtet und gnadenloser abgewertet als unter Frauen.

Ein sehr zentrales Thema für die Männer ist das Selbstverständnis als Mann, man könnte es auch als die »Weichei«-Diskussion bezeichnen. Kein Mann möchte als »Weichei« oder »Softie« gelten, obwohl das sich wandelnde Männerbild zunehmend auch weibliche Seiten zulässt, die von Männern auch als bereichernd wahrgenommen werden. Aber gerade das macht es so schwierig: Viele Männer wollen sich nicht mehr in Konkurrenz aufreiben und dem harten »Macho«-Bild entsprechen, aber mit der so notwendig auszubildenden weiblichen Seite im Mann trifft man bisher weder auf Akzeptanz in der Arbeitswelt noch bei den Frauen, die sich einen durchsetzungsfähigen und männlichen Partner wünschen.

Dieses Dilemma stellt viele Männer vor eine unlösbare Aufgabe: Der Auftrag fürs Leben wurde vom Vater nicht mehr deutlich vorgegeben, die Forderungen der Frauen in ihrer ambivalenten Haltung erscheinen eher nebelhaft, die Arbeitswelt verlangt weiterhin gnadenlose Durchsetzung. Die Bedrohung des Arbeitsplatzes stärkt die Fassade, und alle Männer verschwinden hinter Masken. Doch die Kommunikation der Männer und das Ringen um ein den inneren Bedürfnissen gerechtes und die neuen Anforderungen akzeptierendes bzw. gestaltendes neues Männerbild setzt langsam ein und lässt für die Zukunft hoffen.

Männer und Frauen brauchen für eine gelingende Arbeitsgestaltung also neue, identitätsstiftende innere und gesellschaftliche Bilder. Dies scheint Frauen derzeit schon besser zu gelingen. Neben vielen Burn-out-Erkrankungen bei Frauen mit eher männlich angeglichenen Karrierestilen etablieren sich auch Frauen ohne Verleugnung oder Versachlichung ihrer Weiblichkeit vielfach mit Erfolg in leitenden Positionen und als Chefinnen. Dabei gelten sie großenteils als weitsichtiger, entscheidungsklüger, intuitiv sinnvoller agierend und dabei teamfähiger als Männer. In den skandinavischen Ländern und ihren Unternehmen wird darauf bereits reagiert, Deutschland zieht hier recht zögerlich nach.

Männer können auf dem Weg zu einer neuen männlichen, der Zeit angepassten Identität die Strategien östlicher Kampfkünste für sich in Betracht ziehen. Hier wird Aktionismus durch ein Innehalten und ein präsentes, die Selbstorganisation förderndes Warten abgelöst, ergänzt um den Schwertschlag, der symbolisch für die glasklare Entscheidung zur rechten Zeit steht. In diesem Sinne könnten Männerbilder von allerlei Lächerlichkeiten an beiden Polen befreit werden. Gleichzeitig kann ein solches auf die innere Haltung bezogenes männliches Selbstbild den inneren Selbstwert unabhängig von Erfolg und Scheitern stabilisieren, ohne den Zugang zur eigenen Emotionalität und Innenschau zu verstellen. Dies erhöht langfristig den Schutz vor Burn-out.

Burn-out in Beruf und Arbeitsposition

So wie Männer und Frauen unterschiedlichen Herausforderungen ausgesetzt sind, die ein Burn-out fördern können, finden sich auch in den verschiedenen Berufsfeldern spezifische Einflussfaktoren für Burn-out. Eine Pflegekraft in einem Krankenhaus hat ein anderes Belastungsprofil als ein Bankmanager, auf einen Pfarrer wirken andere Faktoren als auf einen Piloten. Im Folgenden stelle ich eine Anzahl von Berufen exemplarisch vor, einige etwas ausführlicher, andere kürzer, jeweils mit charakteristischen Besonderheiten, soweit sie mir aus der klinischen Arbeit mit Patienten und anderen Quellen bekannt sind. Die Beschreibungen der konkreten Berufswelten geben dabei durchaus die Emotionalität wieder, mit der die Patienten ihre Erlebnisse und Erfahrungen schildern. Auf diese Weise entsteht ein dramatischer Eindruck über die Lage der Arbeitswelt, vielleicht dramatischer, als der Einzelne es für sich erlebt. Diese zuspitzende Darstellung ist durchaus gewollt und darf nachdenklich machen. So werden die Sachverhalte und Problemfelder deutlicher und können klarer ins Bewusstsein treten.

Banker

Im Berufsfeld der Banken zeigt sich, dass das Arbeitsumfeld und die Belastungen sich auf die einzelnen Positionen sehr unterschiedlich auswirken. Daher muss man hier eine Unterscheidung treffen zwischen den Bankangestellten und den Bankmanagern.

Bankangestellte

Diejenigen, die in den Banken zuerst ins Burn-out gefallen sind, waren nicht die »Spekulanten«, sondern die Angestellten, die vor Jahren eine Banklehre gemacht hatten. Dies war in seinem Ursprung ein sehr kundenorientierter Ausbildungsberuf, man warb um die Kunden und bemühte sich um Kundenbindung über viele Jahre, wie es auch in dem Beispiel von Kalle beschrieben wurde. Als Verdienstmöglichkeiten mit höherer Rendite auf anderen Gebieten entstanden, trat das vergleichsweise teure Kundengeschäft in den Hintergrund. Das Gehalt eines Bankangestellten war nur noch zum Teil Grundlage seines sicheren Verdienstes, durch Provisionen und Boni sollte jeder seinen Verdienst zunehmend selbst steuern. Aus dieser Freiheit wurde immer mehr eine Pflicht, es entstanden Standards, die erfüllt werden mussten. Eine Nichterfüllung wurde zum negativen Auslesesystem im Interesse des Personalabbaus zur Steigerung der Rendite. Im Zuge dieser Entwicklung wurde auch Krankheit gefährlich, dadurch fiel man ungünstig auf. Die Kollegialität blieb auf der Strecke, jeder musste sich auch auf Kosten der Kollegen empfehlen und absichern. Viele Mitarbeiter litten darunter, konnten sich dem aber aufgrund ihres Alters und eines immer kleiner werdenden Stellenmarkts nicht entziehen. Anerkennung gab es nicht, Erfüllung der Standards wurde immer schwieriger, da die Standards bei Erreichen sofort erhöht wurden. Der Raum für Eigengestaltung des Arbeitstages ging verloren. Auf Weisung der Geschäftsleitung mussten die Bankangestellten Kunden bedrängen, ihnen immer neue Finanzprodukte verkaufen und auf dem Hintergrund neuer Kreditvergaberichtlinien in ihre Privatsphäre einbrechen. Das Verhältnis zwischen Bank und Kunde war nicht länger ein vertrauensvolles Miteinander, und die Banken nahmen reihenweise Insolvenzen von

Privatmenschen, Selbstständigen oder Unternehmen billigend in Kauf.

Diese Entwicklung hat dazu geführt, dass Banken und Versicherungen zu den Unternehmen mit den höchsten Burn-out-Raten gehören. Gleichzeitig kann die Mehrzahl der Betroffenen nach Behandlung nicht wieder ins Unternehmen zurückkehren, da ihre Stelle entweder gestrichen wurde oder sich genug andere finden, die sich darum drängen.

Spezielle Burn-out-Risikofaktoren:

- Ausfall durch z. B. Krankheit führt sehr rasch zum Arbeitsplatzverlust.
- Eigenes Schuldempfinden durch Wahrnehmung des Verlustes jeder Ethik im Kundenverkehr.
- Keine Wahlmöglichkeit, sondern erlebter Zwang zum Mitmachen in der Beschleunigungsspirale.
- Keine Anerkennung für erbrachte Leistungen.
- Geringe Gestaltungsspielräume.

Bankmanager

Durch die aktuellen Entwicklungen der Finanzkrise ist das Ansehen der Banker tief gefallen. Dies wurde in erster Linie durch die Mitarbeiter in den Führungsetagen verursacht. Im Gegensatz zu den Bankangestellten haben die Manager im Berufsalltag einen recht großen Gestaltungsspielraum. Sofern sie ihrer Bank gute Gewinne einbringen, können sie sicher sein, dass niemand kritisch hinterfragt, wie sie das gemacht haben. Meist sind sie selbst an den Transaktionen beteiligt, über Erlaubnis zu eigenen Käufen und Verkäufen, über Bonus- und Provisionsabsprachen. Diese unkontrollierte Freiheit enthemmt und lässt Verantwortungsfragen in den Hintergrund treten. Die Realität verfremdet sich, man bewegt sich in einem eigenen Raum, in dem kein Unrechtsbewusstsein zu existieren scheint.

Dieser Lebensraum kann Persönlichkeiten verändern, sie sind dann nicht mehr in der Lage, auf eine Verantwortungsebene für andere und die Gesellschaft zurückzukommen. Dies zeigt die ungehemmte Wiederaufnahme der virtuellen Geschäfte noch in der Weltfinanz- und Wirtschaftskrise. Ungeachtet des eigenen Beitrags zur Entstehung dieser Krise verdienen Privatbanken noch daran, indem sie – vereinfacht ausgedrückt – Deutschland Geld leihen, damit die Regierung Banken retten kann (also die Finanzlöcher stopft, die die Banken selbst gerissen haben) bzw. damit die bedrohlichen Risiken für Privatbanken abnehmen, die bei Bankpleiten eingetreten wären. In den Vorstandsetagen werden die Augen verschlossen vor den Tausenden von Bankmitarbeitern, die an den Finanzplätzen entlassen wurden, die ins Burn-out fielen oder sich aus Scham und Überforderung das Leben nahmen; ebenso vor den vielen Privatleuten oder Mittelstandsunternehmern, die aufgrund der zurückgezogenen gesellschaftlichen Verantwortung der Banken in die Insolvenz gehen mussten.

Hier wird deutlich, dass staatliche Rahmenbedingungen für Geldgeschäfte und Geldinstitute dringend notwendig sind, auch um die Burn-out-Entwicklung im Bankenwesen zu stoppen, die nicht zuletzt auch die Bankmanager betrifft: Gerade sie arbeiten, wenn auch meistens für den eigenen Gewinn, oft bis zum sprichwörtlichen Umfallen und brennen dabei früh aus.

Spezielle Burn-out-Risikofaktoren:

- Risiko und Angriff bedeuten Reputation.
- Schwäche oder Krankheit bedeutet Disqualifikation.
- Fehlende Kontrolle bei Finanztransaktionen führt leicht zu moralischer Enthemmung, Rückgang der Verantwortung und Achtsamkeit für sich und andere sowie zum Verlust der eigenen Mitte.
- Fehlendes ethisches und Unrechtsbewusstsein verhindert ein Innehalten.

Lehrer

Die Belastungssituation von Lehrern ist vor allem von einer Überforderung durch einen unklaren Arbeitsauftrag gekennzeichnet. In der Gesellschaft herrscht Uneinigkeit darüber, was Schule heute leisten muss.

Schule heute

Mit der zunehmenden Anforderung und Ausrichtung von Schule auf den Arbeitsprozess bzw. die Wirtschaftswelt sollte Schule dabei helfen, die in der Wirtschaft gebrauchten Fähigkeiten in möglichst kurzer Zeit auszubilden und die Schüler von Ballast zu befreien. Als Ballast galten insbesondere Fächer und Bereiche, die zur Kultur, zur Persönlichkeitsentwicklung und zur körperlichen Gesundheit gehörten, wie Musik, Sport, Ethik/Religion, Kunst usw. Aufgrund der Verzögerung zwischen Bedarfsnotwendigkeit und Bereitstellung stehen die jungen Menschen mit der geforderten Kompetenz jedoch zu spät zur Verfügung, die Wirtschaft hat ihren entsprechenden Bedarf gedeckt – und heute mangelt es ihr an kreativen, teamfähigen und sozial kompetenten Mitarbeitern.

Neben fehlenden sozialen Kompetenzen sind die Kinder bindungsunfähiger, werden aufgrund unsicherer Familienstrukturen und Migrationshintergründen weniger unterstützt, sind schwächer in ihrer neurophysiologischen Entwicklung und u. a. durch allgemeine gesellschaftliche Entwicklungen weniger gesund (z. B. Übergewicht, kindlicher Diabetes, neuromuskuläre Insuffizienzen, Haltungsschäden mit Kopf-, Rücken- und Beinschmerzen, Magenschmerzen durch Leistungsüberforderung und Medikamenten-Nebenwirkungen).

Die Lehrersituation

Für die Lehrer ergibt sich aus diesen Voraussetzungen ein unklares und viel zu weit gestecktes Aufgabenfeld: Sie sollen die Kinder für die Wirtschaftswelt ausbilden, Mutter und Vater ersetzen, das Kind in seiner körperlichen und persönlichen Entwicklung unterstützen, dem Drogenkonsum der Schüler entgegenwirken, der Entwicklung von Gewalt in der Schule Grenzen setzen und selbstverständlich Lerninhalte vermitteln. Dies alles zusammen kann niemand leisten.

Zudem sind die wenigsten für diese Herausforderungen ausgebildet oder als Persönlichkeit für die Aufgabe als Lehrer prädisponiert. Häufig ist die Wahl des Lehrerberufs nicht aus Begeisterung, sondern aus anderen Erwägungen entstanden. Dies spiegelt sich in der Erfahrung vieler kritischer Eltern, dass es nur wenige gute, im Sinne von begeisterte, Lehrer gibt. Der Lehrerberuf sollte in einer Gesellschaft eigentlich zu den wichtigsten Berufen gehören, dem große Anerkennung zuteilwird, denn es ist eine hohe Kunst, durch Begeisterung das Eigeninteresse der Schüler zu wecken.

Stattdessen sinkt die gesellschaftliche Wertschätzung des Lehrers, sein Selbstwert ist unterminiert durch erlaubte Kritik und Verunglimpfung durch Eltern und auch Schüler. Man erinnere sich nur an den Satz des damaligen Ministerpräsidenten von Niedersachsen, Gerhard Schröder, der Lehrer als »faule Säcke« bezeichnete.

Ältere Lehrer ziehen sich in dieser unklaren Situation oft auf das »Bewährte« zurück, verlieren so aber den Kontakt zu der Schülerseele. Sie resignieren, werden stumm (oder auch cholerisch) oder krank. Sie brennen über einen teilweise sehr langen Zeitraum aus und steigen ab einem Alter von 55 als Frühpensionäre oder Frührentner aus dem Arbeitsprozess aus.

Junge Lehrer starten in der Regel mit den besten Vorsätzen und haben viel vor. Sie werden jedoch meistens innerhalb der ersten zwei Jahre vom Kollegium ausgebremst, das keine Veränderung wünscht, weil alle schon überlastet sind. Der Gestaltungsspielraum ist somit meist gering, im Lehrerzimmer herrscht oft eine zynisch-depressive Grundstimmung, die allmählich auch die jungen Lehrer erfasst. Doch gerade für die Arbeit mit Kindern werden begeisterte Betreuer gebraucht, die selbst noch etwas vom Leben erwarten, die neugierig und lernfähig bleiben. Um für die Berufe vom Kindergärtner bis zur Gymnasiallehrerin emotional und sozial kompetente Menschen zu gewinnen, muss diesen Berufen gesamtgesellschaftlich wieder eine entsprechende Anerkennung entgegengebracht werden.

Spezielle Burn-out-Risikofaktoren:

- Unklarheit über den Arbeitsauftrag verhindert eine Zielerreichung und steigert Ängste.
- Schwache Stellung des Lehrerberufs in der Gesellschaft fördert Selbstwertprobleme.

- Gegebenenfalls fehlende Berufseignung.
- Zunehmende Konfrontation mit Gewalt und Drogenkonsum ohne Handlungsmacht.
- Resignation und Frustration durch ältere Kollegen.
- Mangelnde gesellschaftliche Anerkennung.

Studierende

Die Umstellung der Studiengänge auf das Bachelor-System, ursprünglich dazu gedacht, eine internationale Vergleichbarkeit der Studienabschlüsse herzustellen, hat zu einer vollkommenen Verschulung des Studiums geführt. Das zukünftige Arbeitsgebiet wird nach den Notwendigkeiten des Marktes erlernt. Da Industrie und Dienstleistungsgewerbe in möglichst kurzer Zeit qualifizierten Nachwuchs brauchen, werden die jungen Menschen eilig durch das Studium getrieben. Faktenwissen steht im Vordergrund, eine Prüfung folgt auf die nächste, und der modulartige Aufbau des Studiums erfordert ein ständiges Dranbleiben, da man sonst den Anschluss verliert. Es bleibt keine Zeit, um auf andere Gedanken zu kommen oder den Blick über die Grenzen der eng gesteckten Studieninhalte hinweg schweifen zu lassen.

Menschen lernen besonders gut, wenn sie begeistert sind. Das gilt nicht nur für Kinder, sondern ein Leben lang. Die besten Ergebnisse erzielt der Mensch, wenn er aus Fehlern lernen kann, d.h. auch Fehler machen darf. Dafür braucht er eine kreative Spielwiese, auf der er etwas ausprobieren kann, dies ist aus der pädagogischen Theorie bekannt.

Die Bachelor-Studiengänge können niemanden begeistern, die kreativen Spielräume sind gegen null zusammengeschrumpft, der modulare Aufbau verhindert jedes Innehalten in der Hetze und schränkt z. B. auch die Möglichkeiten eines Auslandssemesters sehr ein. Es findet keine Rückkoppelung mehr statt zu Fragen der eigenen Eignung für das gewählte Fach, weil hierzu keine Erlebnisse vorhanden und auch nicht eingeplant sind. Da praktische Erfahrungen und Erlebnisse fehlen, ist eine Standortbestimmung nicht möglich. Für die Studierenden bleibt unklar, ob ihr Lernaufwand reicht bzw. richtig ist. Statt Grundlagen für eine notwendige Orientierung zu vermitteln, fördert und verlangt das Studium erlebnisentleertes Faktenlernen.

Dies ist eine sinnlose Vergeudung von Zeit, denn ohne eine Chance auf Nutzung des Studiums für erlebnisbedingte Bildung – die Grundvoraussetzung für die Bewältigung beruflicher Herausforderungen heute und vor allem in der Zukunft –, brechen zu viele Studierende das Studium ab. Viele werden krank, entwickeln zunehmend Depressionen, und Burn-out-Patienten unter den Studierenden sind keine Seltenheit mehr. Ärzte wissen um den stark zunehmenden Konsum von Medikamenten jedweder Art bei den Studierenden und die Drogengefährdung unter dieser sinnentleerten Studienstruktur.

Spezielle Burn-out-Risikofaktoren:

- Verlust der kreativen Spielräume.
- Keine Rückkoppelung über den eigenen Leistungsstand.
- Sinnlosigkeitsempfinden bei Verarbeitung zu großer Faktenmengen als Hauptaufgabe.
- Entmündigung durch vollständige Verschulung.
- Gesteigerter Medikamenten- oder Drogenkonsum, um das Arbeitspensum bewältigen zu können.

Pflegepersonal

Der Beruf der Krankenschwester, des Krankenpflegers (heute auch mit der Berufsbezeichnung Krankheits- und Gesundheitspfleger oder Pflegetherapeut), gehört an und für sich zu den angesehensten Berufen in der Gesellschaft. Dieses Ansehen der Pflegeberufe ist aus der Dankbarkeit der Patienten entstanden, dass jemand sie als ganzer Mensch ernst nimmt, kompetent viele Fragen beantworten kann, einfühlsam die notwendige Pflege verrichtet und bei Bedarf erreichbar ist. So sind die Pflegeberufe im Kern psychosomatische Berufe, und die aus der Spezialisierung medizinischer Fachgebiete entstandene Trennung zwischen körperlicher und seelischer Medizin ist in der Pflegeausbildung glücklicherweise weitgehend unterblieben. Bei stationären Behandlungen sind oft die Pflegekräfte die wahren Begleiter der Patienten, und die Voraussetzung für ihre Arbeit ist Zeit. Diese Zeit fällt jedoch den Sparmaßnahmen zum Opfer, die die meisten Krankenhäuser in dem wachsenden Kostendruck durchführen müssen.

Die Pflege von Patienten ist eine oft zu Herzen gehende Arbeit für die Krankenschwestern. Sie müssen sehr ausgeglichen sein, um den Patienten in großer Not Halt und Zuversicht, bei schwerwiegenden Diagnosen auch Zuspruch und Trost oder einfach ein ruhiges Dasein zu geben. In der Beschleunigung des klinischen Alltags ist dies nicht mehr möglich, und es kommt häufig zu einer Umkehr: Die Krankenschwester tut dem Patienten leid in ihrer Hetze, und viele Patienten mögen schon gar nicht mehr nach der Schwester klingeln. Die Freundlichkeit und Ausgeglichenheit des Pflegepersonals nimmt ab, die Genervtheit und Überlastung nimmt zu. Die Anerkennung für die Arbeit der Pflegekraft nimmt ab, Fehler häufen sich, und das Befriedigende dieses Berufes, nämlich der direkte emotionale Kontakt zum Patienten, verschwindet. Dabei ist gerade dieser emotionale Kontakt wichtig. Er gibt der Krankenschwester Nahrung für ihr inneres Lot und ist dem Patienten Nahrung für die Heilung. Krankenschwestern, Pfleger und Pflegetherapeuten gehören zu den Menschen, die sich erst sehr spät krankmelden, viele sind dann bereits in der Depressionsphase des Burn-outs.

Spezielle Burn-out-Risikofaktoren:

- Zeitnot verhindert den Kern des Berufsbildes.
- Erfüllung der bestehenden Verantwortung ist nicht möglich, das führt zu schlechtem Gewissen.
- Die hohe emotionale Belastung kann aufgrund von Zeitmangel nicht in passendes Handeln, z. B. am Bett verweilen, zuhören, umgesetzt werden.
- Wenig Anerkennung von Ärzten, zunehmend weniger von Patienten.

Ärzte

Ärzte sind heutzutage in hohem Maße Burn-out-gefährdet. Nur noch 20 Prozent der Ärzte sagen, dass sie sich persönlich wirklich wohlfühlen. In der Gesellschaft herrscht die Meinung vor, dass ein Arzt stark sein muss und in allen Gesundheitsfragen kompetent ist. Man denkt, wenn er weiß, was für den Patienten gut ist, dann wird er das auch für sich selbst wissen. Dem ist jedoch häufig nicht so.

Berufseignung und Ausbildung

Der Numerus clausus, also die Zulassungsbeschränkung des Medizinstudiums führt dazu, dass überwiegend junge Menschen, die sehr gute Schulnoten vorweisen können, den Beruf des Arztes ergreifen. Durch dieses Verfahren werden Menschen ausgewählt, die gut Fakten lernen und Prüfungen bestehen können. Aber es sagt nichts aus über ihre emotionalen und sozialen Kompetenzen, also wie die Betreffenden kommunizieren, wie sie generell mit Menschen umgehen können und ob sie sich selbst gut ins Lot bringen können. Da der Arztberuf zudem mit einem hohen Sozialprestige und guter Bezahlung assoziiert wird, wird das Medizinstudium unter Umständen auch von jungen Menschen gewählt, denen es an den notwendigen emotionalen und sozialen Fähigkeiten mangelt. Da das Medizinstudium nicht darauf ausgelegt ist, diesen Mangel zu beheben und Lebenskompetenz zu vermitteln, führt dies dazu, dass einige Ärzte ihrem Beruf später nicht ausreichend gewachsen sind, weil man diese Fähigkeiten dafür braucht. Ein Teil der Ärzte arbeitet demnach in einem für sie ungeeigneten Beruf, was für jeden Beruf eine schlechte Ausgangssituation ist.

Ärztealltag

Als Assistenzarzt im Krankenhaus lernt der Arzt, ohne Unterlass zu arbeiten und Müdigkeit und emotionale Empfindungen von vornherein zu ignorieren. Den jungen Ärzten wird durch die Arbeitsmenge und die fehlenden Möglichkeiten innezuhalten eine Erlebnisverarbeitung systematisch erschwert, wenn nicht gar unmöglich gemacht. Auf sich selbst, speziell auf den Körper, zu hören wird den Ärzten auf diese Weise ausgetrieben mit dem Ergebnis, dass viele Ärzte sich in erschreckender Weise nicht mehr um sich selbst kümmern. In den kurzen Freizeiten ist kaum echte Erholung möglich, und gemessen an der Arbeitsmenge und der Belastung ist die Bezahlung schlecht. Wer die obengenannten Fähigkeiten und Qualitäten nicht von vornherein mitbringt, hat es schwer, sie später noch zu erwerben, und ist dabei auf sich selbst gestellt, denn institutionell werden diese Fähigkeiten nicht gefordert und nicht gefördert.

In der eigenen Praxis oder als Arzt im Krankenhaus lernt der Arzt, in einer professionellen Rolle, quasi hinter einer Maske, zu leben. Diese Fassade schottet aber nicht nur von den eigenen Emotionen ab, sondern leider auch vom Patienten. Die von den Patienten mitgebrachten Schicksale und Krankheiten bleiben jedoch trotz Gefühlsverdrängung als emotionale Eindrücke hängen, weil viele Ärzte nie gelernt haben, sich nach einer Behandlung in einer lebensförderlichen Weise wieder abzugrenzen, um für den nächsten Patienten in voller Präsenz da zu sein.

Zur Überlastung der Ärzte trägt zusätzlich bei, dass die Menschen bei uns viel zu oft zum Arzt gehen. Das ist eine deutsche Eigenart, die durch bürokratische Laufwege der Patienten, wodurch sich die Arztbesuche mit Patientenkontakt deutlich erhöhen, noch unterstützt wird (jeder Deutsche geht durchschnittlich 18-mal im Jahr zum Arzt, ein Schwede nur viermal). Verwaltungs- und Dokumentationsaufgaben schränken die sinnvolle Zeit für den Patienten noch weiter ein.

Das alles führt zum Fünf-Minuten-Takt in der Behandlung. Diese Belastungen sind für Ärzte generell schwer zu balancieren, umso schwerer, wenn emotionale und soziale Kompetenzen nicht von vornherein für den Beruf qualifiziert haben. Kaum einer versucht, das zu ändern, alle fühlen sich wie in einer Zwangsjacke des Systems. Trotz aller Schwierigkeiten versucht die große Mehrheit der Ärzte, ihre Patienten bestmöglich zu behandeln und zu versorgen.

Ein weiterer Belastungsfaktor für Ärzte ist die Angst vor dem Tod, der in ihrer Berufsausübung stets präsent ist. Sie haben aber nicht gelernt, sich diesen Ängsten zu stellen. Also wird der Tod als Möglichkeit innerlich abgewehrt. Das führt dazu, dass viele Ärzte sich innerpsychisch stabilisieren, indem Probleme, Schwächen und auch Krankheiten verleugnet werden. Dies kann zu der Eigensicht führen, dass alle anderen, aber eben nicht sie, krank werden. Viele dieser Ärzte können nicht wahrnehmen, wenn es nicht mehr geht, und viele von ihnen sterben an Herzinfarkt, Krebs, den Folgen von Drogenkonsum (insbesondere Alkohol und Medikamente) oder an Suizid. Glücklicherweise gibt es auch andere, die sich zwar oft erst sehr spät melden, dann aber von den Behandlungsmöglichkeiten profitieren können. Sich einem Kollegen als Patient zu präsentieren ist für die meisten Ärzte nicht leicht, aber wer es wagt, der hat für die Zukunft einen hohen menschlichen Gewinn, der auch seinen Patienten zugutekommt.

Spezielle Burn-out-Risikofaktoren:

- Gegebenenfalls fehlende emotionale und soziale Kompetenz.
- Fehlende Wahrnehmung für eigene Befindlichkeiten.
- Dauerhafte Konfrontation mit dem Tod.
- Ausgeprägte Abwehr eigener Ängste, dadurch erschwerter Zugang zu sich selbst.
- Höchste Instanz in der Verantwortungshierarchie im Krankheitsfall.
- Permanente Überschreitung von Belastungsgrenzen.

Polizisten

Der Beruf des Polizisten wird in der Bevölkerung ambivalent gesehen. Zum einen beschützt er und beruhigt in der allgemeinen Verunsicherung; zum anderen greift er einschränkend in das Leben ein, da er sich um die Einhaltung der öffentlichen Ordnung kümmern muss. Mit dieser Ambivalenz, die oft mit einer mangelnden Anerkennung der polizeilichen Tätigkeit einhergeht, muss ein Polizist umgehen können.

Der Alltag eines Polizisten ist nicht planbar und wird bestimmt von den Tagesereignissen, die ihn fordern. Plötzliche Ereignisse dürfen ihn weder lähmen, noch darf er im Affekt handeln. Diese Planungsunsicherheit, verbunden mit der Anforderung, auch spontan richtige Entscheidungen treffen zu können, kann zu einer Belastung werden.

Darüber hinaus wird ein Polizist in seinem Berufsalltag stets mit den traurigen oder bedrohlichen Seiten des Lebens konfrontiert: den Folgen von sozialem Abstieg und unerkanntem Verwahrlosen, Kriminalität, Drogen, häusliche Gewalt, Gewalt an Schulen usw. Polizisten sind im Dienst, wenn Katastrophen passieren, schwere Unfälle, Amokläufe oder auch Familienstreitigkeiten mit tödlichem Ausgang. Dies gilt gleichermaßen für Feuerwehrleute, Soldaten und freiwillige Helfer, auch für Ärzte und Seelsorger. Für viele Polizisten, unabhängig von Alter oder Erfahrung, ist die Angst im Dienst ein ständiger Begleiter.

Polizisten im Burn-out mit einer Traumatisierung durch ein besonderes Katastrophenerlebnis brauchen oft lang andauernd Hilfe. Ein sogenanntes Debriefing, eine »Nachbesprechung« des belastenden Einsatzes oder Erlebnisses, kann Unterstützung bedeuten. Viele männliche Polizisten halten die als »Einbruch ihrer

Männlichkeit« erlebte Traumatisierung nicht aus, greifen zu Beruhigungsmitteln oder nehmen sich das Leben. Diese Entwicklung ist häufig zu beobachten in Berufen, in denen Männlichkeit – z. B. in Form von körperlicher Kraft, Fitness und Autorität – explizit zur notwendigen Alltagsausstattung gehört.

Polizistinnen empfinden dies nicht unbedingt anders, entwickeln in persönlichen Zwangslagen aber häufiger Angst vor sich selbst oder dem eigenen Handeln. Dies versetzt sie eher als Männer in die Lage, Hilfe zu suchen und professionelle Begleitung anzunehmen, bevor sie gewaltsam gegen sich agieren. Aber auch ohne solche Schreckenserlebnisse kommen viele Polizisten in ein Burn-out.

Spezielle Burn-out-Risikofaktoren:

- Ambivalentes gesellschaftliches Berufsbild.
- Geringe Anerkennung in der Gesellschaft.
- Gefahr emotionaler und körperlicher Traumatisierung.
- Belastung durch Direktkontakt mit Handlungspflichten im schicksalhaften und kriminellen Bereich der Gesellschaft.
- Gefahr von Angriffen auf die persönliche Unversehrtheit.

Pfarrer

Gemeinde- und Klosterarbeit ist viel härter, als es von außen den Anschein hat. Die Arbeitstage sind lang, es wird auch an Wochenenden gearbeitet, und Anerkennung für Geleistetes fehlt oft. Viele Pfarrer überfordern sich im Engagement in ihrer Gemeinde, vor allem auch in dem vergeblichen Versuch, den fortschreitenden

Rückgang der Gemeindemitglieder aufzuhalten. Gleichzeitig sind sie in der Gemeindearbeit oft ähnlichen Situationen und Anforderungen ausgesetzt, wie sie für das Pflegepersonal oder die Polizisten geschildert wurden. Als Seelsorger erleben sie Menschen in schweren Lebensphasen, in denen sie oft nicht helfen können, weil sie selbst nicht mehr im Lot sind oder die Hilflosen ihrem Hilfsangebot nicht mehr vertrauen.

Wie die ganze Gesellschaft haben auch Pfarrer Probleme auf dem Gebiet der zwischenmenschlichen Beziehungen. Häufig scheitern sie am Zölibat oder an Beziehungen, die sie für lebenslang gehalten haben. Ihre Möglichkeiten zur Kompensation sind jedoch gegenüber der Allgemeinheit begrenzt, unkommentiertes kompensatives Verhalten (z. B. im Konsum) ist sehr viel schwerer möglich. Durch die Bindung an den kirchlichen Glauben entstehen hier häufig gesteigerte Selbstvorwürfe und ein stärkeres inneres Martyrium. Glaubenszweifel können von Mitmenschen nicht aufgefangen werden, und die Hilflosigkeit bei einem Gefühl der Verlassenheit von Gott ist umfassend.

Spezielle Burn-out-Risikofaktoren:

- Berufsauftrag wandelt sich häufig zur kompensativen Sozialarbeit.
- Bedrohung der Arbeitsplätze durch schrumpfende Gemeinden.
- Gegebenenfalls unzureichende emotionale und soziale Kompetenz.
- Abnehmende Bindungskompetenz in persönlichen Beziehungen.
- Zunehmende Glaubenskrisen.
- Mangelnde Anerkennung.

Rentner/Pensionäre

Vielfach herrscht die Meinung vor, im Rentenalter habe man seine Ruhe. Wie kann es dann noch zu einem Burn-out kommen? Tatsächlich ist die Zahl der Burn-out-Betroffenen mit dem Ansteigen von Frührentnern und frühzeitig Pensionsberechtigten jedoch gestiegen. Dies liegt zum einen daran, dass viele bereits krank aus dem Arbeitsprozess ausscheiden, nicht selten aufgrund von Burn-out. Zum anderen löst die Ruhe nicht automatisch den meist krankhaft fixierten Stresspegel. Vielmehr bedeutet das vorzeitige Ausscheiden aus dem Arbeitsprozess in der Regel eine massive zusätzliche Selbstwertkränkung und das endgültige Ausscheiden auch den Verlust sozialer Kontakte und gesellschaftlicher Anerkennung. Diese Menschen erleben oft, dass sie weder bei ihrer Arbeit noch in der Gesellschaft gebraucht werden. Zusammen mit dem Erleben von Sinnlosigkeit und Freudlosigkeit wird damit auf oft fatale Weise der Weg in die depressive Phase einer Burn-out-Erkrankung gebahnt. Beim Austritt aus der Berufstätigkeit verschlechtern sich sehr häufig bereits bestehende Symptome, und nicht selten sterben Menschen kurz nach dem Ende der beruflichen Tätigkeit.

Spezielle Burn-out-Risikofaktoren:

- Selbstwertkrisen.
- Verlust des sozialen Netzes unter Arbeitskollegen.
- Hoher Krankenstand, meist chronische Krankheiten.
- Fehlende Strategien für das Altern.
- Fehlender aktiver Abbau des aus Arbeitszusammenhängen noch hohen Stresspegels.

Menschen in weisungsabhängigen Berufen

Menschen, die weisungsabhängig, aber mit viel Eigenverantwortung arbeiten, wie z. B. Facharbeiter, Angestellte und Dienstleister, erhalten Arbeitsaufträge, die sie – oft in Abstimmung mit anderen, aber auf eigene Verantwortung – erledigen müssen. Die eigenen Gestaltungsspielräume sind meist klein, vorhandene Erfahrung wird von Vorgesetzten oft nur wenig genutzt. In Entscheidungen werden sie nur selten einbezogen, selbst wenn sie von ihnen stark betroffen sind. Sie leiden oft unter Entscheidungen, die »am grünen Tisch« in Unkenntnis der eigentlichen Arbeitsabläufe getroffen wurden, zumal wenn sie für die nicht optimal funktionierenden Abläufe und die nicht zufriedenstellenden Ergebnisse verantwortlich gemacht werden. Dies wird in der Regel als ungerecht empfunden. Finden diesbezügliche Einwände oder Beschwerden des Mitarbeiters in der Firma keine Berücksichtigung, können die Betreffenden Unruhe, Hilflosigkeit und auch Wut entwickeln, was auf Dauer zu Krankheiten führen kann. Oft kann ein solches Engagement auch nachteilige Konsequenzen für den Mitarbeiter haben, da Querulanten in Unternehmen nicht gern gesehen sind, und viele zerbrechen an ihren unfähigen Vorgesetzten.

Spezielle Burn-out-Risikofaktoren:

- Wenig Gestaltungsspielraum bei anhaltender Verantwortung.
- »Sitzenbleiben« auf belastenden Emotionen aus dem Arbeitsfeld.
- Negative Konsequenzen bei Courage.
- Häufig von Rationalisierungen betroffen durch Entlassung oder Mehrarbeit.

Journalisten

Es gibt nur wenige Berufe, in denen Konkurrenz, Zukunftsunsicherheit und Überlastung größer sind als im Journalismus. Das sofortige Reagieren auf das Tagesgeschehen und enge Abgabetermine für den fertigen Artikel, Bericht oder Film erzeugen einen hohen permanenten Druck. Insofern ist die Burn-out-Rate bei Journalisten sehr hoch, und immer öfter geht dem Burn-out eine Phase der Einnahme von Aufputsch- und Schlafmitteln voraus. In kaum einem anderen Berufsfeld wird man so früh mit dem Zerplatzen seiner Visionen konfrontiert und muss sich so verbiegen, um sich halbwegs abzusichern.

Unter diesen Voraussetzungen kommen gerade junge Journalistinnen frühzeitig in ein Burn-out, da der Alltag angesichts eines Kinderwunsches sinn- und aussichtslos erscheint. Sind bereits Kinder vorhanden und besteht eine stabile Partnerschaft, sodass ein zweites Einkommen zur Verfügung steht, kann der Rückzug auf eine qualifizierte und tief gehende journalistische Tätigkeit, die zu Hause ausgeübt wird, aus dem Dilemma herausführen. Dies gilt oft auch für Designer und Marketingfachleute.

Spezielle Burn-out-Risikofaktoren:

- Hoher Arbeitsdruck durch Terminarbeit.
- Lebensrhythmus durch unregelmäßige Aufträge erschwert.
- Eigengestaltung begrenzt durch Erfüllungsforderung vonseiten der Redaktionen.
- Höchste Konzentration auf Abruf erforderlich, ansonsten vitale, existenzielle Nachteile oder Bedrohung.
- In der Regel geringe Anerkennung und geringe Entlohnung.

Verantwortungsträger

Menschen in Berufen mit extrem hoher Verantwortung, wie z. B. Piloten, Fluglotsen, Angestellte in Kontrollzentren von Atomkraftwerken, Architekten und Ingenieure besonderer Großprojekte, müssen einerseits Ruhe in sich tragen, andererseits in plötzlich auftretenden Gefahrensituationen sofort und sehr besonnen reagieren.

Diese Menschen müssen sehr bewusst mit ihren Ängsten arbeiten und besonnenes Verhalten einüben. In aufwendigen Simulatoren oder Simulationsabläufen müssen sie sich immer wieder mit den Gefahrensituationen beschäftigen und sich ihren Ängsten stellen, die sie nicht lähmen dürfen.

Häufig arbeiten sie mit computergesteuerten Maschinen und Geräten, und viele der Prozesse sind automatisiert. Selbst wenn es nötig ist, können sie phasenweise in diese automatischen Abläufe nicht eingreifen, wodurch diese Menschen immer wieder mit einer großen Hilflosigkeit konfrontiert werden.

Wenn diese Menschen dabei behindert werden, ihre Arbeit gut zu machen, oder wenn ihre Erfahrungsberichte nicht ernst genommen und die Interaktionen zwischen Mensch und Maschine über Computersteuerung nicht verbessert werden, können sie in völlig ausweglose Situationen geraten und ausbrennen. Man denke an die Suizidserie in dem französischen Kernkraftwerk Chinon. Die Mitarbeiter konnten die Verantwortung nicht mehr tragen, da die Betreiber sie mutmaßlich im Stich ließen.

Spezielle Burn-out-Risikofaktoren:

- Umgang mit Realängsten im wachen Bewusstsein.
- Permanente Konfrontation mit Störfallsimulationen.

- Phasenweise Ohnmacht in aktuellen Störfallszenarien.
- Abhängigkeit von konsequenter Unterstützung von Vorgesetzten.
- Verantwortung meist für eine große Zahl von Menschen.
- In der Regel keine Anerkennung, da die Vermeidung von Störfällen für die Öffentlichkeit nicht erlebbar ist.

Orchestermusiker

Wenn man ein Konzert besucht, die Musik genießt und danach die erleichterten Gesichter der Musiker sieht, denkt man oft, was für ein wunderschöner Beruf. Die Realität sieht vielfach ganz anders aus.

Durch häufiges Proben bei ehrgeizigen Dirigenten, zu viele Auftritte, Auseinandersetzungen und Konkurrenz im Orchester ist die Belastung der Musiker hoch. Mit der Zeit wirkt sich auch der Lärmeinfluss aus und kann zu Hörstörungen führen, was wiederum einen zunehmenden Kontrollverlust über das Instrument zur Folge haben kann. Viele Musiker bewältigen ihre Auftritte nur noch mit Beruhigungsmedikamenten und Psychopharmaka. Allerdings leidet darunter allmählich die Qualität ihrer Arbeit. Man bedenke, bei vielen dieser Medikamente soll man kein Fahrzeug führen oder Maschinen bedienen, wie ist es dann mit einer hochsensiblen Geige?

Häufig fehlt Anerkennung für die Musiker, da das Lob und die Aufmerksamkeit nur den Solisten und dem Dirigenten zuteilwerden. Partnerschaft und soziale Kontakte sind aufgrund der vielen Abende und Wochenenden, an denen gearbeitet werden muss, schwierig zu gestalten. Da ihre Arbeit insgesamt schlecht bezahlt wird, müssen sich viele über Musikunterricht etwas dazuverdienen, um ihr Auskommen zu haben. Ausgebrannte Orchestermusiker sind insofern keine Seltenheit. Ähnliches erleben auch Chorsänger und Tänzer.

Spezielle Burn-out-Risikofaktoren:

- Fehlende Anerkennung.
- Innerer Ärger, weil Beifall, Blumen und Presselob an die »Leiter« gehen.
- Keine Rückkoppelung zum eigenen Leistungsbeitrag.
- Hoher Konkurrenzdruck.
- Hoher Lärmeinfluss.
- Dilemma zwischen Erregungsmanagement und notwendiger Auftrittspräsenz.
- Hohe Arbeitsmenge wegen nicht angemessener Bezahlung.

Stars in der Öffentlichkeit

Menschen, die als Stars groß herauskommen, brauchen im Allgemeinen die Bühne für ihr inneres Gleichgewicht. Sie füllen mit der Bühne etwas in sich, um sich lebendig fühlen zu können. Oft treten sie in jungen Jahren ins Licht der Öffentlichkeit, sind als Persönlichkeit noch nicht sehr reif und durch das System leicht manipulierbar. Misserfolg und Vergessenwerden sind die großen Feinde der Bühne, und man muss ständig etwas dagegen tun. Durch die Abhängigkeit von der öffentlichen Wahrnehmung, die sie allein nicht herstellen können, müssen sich die Stars großenteils ihren Managern und Agenturen unterwerfen, die sie vermarkten.

Menschen, die in der Öffentlichkeit stehen, befinden sich also häufig in einer doppelten Abhängigkeit: zum einen von der Öffentlichkeit und zum anderen von ihrem Management. In dieser Situation herrscht auch viel Übergriffigkeit, man lässt über sich bestimmen, lässt sich finanziell, gegebenenfalls auch sexuell, ausnutzen. Schließlich kann man nicht mehr oder nur noch mit Drogen den Zusammenbruch hinauszögern, was letztlich alles erschwert. Die Mehrzahl der Bühnenmenschen ist somit in der Regel alles andere als glücklich, dies scheint nur nach außen so. Viele von ihnen sind in der Grundstimmung, andere manifest depressiv, und die Bühne ermöglicht es ihnen, aus ihren inneren Gefängnissen oder Leerezuständen zu fliehen.

Eine weitere Schwierigkeit ist das einerseits erwünschte, aber andererseits belastende Leben in der Öffentlichkeit. Die Privatsphäre wird durch dieses »Leben auf dem Präsentierteller« enorm eingeschränkt, persönliche Defizite oder Fehler werden oft kräfteraubend vor der Allgemeinheit verborgen, denn Niederlagen dürfen nicht sein.

Hier sind wir an einem Punkt, der alle Menschen betrifft. Niederlagen oder fehlende Perfektion sind menschlich und entlasten uns eigentlich. Die gesellschaftliche Forderung zu siegen ist aber in unseren Köpfen verhaftet, und wir haben uns damit identifiziert, sodass die Angst zu scheitern allgegenwärtig ist. Niederlagen der Stars können wir nicht mehr ertragen, da sie an die Möglichkeit eines eigenen Scheiterns erinnern. Das wiederum scheint uns gefährlich, und wir sehen die Folgen des Scheiterns auch bei den Stars, wenn sie von ihren Fans ausgebuht werden. So verfestigt sich das, wovor wir Angst haben.

Damit ein Star glücklich werden oder bleiben kann, muss er sich frühzeitig in seiner Persönlichkeit weiterentwickeln, um das Steuer in der Hand behalten zu können. Sonst ist die Gefahr, dass er aus seiner eigenen Mitte gerät und sich von dem vermeintlich glanzvollen Leben korrumpieren lässt, sehr groß.

Spezielle Burn-out-Risikofaktoren:

- Existenzielle Abhängigkeit von Öffentlichkeit und Management.
- Fehlen der Privatheit durch Leben auf dem »Präsentierteller«.
- Erschwerte Persönlichkeitsentwicklung unter Beobachtung.
- Fehler oft unverzeihlich, damit Lernen generell erschwert.
- Kompensationen durch Bühnenauftritte bedroht in Niederlagen.
- Versagensängste.
- Kräfteraubendes Verbergen von Defiziten und evtl. Krankheiten.
- Bedrohte Innerlichkeit und Zufriedenheit durch äußeren Glanz.
- Häufig narzisstische und depressive Persönlichkeitsanteile, die hohe Bewältigungskompetenz anfordern.

Arbeitslose und Menschen in Auffanggesellschaften

Dies ist der andere Pol der Gesellschaft. Für Arbeitslose ändert sich plötzlich alles im Leben, der eigene Alltag, aber auch der Familienalltag. Jeder Mensch bezieht aus seiner Arbeit, schon allein aus der Tatsache, dass er Arbeit hat, einen Nutzen für seinen Selbstwert. In der Arbeitslosigkeit fällt dies weg. Das Leben zu Hause ist so strukturiert, dass die Arbeitsabwesenheit eines Partners oder beider Partner ein wesentliches Strukturelement des Alltags und der Aufgabenverteilung ist. Arbeitsweg, Arbeitszeit, Kosten und Verdienst sind hierfür weitere wesentliche Punkte. Verständnis des Partners für den aufreibenden Job und besondere Anerkennung für häusliche Arbeiten, die trotz großer Arbeitsbelastung noch übernommen werden, brechen in sich zusammen. Die mögliche Hilfestellung im Haushalt durch die nun vorhandene freie Zeit wird – abhängig von der bisherigen Wertschätzung von Haushaltsarbeit – gegebenenfalls als erniedrigend angesehen. Bei vorheriger Doppelbelastung kann die vermehrte Zeit infolge der Schmach der Entlassung und des Gefühls der Aussichtslosigkeit auf einen neuen Arbeitsplatz nicht als willkommen angesehen werden. Die Sorge bzw. das Erleben des sozialen Abstiegs und drohender Verarmung bestimmt den neuen, in der Regel ungewollten Alltag.

Üblicherweise sind die Partner und die Kinder nicht darauf vorbereitet, soviel Zeit miteinander zu verbringen, und aufgrund der Dauernähe kommt es häufig zu Streit. Der Alltag wird oft bestimmt von Versagensvorwürfen, Alkohol als Verarbeitungsstrategie mit den bekannten Belastungen und von den fehlenden Kompetenzen gegebenenfalls beider Partner, die einen Ausweg aus dieser Lage weisen könnten. Mögliche erniedrigende Erlebnisse mit Behörden und Jobcentern kommen hinzu, und häufig muss der gewohnte Lebensstandard aus finanziellen Gründen aufgegeben, unter Umständen sogar das gewohnte Umfeld verlassen werden. Die neu gewonnene freie Zeit stellt eine Belastung dar, sie kann nicht sinnvoll gefüllt werden und scheint nicht herumzugehen. Ohne die bekannten Herausforderungen der früheren Arbeit entsteht zudem eine bedrückende Unterforderung.

Die Situation in einer sogenannten Auffanggesellschaft, z. B. in Qualifizierungsmaßnahmen, zum Teil auch in der Zeitarbeit oder in Übergangsbeschäftigungen, wird von den Betroffenen ähnlich erlebt. Im Vergleich zur Arbeitslosigkeit ist die Entlohnung zwar etwas besser, doch häufig werden die Betroffenen für sinnlose oder unterfordernde Arbeiten eingesetzt. Sie werden innerhalb eines Unternehmens oder von Unternehmen zu Unternehmen herumgeschickt, müssen sich ständig in neue Aufgaben einarbeiten, haben keine Unterstützung von der Kollegenschaft und bekommen in der Regel auch keine Anerkennung für ihre Arbeit.

Diese Unterforderung und das Herangezogenwerden für sinnlose Tätigkeiten, ohne die Möglichkeit zwischendurch innezuhalten, bedeutet einen außerordentlich starken Stress. Dieser Stress hat im Beginn bereits depressive Anteile, weil der Betroffene quasi als Marionette anderer seiner Gestaltungsmöglichkeiten vollständig beraubt ist und sich so chancenlos für die Zukunft fühlt. Häufig sieht man bei Menschen in dieser Situation bereits nach kurzer Zeit das Vollbild schwerer Depressionen und auch Suizide.

Bei lang andauernder Arbeitslosigkeit kann schließlich eine tiefe Resignation einsetzen, sodass eine Integration kaum noch gelingt, selbst wenn endlich ein Arbeitsplatz gefunden wird. Denn diese Menschen wollen das alles nicht noch einmal erleben.

Spezielle Burn-out-Risikofaktoren:

- Stress durch Unterforderungen.
- Weiterlaufen des verstellten Stresssystems aus der Arbeitswelt.
- Fehlende Kompetenz für ungewohnte familiäre Nähe.
- Kompletter Wegfall von Anerkennung.
- Sinnentleerte Herausforderungen ohne Unterstützung von Kollegen.
- Angst vor der Chancenlosigkeit und damit der Zukunft.

- Selbstwertkrisen.
- Kaum Handlungs- und Gestaltungsspielräume.
- Sozialer Abstieg.

Unternehmer und Manager

Mit dem Wort Unternehmer sind richtigerweise Menschen gemeint, die in ihrer Verantwortung und mit eigenem Risiko Arbeitsplätze schaffen und mit ihren Produkten und Dienstleistungen auf dem Markt Erfolg haben möchten. Dies sind in der Mehrheit die Mittelstandsunternehmer. Dazu gehören jedoch auch Kleinunternehmer wie Handwerker und andere Selbstständige mit oder ohne Angestellte. Vorstände und Führungskräfte von AGs und anderen Gesellschaften sind zwar ebenfalls unternehmerisch tätig, aber sie sind keine Unternehmer, sondern Manager, die in der Regel nicht für das Risiko haften und nicht unbedingt von sich aus an nachhaltigem Wirtschaften der Firma interessiert sein müssen. Das ergibt recht unterschiedliche Belastungen in der Arbeit, auch die Art der Bedrohung für ein Ausbrennen ist unterschiedlich.

Unternehmer und Selbstständige

Mittelstands- und Kleinunternehmer sind in der heutigen Zeit in einer schwierigen Lage. Sie sind nicht geschützt durch gute Arbeit und gute Auftragslage, denn die Zahlungsmoral ist generell schlecht, selbst bei staatlichen Aufträgen aufgrund der Zahlungsunfähigkeit vieler Kommunen, und durch steigende Firmen- und Privatinsolvenzen kommt es zu vermehrten Zahlungsausfällen. Nach der Einführung der neuen Kreditvergaberichtlinien, die vereinfacht gesagt ein höheres Eigenkapital fordern, können Unternehmer sich nicht mehr darauf verlassen, Überbrückungskredite von den Banken zu bekommen, um die Zahlungsausfälle abzufedern. Dies führt dazu, dass viele Unternehmer und Selbstständige plötzlich ohne ausreichend Eigenkapital dastehen und dringend benötigte Kredite nicht erhalten.

Auf diese Weise gehen viele gut funktionierende, finanziell bisher als gesund geltende Unternehmen und Selbstständige kaputt, sie müssen Insolvenz anmelden, und zahllose Menschen verlieren ohne eigentliche Not ihren Arbeitsplatz. Die Politik agiert hier hilflos und schafft es nicht, den Unternehmern die dringend benötigte Perspektive zu bieten.

Diese Situation stellt für die Mittelstandsunternehmer und Selbstständigen eine ungeheure Belastung dar. In der Regel haben sie schon immer viel gearbeitet, doch in der zusätzlichen Belastung reiben sich viele noch mehr auf, um existenzielle Bedrohungen vielleicht doch noch abwenden zu können. Belegschaften müssen verkleinert werden, und für viele Unternehmer ist es eine schwer bedrückende Last, dass sie ihre Mitarbeiter und deren Familien zum Teil nicht mehr schützen können. Viele Unternehmer fallen in dieser Situation durch ein Burn-out aus, die Familienangehörigen versuchen notdürftig, den Betrieb – meist mit wenig Kompetenz – weiterzuführen, was nicht immer gelingt. Die Bedrohung ist also immer existenziell.

Spezielle Burn-out-Risikofaktoren:

- Existenzielle Bedrohung durch veränderte Kreditrichtlinien.
- Stets präsentes Geschäftsrisiko = auch persönliches und familiäres Risiko.
- Emotionale Belastungen z. B. durch Entlassung langjähriger Mitarbeiter.

- Überlastung durch persönliche Übernahme von Zusatzarbeiten.
- Bedrohung durch zunehmende Zahlungsausfälle.
- Einschränkung von Handlungsspielräumen, die Unternehmertum ausmachen.
- Planungsunsicherheit und fehlende Zukunftsperspektiven durch Undurchschaubarkeit wirtschaftlicher Zusammenhänge und fehlender verlässlicher Prognosen.

Manager

Manager haben ungeheure Verantwortung für große Belegschaften, ihr Erfolg und auch ihr Gehalt werden aber meist an der durch sie erzielten Rendite gemessen. Diese Regelung zieht für den Manager selbst und auch für die Firma und ihre Mitarbeiter jedoch vielfältige Probleme nach sich.

Es fördert die Bereitschaft der Manager, die Rendite ohne Rücksicht auf Verluste zu steigern. Das Wohl der Mitarbeiter und auch das Wohl der Firma treten dabei oft in den Hintergrund. Die Verführung für einen Manager ist groß, ordentlich Geld zu machen, solange es geht. Auf diese Weise kommen unsinnige Fusionen zustande, werden Mitarbeiter für eine Steigerung der Dividende entlassen und treten generell Handlungen, die rasch viel Geld bringen, in den Fokus vieler Vorstände. Geht bei einer solchen Transaktion etwas schief, kann ein Manager ohne existenzielle Probleme zur nächsten Firma wechseln, was ihn von einem Mittelstandsunternehmer deutlich unterscheidet. Wie ihre Entscheidungen sich auf die Mitarbeiter oder die langfristige Zukunft des Unternehmens auswirken, erleben Vorstände kaum, weil sie emotional zu weit von der Belegschaft entfernt sind und zu wenig identifiziert mit dem Unternehmen.

Diese Regelungen sind also nicht geeignet und förderlich für die Firma. Sie bewirken eher das Gegenteil, denn die Manager sind in zu großer Zahl nicht die weitsichtigen, in sich gefestigten Persönlichkeiten, die für diese Aufgabe gebraucht würden, sondern durch solche Regelungen leicht korrumpierbar.

Trotzdem ist die Situation für Manager nicht nur lukrativ, sondern auch schwierig geworden. Der Erfolgsdruck ist groß, und wer selbst nicht aggressiv genug am Markt agiert, kann leicht von der Konkurrenz übernommen werden. So bleibt Vorstandsmanagern heute oft gar keine Zeit mehr für die Umsetzung langfristiger Ziele. Die Gesetze, nach denen die Wirtschaft funktioniert, sind gnadenlos und in ihrem Kurs kaum zu korrigieren, daher ist auch die Zukunft von Firmen nicht wirklich vorhersagbar. In diesen Strukturen sind viele Manager geradezu zum Erfolg verdammt und werden stetig vorwärtsgetrieben. Ein Innehalten findet selten statt, da es nicht dem geforderten Persönlichkeitsprofil entspricht, und so sterben in den mittleren und oberen Führungsebenen von der Öffentlichkeit unbemerkt viel zu viele Menschen im Burn-out, z. B. an Herzstörungen. Andere werden eingeholt von ihrem Gewissen oder einem als sinnlos empfundenen Tun und steigen aus, oft eine lebensrettende Entscheidung für den jeweiligen Menschen. Natürlich gibt es auch weitsichtige, in sich gefestigte Manager, die ihrer Firma und der Belegschaft langjährig dienen, was insgesamt sehr für ein Unternehmen spricht.

Spezielle Burn-out-Risikofaktoren:

Siehe auch die Risikofaktoren für »Bankmanager«, S. 171.

- Fehlende Identifikation mit Unternehmen und Belegschaft.
- Notwendigkeit, in undurchschaubaren Wirtschaftsprozessen zu agieren.

- Oft fehlende emotionale und soziale Kompetenz.
- Durchsetzungsstrategien versagen in persönlichen und beruflichen Krisen.
- Konkurrenzbedrohung des eigenen Postens.
- Oft Kontrollverlust, »Enthemmung« durch scheinbar unbegrenzte Handlungs- und Verdienstmöglichkeiten.
- Entwurzelung und Sinnlosigkeitserleben der eigenen Tätigkeit durch häufige Arbeitgeberwechsel.

Ihre eigene Kompetenz in Ihrem Beruf

Vielleicht haben Sie sich in einer der Belastungssituationen wiedererkannt. Vielleicht erleben Sie eine der beschriebenen Berufswelten und ihre Burn-out-Risiken auch völlig anders. Bei einer möglichen Burn-out-Gefährdung kommt es in jedem Fall auf *Ihr* persönliches Erleben an: Wie Sie Ihren Ausschnitt der allgemein beschriebenen Berufswelt erleben, gestalten und wie er auf Sie wirkt; auf die Ihnen bekannten Menschen und Kollegen; auf Ihre ganz speziellen Alltagsbedingungen zu Hause und bei der Arbeit. Auch wenn Sie jetzt der Meinung sind, Sie könnten an Ihrem Alltag oder Ihrem Beruf nur wenig ändern, um Ihre Situation zu verbessern, malen Sie sich trotzdem einmal aus, wie es besser sein könnte, ohne sich dabei von dem Gedanken der »Machbarkeit« zurückhalten zu lassen. Im folgenden Kapitel werden Sie entdecken, dass Ihre Kompetenzen und Möglichkeiten zur Gestaltung Ihres Alltagslebens vielleicht größer sind, als Sie angenommen haben.

Checkliste für berufliche und gesellschaftliche Wirkfaktoren, die Burn-out begünstigen können

Block I

1. Kaufen Sie Dinge, die Sie nicht brauchen?
2. Haben Sie Angst um Ihren Arbeitsplatz?
3. Übersteigen Ihre laufenden monatlichen Kosten Ihr Gehalt?
4. Haben Sie das Gefühl, dass andere alles besser hinbekommen als Sie?
5. Fühlen Sie sich von Mitarbeitern oder Vorgesetzten bedroht?
6. Müssen Sie mit Nachteilen rechnen, wenn Sie in der Firma Kritik üben?

Block II

7. Haben Sie unverplantes Geld übrig?
8. Gibt es Spielräume bei Ihrer Arbeit?
9. Ist Ihr Vorgesetzter für Sie erreichbar?
10. Verstehen Sie, ob Ihre Firma auf dem Markt gut agiert?
11. Sind eigene Ideen bei Ihrer Arbeit erwünscht?
12. Merken Sie, ob Ihre Arbeit in der Firma anerkannt wird?

Auswertung:

- Haben Sie die Fragen in Block I mit Nein und die Fragen in Block II mit Ja beantwortet, liegt bei Ihnen sehr wahrscheinlich eine stabile, günstig gewachsene Situation vor.
- Im umgekehrten Fall, Block I mit Ja und Block II mit Nein, befinden Sie sich mit hoher Wahrscheinlichkeit in einer ungünstig wirkenden Situation und sollten Veränderungen anstreben, um ein Burn-out zu verhindern bzw. aus dem Burn-out auszusteigen. Bitte besprechen Sie Ihre Situation mit einem psychotherapeutisch ausgebildeten Arzt.
- Haben Sie innerhalb der Blöcke sowohl mit Ja als auch mit Nein geantwortet, hängt es von der Stärke des persönlichen Erlebens ab, ob es sich im Einzelnen um Wirkfaktoren eines Burn-out-Geschehens handelt. Um dies zu klären, empfiehlt sich ebenfalls ein Gespräch mit einem Arzt oder Therapeuten.

EINE NARRENGESCHICHTE

Arnold saß unter dem Walnussbaum in der Dämmerung. Die Eule schwebte vorbei, begrüßte ihn und setzte sich auf einen Zweig. »Die Eule kennt mich?«, fragte er sich verwundert. »Ja, du kennst mich«, sprach die Eule. »Woher denn?« »Na, von früher«, erwiderte die Eule, und Arnold kramte in seinen Erinnerungen. Ja, einmal hatten drei kleine Käuzchen auf der Tanne vor ihrem Haus gesessen, aber da war er erst zwei oder drei Jahre alt gewesen. Eines der Käuzchen hatte ihm damals erzählt, dass sie auf ihre Mutter warteten, die aber erst käme, wenn es dunkel würde.

»Ja, die bin ich«, antwortete die Eule, obwohl Arnold gar nichts gesagt hatte. »Wie haben wir denn damals geredet?« »Genauso wie jetzt!«, aber weder die Eule noch Arnold machten den Mund dabei auf. Arnold musste an den Satz »Wir kennen uns noch nicht, wir haben noch nicht zusammen geschwiegen« denken. »Wir schon«, sagte die Eule.

»Was wird denn im Schweigen klarer gesagt?«, fragte sich Arnold. »Alles, was du ursprünglich fühlst«, sagte die Eule. »Früher hast du nicht so viel gefragt, du bist sehr erwachsen geworden.« »Ja. Ich freue mich, dass du mich erkannt hast«, sagte Arnold, »denn als Erwachsener redet man eigentlich nicht mehr mit den Tieren.« »Deshalb bin ich gekommen. Eigentlich komme ich jeden Abend, aber heute wollte ich, dass du es merkst«, sagte die Eule. »Warum denn?« »Das weißt du doch!« »Ja, du hast recht, die Erwachsenen sind dumpf geworden, und Erwachsene, die nicht mehr mit den Tieren fühlen und sich austauschen können, sind

oft auch komische Eltern.« »Kinder sind eins mit den Tieren und anderen Wesen, aber ohne ihre Eltern können sie sich das nicht erhalten, da sträubt sich einem das Gefieder«, sagte die Eule und sträubte ihr Gefieder. »Ihr wollt also wieder eine Konferenz der Tiere machen?«, fragte Arnold, selbst erstaunt darüber, dass er schon wusste, was die Eule wollte. »Ja.« »Und was soll ich da?« »Du bist ein Narr!«, sagte die Eule. »Ach so, ja, ich komme«, sagte Arnold, denn wer könnte den Menschen die Sorgen der Tiere besser verständlich machen als ein Narr?

4 Wie komme ich aus dem Burn-out raus?

In diesem Kapitel geht es um den Ausstieg aus dem Burn-out. Es ist in vier Unterkapitel unterteilt: Der Einstieg in den Ausstieg, in dem grundlegende Prinzipien und hilfreiche Gedanken dargelegt werden; der Ausstieg auf eigene Faust, also was Sie mit Ihren Fähigkeiten und Möglichkeiten selbst tun können, um Ihre Lage zu ändern; der Ausstieg in ambulanter Behandlung und Begleitung, hier erfahren Sie, wie Therapien Ihren Ausstieg unterstützen können; und der Ausstieg durch eine Krankenhausbehandlung in einer schweren Burn-out-Krise.

Der Einstieg in den Ausstieg

Als Einstieg brauchen wir einige vorbereitende Grundlagen und Gedanken über unsere Mitte, unser Denken selbst, über »innere Sätze«, die Veränderung blockieren, und Prinzipien, deren Beachtung uns beim Ausstieg hilft.

Ins Lot kommen

Viele Menschen in unserer Gesellschaft sind aus ihrer Mitte herausgefallen, einige waren noch nie darin. Weit außerhalb der eigenen Mitte ist die Welt zum Überleben aber nicht geeignet und zum Leben noch viel weniger. Für eine menschengerechte Lebensgestaltung ist es heutzutage unverzichtbar, sich auch in sich selbst zu Hause zu fühlen und sich in sich zu verankern. Dieses Gefühl ist uns jedoch kollektiv verloren gegangen, begeben wir uns also wieder auf die Suche, auch nach innen. Denn trotz aller wirtschaftlichen Herausforderungen ist die Welt nicht so eng, dass sie diese Möglichkeit nicht bereithält. Diese Enge findet sich meist nur in unserem Denken, obwohl wir das oft nicht so recht glauben können. Wir können uns unsere innere Freiheit wiederholen, dafür müssen wir aber einmal täglich in unserer Mitte vorbeikommen. Wir müssen unsere eigenen Möglichkeiten, die häufig versteckt bereitliegen, erkennen und ergreifen lernen, und das geht nur mit innerer Klarheit.

Die Bananenfrage

Wenn ein Affe die Wahl hat, sofort eine Banane zu bekommen oder ein paar Stunden später vier Bananen, nimmt er sofort eine Banane. In der Regel macht es der Mensch genauso. Der Ausstieg aus dem Burn-out und auch die Lösung weltweiter Krisen können gelingen, wenn der Mensch zunehmend einen Schritt weiter denkt und Nachhaltigkeit interessanter wird als sofortige Befriedigung oder zumindest eine sinnvolle Alternative dazu darstellt. Der Mensch kann sein Gehirn dafür benutzen, um sich auf der Strecke zu dem später besseren Ergebnis durchaus wohlzufühlen, vielleicht sogar besser als durch die sofortige Befriedigung. Das ist die Bananenfrage, und wir sind durch die Verhältnisse dazu aufgefordert, sie zu lösen und den einen besonderen Schritt auf dem Weg zum Menschsein zu gehen.

Wir werden dabei erleben, dass der Ausstieg aus dem Burn-out und die Teilnahme an der gemeinschaftlichen Aufgabe der weltweiten Krisenbewältigung sich nicht wesentlich voneinander unterscheiden, d. h., wer aus dem Burn-out aussteigen lernt, befähigt sich als Mensch zu dieser Teilnahme. Umgekehrt steigt jemand, der zur Teilnahme an der Gemeinschaftsaufgabe befähigt ist, leichter aus einem Burn-out aus bzw. schützt sich gut davor. Das ist die erfreuliche Nachricht. Beim Lösen der Bananenfrage spielen tatkräftige und fantasievolle Vorfreude, das Wissen um die eigene Selbstwirksamkeit, die Lust, auf dem Weg mit anderen verbunden zu sein, und eine achtsame Einstellung im Alltag eine besondere Rolle.

Bevor wir den Ausstieg beginnen, müssen wir uns mit unserem Denken beschäftigen und einige innere Blockaden überwinden, die uns beim Vorwärtsgehen behindern können. Der Ausstieg gelingt! Warum ich so sicher bin? Ich arbeite seit Jahrzehnten mit Menschen in persönlichen Sackgassen und habe viel erlebt und von ihnen gelernt. Die meisten Menschen sagen zu Beginn: »Ich bin nun einmal so, ich kann auch nicht aus meiner Haut.« Das sollen Sie auch überhaupt nicht. Die meisten Menschen wissen gar nicht, was in ihrer Haut so alles steckt oder entwickelt werden kann. Das gilt vielleicht auch für Sie, unterschätzen Sie sich nicht!

Denn all die Erlebnisse, die Ihnen quasi als Schicksal widerfahren sind oder durch Ihr Handeln mitgestaltet wurden, sind zwar Teil Ihrer bisherigen Lebensgeschichte, bestimmen aber nur vordergründig und nicht zwingend Ihre Zukunft. Ihr weiteres Leben hängt hauptsächlich davon ab, inwieweit Sie in der Gegenwart Entscheidungen treffen.

Ein zentrales Element dabei ist Ihr Denken. Sie erwarten vielleicht, dass jetzt die Sache mit dem »positiven Denken« kommt. Daran merken Sie schon, wie Erwartungen unser Denken bestimmen. Aber lassen Sie sich überraschen!

Denken: Die Macht der Gedanken

Wir haben über das Denken im Allgemeinen sehr eigenwillige, manchmal falsche Vorstellungen. Viele halten das Denken für die Königsdisziplin des Menschen. Dies stimmt insofern, als der Mensch mit seiner Großhirnrinde wahrscheinlich besser als jedes andere Lebewesen dafür geeignet ist, in komplexen und unbekannten Sachverhalten zu praktikablen und häufig neuen Lösungen zu kommen. In diesem Sinne benutzen wir unser Gehirn als Werkzeug. Das Gehirn löst aber nicht nur gestellte Aufgaben. Es verarbeitet auch die uns umgebende Welt über Sinnesreize vor allem der Nase, der Augen und der Ohren. (Ebenso wird unsere Innenwelt über Rezeptoren in den Geweben erfasst.) Dafür sind besonders tiefer liegende Hirnareale zuständig, die die Informationen aufarbeiten und alles, was auffällt, abweicht von der bisherigen Erfahrung, Lust verspricht, neu oder bedrohlich erscheint, an die Großhirnrinde weiterleiten. Diese versucht, sich ein Bild der Lage zu machen und herauszufinden, ob irgendwelche Handlungsschritte erforderlich oder wünschenswert sind.

Diese Orientierungsleistung bzw. Interpretation des im Außen Vorgefundenen ist aber ebenso wie das Lösen komplexer Aufgaben nur ein kleiner Teil der Hirnaktivität. Man weiß inzwischen, dass die Hauptaktivität der Großhirnrinde ein permanenter Austausch von Informationen und ein Abgleich von Aktivitätszuständen in den Neuronennetzen (vernetzte Nervenzellen) ist. Man sagt, das Gehirn spricht ständig mit sich selbst und erzählt sich Geschichten. Vieles davon ist uns nicht bewusst, und es ist erst teilweise bekannt, warum das Gehirn mit sich selbst spricht. Auf jeden Fall aber führt das zu einer auffälligen Betonung des Innenlebens im Gehirn. Damit sind offensichtlich auch ständig Gedankenprozesse, bewusst und unbewusst, verbunden, sodass wir permanent mit einer Art Denken beschäftigt sind, dessen Sinn, Nutzen und Auftrag nicht immer klar sind. Es scheint sich dabei vorrangig um die Abstimmung der verschiedenen Nervenareale zur stabilen Erhaltung eines inneren Gesamtabbildes der eigenen Person und der Welt zu drehen.

Innenwelt – Außenwelt

Bei diesem Prozess geht es auch um das Entwickeln und Aufrechterhalten einer Zentrumswahrnehmung aus vielen unterschiedlichen inneren Unterzentren, die wir als »Ich« erleben und nutzen.

Dieses Ich lebt eigentlich in dem von uns in unserem Inneren konstruierten Abbild der Welt, es hält die äußere Welt aber für identisch mit der inneren Konstruktion und verhält sich in dieser Außenwelt dann entsprechend. Die Außenwelt ist recht flexibel und lässt sich das gefallen, nur wenn die innere Konstruktion der Welt zu stark von den Zusammenhängen der Außenwelt abweicht, stößt man sich vielleicht den Kopf. Aber wer die Welt schön findet, dem begegnet sie auch so, und wer die Welt furchtbar findet, dem entgeht die Schönheit, weil dafür kein inneres Resonanzsystem eingerichtet ist. Sie kennen das vermutlich selbst: Wenn Sie z. B. ein Haus bauen und das Dach decken müssen, sehen Sie plötzlich überall Dachziegelanzeigen. Wer ein Kind erwartet, dem kommt die ganze Welt schwanger vor.

Wir halten unser Ich für die Meisterinstanz und unsere Anschauung von der Außenwelt für ein wirklichkeitsgetreues Abbild. Richtiger ist die Sichtweise, dass unser Ich und unsere Weltkonstruktion sich mit der Zeit in der Großhirnrinde gemeinsam entwickelt haben und somit perfekt aufeinander abgestimmt sind. Was das Ich in seiner inneren Welt denkt, entdeckt es auch in der Außenwelt. In diesem Sinne können Gedanken tatsächlich Wirklichkeit werden. Ist die Welt innen zu eng, gibt es auch in der Außenwelt nicht viel zu entdecken. Es steht nur bereit, was für möglich gehalten wird. Erinnern Sie sich an »Kalle« und seine inneren Sätze.

Die Freiheit unseres Denkens bestimmt also, welche Möglichkeiten für uns bereitstehen. Sie ist besonders wichtig, wenn wir etwas verändern wollen. Wenn wir uns innen ändern, es also z. B. gelingt, anders als bisher zu denken und wahrzunehmen, wird auch die Außenwelt eine für uns erlebbare Wandlung durchmachen. Das klingt märchenhaft, ist aber wahr im Sinne der Hirnforschung. Wir können auch in der Außenwelt Veränderungen vornehmen, die dann entsprechend auf uns zurückwirken. Diese Änderungen bekommen aber nur Kraft, wenn wir uns auch innen ändern, sonst fällt der Vorgang nach einiger Zeit in sich zusammen, und wir erleben die Welt wieder genau wie vorher.

Was ist der Motor für Änderungen im Denken? Krisen sind bedrohlich, daher möchte man möglichst rasch aus ihnen heraus. Dieser Bewegungsimpuls ist hauptsächlich dafür verantwortlich, etwas in einem anderen Licht zu sehen, etwas Neues auszuprobieren, neue Auswege zu denken und dann zu finden. Deshalb sind Krisen trotz der schlimmen Erlebnisse oft so fruchtbar. Herausforderungen anzunehmen heißt dabei, einen großen Schritt in Richtung der möglichen Auswege zu gehen. Herausforderungen anzunehmen heißt im Denken auch: eine Veränderung für möglich halten!

Wie nimmt man Herausforderungen an? Indem man sich das Gefängnis anschaut, in dem das eigene Denken steckt. Dabei wird man feststellen, dass die Tür des Gefängnisses offen steht. Aber warum geht man dann nicht einfach hinaus? Dafür hat jeder Mensch seine eigenen Entschuldigungen. Dazu gehören z. B. auch die inneren Überzeugungen, die so mächtig sind. Wenn deren Macht schwindet und die Überzeugungen im Denken überwunden werden, kann man das Gefängnis verlassen und neue Entscheidungen treffen, die besser zum eigenen Wesen und dem eigentlichen Lebensplan passen.

Fünf innere Blockadesätze und ihre Überwindung

Die besten Informationen für ein notwendiges Handeln nutzen nichts, wenn man sie nicht umsetzt und sein Gedankengefängnis nicht verlässt. Fehlende Umsetzung hat als Grundlage oft folgende innere Sätze: »Ich will nicht«, »ich kann nicht«, »ich kann das nicht akzeptieren«, »so kann das gar nicht sein«, »ich verstehe das nicht«. Aber woher kommen diese behindernden Sätze, und wie kann man sie in Bewegung bringen?

»Ich will nicht«

Dieser Satz wird im Allgemeinen trotzigen Kindern zugeordnet, doch auch im Erwachsenenalter ist man vor ihm nicht gefeit.

Trotz gehört in die Lebensphasen eines Kindes und eines Jugendlichen. Er dient der eigenen Abgrenzung und dem Ausloten von Grenzen. In der Pubertät geht es auch um das Zurückdrängen von elterlichen Postulaten, um Eigenes erlebnisfähig zu machen. Trotz hat also eine wichtige Bedeutung in der Entwicklung und ermöglicht immer größere Klarheit über die Möglichkeiten und Grenzen sozialer und emotionaler Freiheit. Wenn Eigenes des Kindes aber keinen Platz in der Vorstellung der Eltern hat und sein Wille gebrochen werden soll, um aus ihm ein »gutes« Mitglied der Gesellschaft zu machen, dann kann Trotz auch bedeuten, die eigenen Schätze festzuhalten und zu beschützen. Aus Sicht des Kindes kann Trotz in diesem Fall notwendig und klug sein.

Trotz kann auch ein Zeichen dafür sein, dass die nächste Phase der Entwicklung nicht wirksam stattgefunden hat, dass der oder die Betreffende in der Pubertät stecken geblieben ist. Dies ist oft dann der Fall, wenn das Kind nicht erwachsen werden will, z. B. um an der Seite eines Elternteils zu bleiben.

In einer guten und gesunden Entwicklung kann kindlicher Trotz im Erwachsenenalter in eine reifere Form umgewandelt werden. Der Durchsetzung des eigenen Willens geht dann eine Prüfung seiner Berechtigung voraus. Der Erwachsene hat über die Wirksamkeit zur Durchsetzung ein klares Bewusstsein und darüber hinaus die Fähigkeit entwickelt, Kompromisse einzugehen, wenn es erforderlich ist.

Hat diese Entwicklung von Trotz in eine reifere Form der Durchsetzungs- und Kompromissfähigkeit nicht ausreichend stattgefunden, kann sie nachgeholt werden, wenn der Trotz dies zulässt. Entsprechende Seminare oder eine persönliche Supervision bei einem Therapeuten bieten Möglichkeiten, die eigenen Fähigkeiten auf diesem Gebiet zu verbessern.

Der Satz »Ich will nicht« kann aber auch stellvertretend für etwas anderes stehen, z. B. ich mag nicht, weil ich mich an meine Situation gewöhnt habe, oder ich lasse mir nichts vorschreiben. Das Problem dabei ist, dass sich die Situation nicht an den aktuellen Zustand hält, für den der Satz gilt, sondern sich verändert. Meistens wird es dann enger, noch weniger frei für den Betreffenden, und das Leiden nimmt zu. Wenn man eine solche Entwicklung voraussieht, ist es sinnvoll zu handeln.

»Ich kann nicht«

Bei diesem Satz kommt es in der Regel auf die Begründung an, die auf ihn folgt, wie z. B. »weil alles so anstrengend ist«, »weil ich keinen anderen Arbeitsplatz mehr finden werde«, »weil ich mir das nicht leisten kann«, »weil die Kleinen sowieso keine Chance haben«. Diese Begründungen entsprechen den inneren Überzeugungen sicher gut, aber stimmen sie tatsächlich, und ist man wirklich nicht in der Lage, eine Veränderung herbeizuführen?

Im Zentrum steht hier die Resignation angesichts von schweren Erlebnissen, einem schweren Alltag und Ohnmachtsgefühlen gegenüber der Gesellschaft und dem Staat. Es ist das Gefühl des passiven Opfers, dessen Leid oder Bedeutungslosigkeit durch die Schuld von anderen besteht. Insofern kann der innere Satz auch lauten: »Die anderen müssen etwas tun«, also diejenigen, die Schuld tragen an der Situation.

Innere Überzeugungen erwecken den Anschein, das Ergebnis von quasi objektiven Lebenserfahrungen zu sein. Doch viele Situationen werden erst dadurch erfreulich oder belastend, indem ihnen eine Bedeutung verliehen wird. So wirkt das Rasenmähen in der Mittagsruhe ärgerlich, wenn der Nachbar ein nerviger Querkopf ist. Dieser Vorfall ist dann Anlass für Streit. Ist ein alleinstehender Mann jedoch auf der Suche nach einer Partnerin und hat eine nette junge Frau als Nachbarin, klingt das Rasenmähen vielleicht wie Musik in seinen Ohren und bietet einen willkommenen Anlass für Kontakt.

Für das Handeln im Alltag sind unsere Lebenserfahrungen und Einschätzungen von Erlebnissen sinnvollerweise quasi objektiv. Sie helfen, rasch zu beurteilen und sich entsprechend der bisherigen Erfahrungen zu verhalten. Es ergibt keinen Sinn, sich jede Minute zu überlegen, ob dies oder jenes nicht doch auch anders eingeschätzt werden könnte, dann würden wir nicht vom Fleck kommen.

Anders ist es, wenn wir nicht richtig weiterkommen und auf eine Sackgasse zusteuern. Hier sind die inneren Überzeugungen in ihrer Festigkeit oft nicht mehr hilfreich und können sogar neue Möglichkeiten verhindern. Die inneren Überzeugungen müssen also angepasst werden. Dabei stellt man oft fest, dass etwas, was objektiv schien, doch subjektiv beurteilt war und einer neuen Interpretation zugänglich ist. Man kann also alte Erlebnisse wieder nach- oder neu bewerten bzw. in einen neuen Rahmen stellen.

Dies gilt auch für augenscheinlich objektive Dinge wie die Arbeitsplatzsuche. Es stimmt, dass über 50-Jährige schwerer einen neuen Arbeitsplatz finden. Aber wenn ein Arbeitgeber jemanden mit Erfahrung braucht, achtet er auf die Ausstrahlung eines Bewerbers und darauf, was der Bewerber sich zutraut. Wenn ein Arbeitssuchender sich also weiterentwickelt und zunehmend ein Gefühl für seinen eigenen Wert entwickelt, sind seine Aussichten deutlich anders und besser als zuvor. Arbeitsplatzaussichten sind also auch objektiv vorhanden, wenn man die Persönlichkeit, also subjektive Werte, als bedeutsam mit einbezieht, auch wenn sie ebenso objektiv, also anhand von Statistiken, erschwert sind.

Ein klassisches Beispiel für das sogenannte »Reframing«, wie man die Technik des Umdeutens in der systemischen Psychotherapie nennt, ist eine kleine Bilderfolge: Auf dem ersten Bild ist ein Fisch zu erkennen, der freudig in einen Wurm beißt; auf dem zweiten Bild sieht man einen erfreuten Angler, an dessen Angel dieser Wurm hängt; das dritte Bild zeigt den Baum, an dem der Angler lehnt, mit einem Schild »Angeln verboten«; auf dem vierten Bild schließlich ist ein aufgeregter Aufseher zu sehen, der soeben den Wildangler entdeckt hat.

Die Einschätzung einer Situation und die in ihr erlebten Emotionen ändern sich also, je nachdem, in welchem Rahmen eine Situation betrachtet wird. Dabei hängen neue Rahmen und neue Einschätzungen insbesondere auch von neuen Erlebnissen ab. Neue Erlebnisse wiederum kommen aus der Aktivität, man muss sich also bewegen. Die neuen Erlebnisse können mit den alten Überzeugungen kollidieren, und diese Kollision ist günstig. Innerlich findet dann ein Ringen um eine Integration der neuen Erfahrung unter Akzeptanz des bisher Erlebten statt, was zu flexibleren, klareren inneren Überzeugungen führen kann, die alltagstauglicher sind.

Auf diese Weise kann sich ein »Ich kann nicht« in ein »Ich kann doch« umwandeln. Ohne Sie geht das natürlich nicht, mit Ihnen jedoch sehr gut!

Wenn Sie sich dies allein nicht zutrauen, können Sie z. B. mit einem erfahrenen Psychotherapeuten in wenigen Sitzungen besprechen, welche Art von Bewegung für Sie gut ist und wie Sie im inneren Ringen um flexiblere innere Überzeugungen unterstützt werden können.

»Ich kann das nicht akzeptieren«

Dieser Satz ist verständlich, denn vieles ist tatsächlich erst einmal inakzeptabel. Doch bleibt er als innere Überzeugung bestehen, wird er zu Granit, und mit ihm verschwinden alle Lebenschancen.

Um eine inakzeptable Situation zu verändern, muss man handeln, und der Anfang des Handelns kann nur im Jetzt geschehen. Nur auf diesem Boden, auf der Grundlage der inakzeptablen Situation, ist ein erster Schritt zur Veränderung möglich. Voraussetzung dafür ist ein Akzeptieren der Gegebenheiten, was nicht gleichzusetzen ist mit einem Gutheißen der Gegebenheiten. Das wird meist verwechselt. Wenn ich Kernkraft für gefährlich halte, reicht es nicht, wenn ich sage, das kann ich nicht akzeptieren. Ich muss akzeptieren, dass es jetzt Kernkraftwerke gibt, und dann auf dieser Grundlage und in Anerkennung der Tatsache handeln, damit sie verschwinden können.

Dieser kleine Unterschied zwischen Akzeptieren und Gutheißen klingt wie Haarspalterei, macht aber einen sehr großen Unterschied, wenn man handeln möchte. Es reicht nicht, zu Hause zu sitzen und zu sagen, das akzeptiere ich nicht. Nichtakzeptieren bremst das Handeln aus.

Oft wird gesagt, es ist, wie es ist. Das bedeutet aber nicht, dass es nun bleiben muss, wie es ist. Das liegt allein an Ihnen. Die prinzipielle Möglichkeit, etwas zu ändern, ist beinahe immer vorhanden.

»So kann das gar nicht sein«

Dieser Satz entsteht häufig, wenn eine als objektiv angesehene Wahrheit mit einer anderslautenden inneren Ahnung kollidiert und zurückgedrängt wird. Nehmen wir einmal an, bei einer Bestandsaufnahme Ihrer Situation kämen Sie zu dem objektiv scheinenden Ergebnis, dass Sie am Ende sind. Diese Erkenntnis wäre niederschmetternd, und darüber hinaus wäre sie auch falsch, was Sie selbst in Ihrem Inneren ahnen. Mit Recht sagen Sie dann erst einmal, »so kann das gar nicht sein«. Denn Sie sind nicht am Ende, selbst wenn die Bestandsaufnahme faktisch in Ordnung ist.

Um sich mit einer Wahrheit, die man tief innen ahnt, zu konfrontieren, muss man sie der Teilwahrheit gegenüberstellen, die man für sich etabliert hat, um zu überleben bzw. weiterzumachen, die jedoch oft der Maske oder einem Schutzpanzer entspricht. Dies tut oft weh. Wir denken häufig, dieser Schmerz resultiere daraus, dass wir versagt hätten und nicht gut genug waren. Das entspricht genau der Beurteilung durch die Gesellschaft, die die Augen zumacht, um sich nicht ändern zu müssen. Tatsächlich ist der Grund für den Schmerz ein anderer. Den eigentlichen Schmerz und die Traurigkeit erleben wir, wenn wir gewahr werden, wie weit wir uns im aktuellen Alltag von unserem Wesen entfernt haben. Um das nicht zu erleben, sagen wir: »So kann das gar nicht sein.«

Auf Dauer kann diese Verleugnung nicht bestehen, weil der Körper diese andere Wahrheit einfordert und bei der Täuschung nicht mehr mitmacht. Heilung kommt dann aus der Konfrontation mit sich selbst und aus dem ehrlichen Aufbruch zu sich selbst, sodass Wesen, Denken und Handeln in Übereinstimmung kommen. Wenn Sie also den Satz »So kann das gar nicht sein« immer öfter sagen, ohne dass sich die Situation bessert, nehmen Sie Hilfe in Anspruch. Manchmal ist diese Wandlung erst mit einer therapeutischen Begleitung möglich. Sie dürfen zuversichtlich sein, dass der Weg zu sich selbst immer möglich ist, wenn Sie sich dafür entscheiden.

»Ich verstehe das nicht«

Bei diesem Satz klingt der Nachsatz »Die anderen schaffen es doch alle« an. Hält man länger an diesem Satz fest, kommt man schnell in eine Selbstentwertung, später dann in ein Selbstmitleid hinein. Zwei Tatsachen sollte man sich hier stets vor Augen halten: Erstens, die anderen schaffen es auch nicht immer, das sieht oft nur so aus; und zweitens ist es völlig egal, ob oder was eine andere Person schafft, da Sie ein völlig anderes Leben, einen ganz anderen Weg und ein eigenes Glück hat. Es gibt interessante Rollenspiele, bei denen die Teilnehmer in die Haut eines anderen schlüpfen sollen. Am Ende des Spiels – wenn man gesehen hat, was man sich mit dem fremden Leben alles einhandeln würde – möchte niemand in der Haut des anderen verbleiben. Vergleiche mit anderen Menschen helfen also nicht weiter, einmal abgesehen von der Idee eines Vorbilds, dem man nacheifern möchte. Jeder kommt nur auf seinen eigenen Beinen aus der Krise heraus, auf fremden Beinen können Sie nicht laufen!

In einer solchen Situation müssen das eigene Ich und der Selbstwert wieder gestärkt werden. Das gilt auch, wenn Sie irgendwo gelesen haben sollten, man müsse in buddhistischer Tradition das Ich auflösen, um in seiner Entwicklung weiterzukommen. Denn die meisten brauchen zuerst eine deutliche Stärkung im Ich. Erst dann kann das Ich wirklich weit werden und in einem Ganzen aufgehen, wenn man dem folgen möchte. Es ist nicht einfach, sich selbst erfolgreich zu versichern, dass man gut ist, wie man ist, wenn man permanent entwertet wird, z. B. im Partnerstreit, von selbstbezogenen Chefs oder im Umgang mit Banken. Vielleicht hilft es Ihnen aufzuschreiben, was es alles nicht geben würde, wenn es Sie nicht geben würde. Dabei zählen auch Kleinigkeiten, z. B. die Teepause, die Sie bei der Arbeit eingeführt haben, der Entwurf für die Trikots der Fußballmannschaft Ihres Sohnes oder Ihr schönes Lachen, das andere Menschen mitreißen kann. Sie werden merken, dass da eine Menge zusammenkommt.

Nehmen Sie sich und Ihre Meinung ernst, und verbergen Sie Ihre Ansichten nicht vor sich und anderen. Erlauben Sie sich, Sie selbst zu sein. Das funktioniert meist am besten in der Gesellschaft von Menschen, bei denen Sie sich wohlfühlen, und wirkt besser als ein Medikament. Falls Sie wirklich keine guten Sozialkontakte mehr haben, sollten Sie sich unbedingt an einen professionellen Therapeuten wenden, denn sonst fehlt ein wesentlicher Schutz für den Selbstwert. Gerade in persönlichen Krisenzeiten ist der Selbstwert eines Menschen sehr angeschlagen. Dann braucht er möglichst regelmäßig Kontakt zu Menschen, die ihn mögen und ihm versichern, dass er möglicherweise in Unordnung, aber immer noch okay und liebenswert ist.

Angriffe und Schuldzuweisungen von außen, z. B. von einem Banker oder dem Chef, sollte man zurückweisen und den Angreifern möglichst keine Macht über sich einräumen. Die Macht, die man den anderen in seinen Gedanken gegeben hat, kann man ihnen nämlich auch wieder nehmen. Das meiste passiert im Kopf, und der wichtigste Schritt für eine Verbesserung der Situation ist es, diese Verbesserung für möglich zu halten.

Masken Wir leben in einer Gesellschaft, in der Masken, Täuschung und Selbsttäuschung Trumpf sind bzw. sein sollen. Der Trumpf der Maske sticht allerdings hauptsächlich nach innen, da sich hinter der Maske oft Einsamkeit, Kälte und Schmerz ausbreiten. Darum sollte man sich über die Bewältigungskräfte anderer Menschen nicht täuschen. In der Regel meistern sie das Leben mit seinen Herausforderungen nicht besser. Falls Sie der Meinung sind, dass sie es doch tun, fragen Sie den betreffenden Menschen einmal, wie er es macht. So bekommen Sie vielleicht wertvolle Hinweise oder erkennen die Schwierigkeiten, mit denen er sich plagt.

Ganz ohne Masken kommt kein Mensch aus, und manchmal ist es sehr gut und dem Überleben förderlich, eine Rolle gekonnt zu spielen. Darum ist nichts dagegen einzuwenden, ein bewährtes Set an Masken zur Verfügung zu haben und sie in den passenden Situationen aufzusetzen. Doch man sollte keinesfalls vergessen, sie danach auch wieder abzunehmen, sonst läuft man Gefahr, beim Leben in seiner Maske zu erstarren und an ihr zu ersticken. Dann muss die Maske im Interesse des Lebens zerbrechen, auch wenn wir dies erst einmal als Krise erleben. Wenn die Maske zerbricht, ist nicht das Leben zu Ende, sondern das Wesen hinter der Maske bekommt wieder eine Chance zum Leben.

Prinzipien auf dem Weg zu inneren Entscheidungen

Die Blockadesätze haben gezeigt: Unsere Entschuldigungen helfen uns nicht weiter. Vergleiche mit anderen bringen nichts. Es ist, wie es ist. Alte Erlebnisse können sich verändern, wenn man sie in einen neuen Rahmen stellt. Trotz kann man in eine reife Form umwandeln, die einem nutzt. Andere mögen schuld sein, diese Sichtweise schadet aber hauptsächlich uns selbst.

Vielleicht merken Sie schon jetzt, wie die Macht dieser Entschuldigungen schwindet, vielleicht dauert es auch noch einen Moment. Was Sie jetzt nicht gebrauchen können, ist Selbstmitleid. Selbstmitleid ist wie Morast oder Sumpf. Man kommt nicht gut voran und kann darin versinken. Bei den nachfolgenden Prinzipien handelt es sich um grundlegende Gesetze, die in jeder Lebensphase hilfreich und wirksam sind – in einer Burn-out-Situation ist die Einsicht in diese Prinzipien jedoch elementar und kann den Wandel hin zu einem lebenswerteren Alltag erleichtern.

Das Prinzip der Gezeiten – der Wandel

Ebbe allein trocknet aus,
Flut allein überschwemmt,
die Gezeiten geben Leben.

Das Prinzip der Gezeiten stellt Ebbe und Flut in etwas größeres Ganzes. In diesem Ganzen haben beide Platz und sind das Ganze. Keines ist gut, keines ist schlecht im Ganzen. Ohne eines der beiden hört das Leben auf. So ist es auch beim Atem: Einatmen … Ausatmen … heißt Leben. Wenn die Tage immer länger werden, kommt schließlich die Sonnenwende und die Nachtzeit nimmt zu.

Es ist ein Pendel, das immer zweimal durch die Mitte geht. Zweimal gibt es Normalnull, einmal zurückkommend von der Flut, einmal zurückkommend von der Ebbe; Tag- und Nachtgleiche, einmal im Frühling, einmal im Herbst. Das ist das Nadelöhr, durch das es immer hindurchgeht. Das Wasser bleibt dabei immer Wasser, es bleibt seinem Wesen treu. Balance heißt also nicht: »lau« sein und in der Nähe der Mitte verharren. Balance heißt: immer wieder den Weg durchs Nadelöhr gehen, sich treu bleiben und dabei zum einen Pol werden, umkehren, durchs Nadelöhr gehen und zum anderen Pol werden und wieder umkehren. Und in der Umkehr ist zweimal eine Pause, ein Innehalten am Punkt der höchsten Flut und der niedrigsten Ebbe. Dort ist es ganz still. In der Mitte also ist es leicht, in der Pause ist es still, das Wesen ändert sich nicht. Ob der Ausschlag groß oder klein ist, hat keine Bedeutung. Auf dem Weg des Schwingens im Wesen ganz bleiben, das können wir vom Wasser lernen und vom Atem und vom Sonnenlauf.

Das Prinzip der Gezeiten überwindet den Dualismus, den kausales Denken und Wort-Sprache durch Unterscheidung hergestellt haben, indem es analoges Denken und nonverbale Kommunikation hinzustellt. So entsteht aus dem Urteil und dem Anvertrauen die lebendige Begegnung, aus dem Entweder-oder wird Sowohl-als-auch. Das Prinzip der Gezeiten ist das zentrale Prinzip, und die anderen nachfolgenden Prinzipien sind darin enthalten.

Das Prinzip des Nadelöhrs – die Mitte

Krisen erscheinen einem oft wie ein Nadelöhr, durch das man hindurch muss, aber nicht hindurchzupassen scheint. Woran liegt das? Die Antwort ist einfach: weil man zu viel mitnehmen will! Dies ist der zentrale Satz der Veränderung: **Durch das Nadelöhr gehen nur das Wesen und das Wesentliche mit Leichtigkeit.**

Nicht durch das Nadelöhr gehen die, die man in ihrer Schuld festhalten und deshalb mitnehmen will; nicht die Masken; nicht das Selbstmitleid; nicht der Besitz, der beschwert; nicht das, was man nicht mehr braucht, darunter auch viele Gedanken, die unnötig geworden sind. Nicht durch mein Nadelöhr müssen die Liebsten, die Freunde und die anderen Menschen, denn sie gehen durch ihr eigenes Nadelöhr, und dann treffen wir uns wieder.

Im Nadelöhr ist genug Platz für alles, was mich ausmacht, was echt ist, was von Herzen ist, und für alle liebevollen Gedanken. All das geht leicht hindurch und gewinnt so die Kraft, die es danach braucht. Weil man vieles zurücklässt, ist man danach nicht mehr so beschwert.

Das Schwierigste ist es meist, die loszulassen, die »an etwas schuld sind« in meinem Leben. Doch solange ich an dieser Sicht festhalte, geht es keinen Schritt weiter. Wenn ich jemanden für etwas in meinem Leben beschuldige, nähre ich die Bindung zu dem, dem ich lieber nie begegnet wäre und den ich ablehne. Ich schaffe Nähe, wo ich Abstand möchte, ich fühle Hilflosigkeit und Ohnmacht, wo ich Handlung wünsche. Diese Bindung klebt mich am Schuldigen fest und hält das Leiden, das mich quält, wach und den Schmerz in der Gegenwart. So bleibt bei mir, was ich zu Ende wünsche. Denn jeder trägt für sich allein die Verantwortung in seinem Leben, der »Schuldige« in seinem, ich in meinem. Niemand sonst kann mein Leben leben. Das ist ein allgemeines Gesetz. Wenn ich mich darüber hinwegsetze, stoppe ich am Nadelöhr und komme nicht in meine Mitte. Aber die Entscheidung, ob ich hindurchpasse, liegt allein bei mir, wenn ich wirklich weitergehen will. Nur das Wesen passt also hindurch!

Wenn ich in einer Opferhaltung feststecke, obwohl ich hinaus will, kann ich eine Psychotherapie machen. Wenn ich nicht hinaus will, nutzt Psychotherapie nichts. Ohne mein Wollen geht dann gar nichts, und bei Ihnen ist es das Gleiche. Ohne Ihr Wollen geht nichts. Der Körper gibt im Allgemeinen ab irgendeinem Zeitpunkt in Form von Symptomen seinen Kommentar dazu ab. Der Körper lässt dabei nicht mit sich verhandeln, er ist unbestechlicher als Ihr Ich. Spätestens dann werden Sie sich mit dieser Frage beschäftigen müssen. Warum dann nicht besser heute handeln?

Das Prinzip der Vollständigkeit – das Ganze

Unzulänglichkeit ist das Gefühl der Globalisierung und ergibt so das Maß der Wesensferne unserer Zeit. Denn tatsächlich haben wir alles an Bord, was wir zum Leben brauchen. Es fehlt nichts, manches müssen wir erst herstellen aus dem, was schon da ist. Aber wir sind als Wesen immer schon vollständig und ganz. Die Sichtweise der Unzulänglichkeit und Unvollständigkeit gilt für den Menschen im Markt, den Menschen als Konsumenten, den Menschen als Ware, aber nicht für den Menschen in der Begegnung zweier Wesen.

Dieses Denken ist uns fremd geworden, da wir es gewohnt sind, alles zu beurteilen und zu messen. Dies gehört jedoch nur zu einem engen Pfad unseres Lebensvollzuges, einer Auswahl eines engen Rahmens für einen bestimmten Zweck, eben den Markt und Warenhandel. In diesen engen Anzug ist in der heutigen Zeit unser ganzer Lebensvollzug gezwängt, zum Glück reißt der Stoff irgendwann und gibt das Leben wieder frei. Auch hier verharren wir, trotz Freiheit direkt vor uns, manchmal gefangen in der herrschenden Sichtweise und erscheinen wie gelähmt. Aber wir können andere Wege gehen, wir können entscheiden, alles Notwendige dafür zu lernen und zu entwickeln, wir müssen nichts zu uns hinzutun oder von uns wegnehmen.

Das Prinzip des ersten Schrittes – der Beginn

Alles, was die Not wendet, also das Notwendige, ist ein Schritt, der sogenannte erste Schritt. Zu diesem Schritt brauchen wir die Entscheidung. Ob er richtig oder falsch ist, ist nicht wichtig, denn der erste Schritt ist immer ein Schritt aus dem Gefängnis, aus der Lähmung, aus der Aussichtslosigkeit. Nach diesem Schritt herrscht eine andere Aussicht, und wenn sie einem nicht gefällt, kann man die Richtung ändern, sonst geht man in dieser Richtung weiter. Das Schöne ist, man braucht erst einmal nur die Kraft für die Entscheidung zu diesem ersten Schritt. Die kann man auch noch in großer Erschöpfung aufbringen. Diese Kraft kommt, wenn man daran glaubt, und man glaubt daran, wenn man jemandem vertraut, der diese Idee für machbar hält. Das Beste ist also die Nähe eines Menschen, dem man vertraut und den man mag. Sie sehen, man muss nicht gleich ein ganzes Projekt kaufen, es dreht sich einfach um eine kleine Entscheidung mit zugegeben großer Tragweite, denn sie trägt Sie letztlich dorthin, wohin Sie wollen.

Sie können das auch Ausprobieren nennen. Das ist bei Erwachsenen viel zu unüblich geworden. Sehen Sie sich Kinder an, die ein bisschen laufen können. Sie entfernen sich ein Stück von der Mutter und kommen dann ganz schnell zurückgelaufen. Nach einiger Zeit muss die Mutter sie aber schon holen, denn die Welt ist ja so spannend. Um dieses Gefühl dreht es sich letztendlich. Durch den ersten Schritt wird es wieder spannend, auch wenn wir noch ein Weilchen scheuen und zurücklaufen. Schließlich sind wir wieder begeistert, d. h., unser Geist ist endlich wieder mit dabei.

Das Prinzip der Handlung – die Vollendung

Handlung ist vor allem das Tun mit der Hand, das macht uns zu dem, was wir sind. Wenn wir etwas in die Hand nehmen, legen wir es irgendwann wieder aus der Hand. Dieser ganze Vorgang ist die Handlung. Nach dem Ende einer Handlung sind wir wieder frei für Neues. Ohne dieses Ende sammelt sich immer mehr an, bis schließlich alles aus der Hand fällt. Dann liegt es nicht mehr in meiner Hand. In diesem Sinne ist eine Handlung dann fertig, wenn keine Spannung mehr im Handlungsbogen ist. Der Schwertstreich ist erst dann beendet, wenn das Schwert gesäubert wieder in der Scheide steckt. Denn nur dann ist wieder ein Anfang möglich. Führe ich eine Handlung nicht bis zum Ende aus, werde ich nicht frei und nicht bereit für das, was auf mich zukommt. Wie will ich es dann willkommen heißen? Ohne Bereitschaft trifft es mich irgendwo. Ich kann dann nicht mitentscheiden und gestalten. In diesem Sinne sagen wir auch umgangssprachlich: Immer eines nach dem anderen, also erst das eine bis zum Ende führen, dann das andere anpacken.

Das Prinzip der Entscheidung – die Freiheit

Das Prinzip der Entscheidung besagt, dass jeder zu jeder Zeit entscheidet oder nicht entscheidet, damit durch Entscheidung wählt oder ergriffen wird durch die Verhältnisse bei Nichtentscheiden. Vielleicht sagen Sie jetzt: »Ich bin doch nicht frei, ich bin das Produkt meiner Kindheit und meiner Lebensgeschichte.« Das ist richtig, Ihre Lebensgeschichte spielt bei jedem Atemzug eine Rolle, aber Sie können zu jedem Zeitpunkt Entscheidungen treffen, darin sind Sie frei. Beide Wahrheiten zusammen sind erst die ganze Wahrheit, es gilt also nicht Entweder-oder, sondern Sowohl-als-auch. Sie können sich davon befreien, dass bisher Erlebtes Sie einschränkt oder zu einem bestimmten Leben zwingt, denn Ihre Lebensgeschichte kann der gute Boden werden, auf dem Sie sehr frei gehen können. Sie müssen nur akzeptieren lernen, dass alles, was Sie bisher erlebt haben, zu Ihnen gehört, dann kann daraus der Boden bereitet werden, der Ihnen alle Freiheit lässt.

Sie müssen aber auch die Folgen Ihrer geplanten Entscheidungen im Voraus annehmen. Viele haben Angst davor, und das bremst die Entscheidungsfreiheit oft auf null ab und täuscht vor, es wäre keine Entscheidungsfreiheit vorhanden. Die Bremse liegt natürlich wieder einmal in den inneren Überzeugungen, die auch diese Ängste mit verarbeitet haben. Wir müssen die inneren Überzeugungen, wie bereits beschrieben, durch neue Erlebnisse in einen Ringkampf verwickeln, dann relativiert sich ihre Macht. Dann sind Sie zunehmend frei in Ihren Entscheidungen. Es lohnt sich also, an dieser Freiheit zu arbeiten, sie ist kein Phantom, sondern ein Realprinzip.

»Aber die Sachzwänge lassen mir doch keine Wahl, und dann ist es doch besser, wenn ich auch Einsicht in deren Notwendigkeit habe«, wenden Sie jetzt vielleicht ein. Ja, wenn sich das wirklich bewährt hat und Sie es nicht anders wollen. Andernfalls? Natürlich können Sie die Welt manchmal nicht sofort ändern, aber die Welt ändert sich, wenn Sie sich innerlich ändern. Wenn sich die Außenwelt nicht gleich ändern lässt, ändern Sie sich innen. Ändern Sie Ihre Einstellung, und kommen Sie in ein entschlossenes Handeln. Dadurch schaffen Sie alle Behinderungen nacheinander so gut es geht aus der Welt, und nach einiger Zeit ist vieles anders und in die Richtung Ihres Wollens gewendet. Wenn Sie sich innerlich nicht ändern, ist es in einem halben Jahr so, wie es immer war. Das ist dann aber kein Pech, sondern die Folge Ihrer Entscheidungslosigkeit. Das ist hart, aber es hilft Ihnen nicht, hier um den heißen Brei herumzureden.

Das Prinzip der Lebenspflege – die Achtsamkeit

Tage, wenn sie scheinbar uns entgleiten,
gleiten leise doch in uns hinein,
aber wir verwandeln alle Zeiten;
denn wir sehnen uns zu sein …

RAINER MARIA RILKE

Lebenspflege braucht man erst, wenn sich Leben von einem natürlichen, menschengerechten Alltag entfernt, denn sonst ist die Lebenspflege im Leben enthalten und muss nicht dazugetan werden. Es ist z. B. natürlich, wenn ein Tag abends gemütlich am Kamin oder beim Tanz ausklingt und man danach schlafen geht. Das funktioniert einfach so. Wenn man sich aber angewöhnt hat, abends immer bis spät fernzusehen, und dann nicht einschlafen kann, braucht man so etwas wie Lebenspflege, um wieder in den Schlaf zu kommen. Die könnte folgendermaßen aussehen: Man könnte weniger aufregende Programme schauen; man könnte früher aufhören; man müsste nicht jeden Tag oder überhaupt nicht gucken; man könnte nach dem Fernsehen noch einen kurzen Spaziergang machen und dann ohne die ganzen Toten aus Krimis und Nachrichten besser schlafen. Lebenspflege braucht man immer dann, wenn man so lebt oder leben muss, dass man leicht aus dem Lot kommt.

Obwohl wir viel entscheiden können, ist unsere Zeit so aufgeregt, gehetzt und beschleunigt, dass wir einen Aufwand betreiben müssen, um zu balancieren, was sonst aus dem Lot kommt. In diesem Sinne ist das Prinzip der Lebenspflege heutzutage ein notwendiger Balanceakt, den wir im Alltag und besonders im Ausstieg aus der Burn-down-Spirale ausführen müssen. Unsere Aufgabe ist es, achtsam mit uns selbst zu sein.

Der Ausstieg auf eigene Faust

Ein Ausstieg auf eigene Faust kommt für diejenigen infrage, die spüren, dass ihre verbliebene Kraft, ihr Selbstwert und ihr soziales Netz ausreichend Gestaltungsspielraum im Alltag ermöglichen und sie noch Mut zum Handeln haben. Ausstieg auf eigene Faust bedeutet, Sie trauen sich zu, sich selbst in Eigenverantwortung zu ändern in eine Richtung, die Sie bestimmen, wenn sie Ihnen zunehmend klar wird, und Ihren Alltag zunehmend in die eigene Hand zu nehmen. Dies betrifft Ihr ganz persönliches Leben, und Sie sind dabei ganz persönlich gefordert. Es handelt sich nicht um eine Schema-F-Anleitung, sondern um Anregungen, die Sie als für sich passend erfühlen und auswählen müssen.

Wenn die im Folgenden beschriebenen Anregungen für Sie nicht funktionieren, wenn Sie sich dabei eher schlechter fühlen, wenn Sie depressiver werden oder Ihre Symptome stärker und häufiger werden, ist ein Ausstieg auf eigene Faust nicht der passende Weg für Sie, dann brauchen Sie vermutlich professionelle Begleitung, vielleicht auch eine stationäre Behandlung. Dann wäre dies Ihr persönlicher Weg für den erfolgreichen Ausstieg. Es kommt nur darauf an, das Passende zu tun.

Der Beginn beim Ausstieg ist ein wenig knifflig: Wenn ich Ihnen sage, der Ausstieg aus der Burn-down-Spirale ist ganz leicht, dann denken Sie vielleicht: Von wegen leicht, ich habe doch schon alles versucht! Wenn ich hingegen sage, es ist ganz schön schwierig, dann legen Sie vielleicht das Buch zur Seite, weil Sie von »schwierig« schon genug haben. Also sage ich Ihnen: Sie können aussteigen, weil Sie es jetzt wollen und es eigentlich gar nicht so schwer ist. Man muss natürlich konsequent dabeibleiben, und auf Disziplin hat niemand Lust. Aber wenn es Ihnen schlechter geht als Ihrem inneren Schweinehund, worauf wollen Sie dann noch Rücksicht nehmen?

Der Plan und die Handlungsroute für den Ausstieg

Wenn Sie sich, vielleicht noch etwas zögerlich, aber dennoch entschieden haben, aus dem Burn-out auszusteigen, sollten Sie erst einmal für die nächsten drei Monate und danach für ein weiteres halbes Jahr planen. Erschrecken Sie bitte nicht über den Zeitraum, der ist letztlich individuell, aber der Ausstieg braucht seine Zeit und ist eine Investition in die folgenden Jahrzehnte. Nach dem Ausstieg folgt sanft der Übergang in die Lebenspflege, die Sie dann weiterführen im Wissen um Ihren hohen Wert als der individuelle Mensch, der Sie sind. Außerdem soll die Zeit des Ausstiegs sich bereits vom Überleben hin zum Leben orientieren, Leben und Freude am Leben kommt also nicht erst danach. Insofern machen Sie sich nicht zu viel Gedanken über die Dauer des Ausstiegs.

Wenn Sie nicht aussteigen würden, würden Sie wahrscheinlich so weitermachen wie bisher, nur dass es jeden Tag ein bisschen schlechter gehen würde und Sie keinerlei Zeit für sich hätten. Also können Sie sich die Zeit, die Sie brauchen, auch jetzt nehmen. Beginnen Sie mit dem Handeln möglichst sofort noch beim Lesen, z. B. mit den vorgestellten Übungen. Aber lassen Sie sich generell die Zeit, die Sie brauchen, drängen Sie sich nicht, denn überfordert sind Sie wahrscheinlich schon. Seien Sie nicht zu perfekt. Was nicht klappt, kann wiederholt werden. Häufiges Wiederholen gibt erst die Sicherheit.

Versuchen Sie beim Ausstieg einfach einmal, sich selbst in Ihrem Alltag bei verschiedenen Tätigkeiten und Abläufen zuzuschauen. Von einem solchen Beobachterposten sieht man sich manchmal anders, manches findet man vielleicht gar nicht so schlecht, über anderes schüttelt man den Kopf oder ist sogar entsetzt, und öfter wird man wohl auch selbstironisch schmunzeln. Wenn es Ihnen gelingt, in einen humorvollen inneren Dialog mit sich einzutreten, dann ist diese Übung hilfreich für Sie, und Sie sollten Sie häufiger wiederholen. Wichtig ist, dass Sie sich keinesfalls selbst verurteilen oder abwerten. Falls Sie sich dabei ertappen, dass Sie es doch tun, verlassen Sie den Beobachterposten besser wieder, denn dann ist die Übung für Sie kontraproduktiv, und Sie sollten sie nicht allein durchführen. Mit einem Berater zusammen kann sie aber auch für Sie sinnvoll sein.

Der Ausstieg auf eigene Faust ist kein Programm mit soundsovielen Punkten, sondern er stellt einzelne Lebensbereiche vor mit den Schwierigkeiten und Herausforderungen, auf die man treffen kann, wenn man etwas ändern möchte. Sollten Sie feststellen, dass Sie mehr Struktur brauchen oder doch eine Begleitung, so können Sie sich einen Begleiter suchen, z. B. einen professionellen Berater, der sich damit auskennt (siehe Link im Anhang, S. 404). Anfangen kann man aber trotzdem sofort, und die ersten Schritte dazu sind immer richtig. Eventuelle Kurskorrekturen, die Ihnen sinnvoll erscheinen, können Sie später vornehmen.

Grundregeln

Grundregel eins: Seien Sie abends freundlich und selbstlobend mit sich. Seien Sie morgens ungeschminkt und sonnenklar in der Feststellung Ihres Zustandes und dem, was Sie sich für den Tag realistischerweise vornehmen. Also abends gut im Schlafen, morgens gut im Handeln!

Grundregel zwei: Besorgen Sie sich ein Buch, am besten blanko ohne Linien oder Karos, und schreiben Sie mindestens einmal in der Woche hinein, was gut war, was Ihnen gelungen ist und was Sie von dem, was Sie sich vorgenommen hatten, auch gemacht haben. Wenn Sie viel zu schreiben haben, können Sie das auch zweimal in der Woche tun. Das machen Sie jeweils abends. Außerdem schreiben Sie in Ihr Buch, was Sie sich für diese Woche vornehmen, das können Sie in einfachen Stichworten notieren. Das tun Sie jeweils morgens. Es dürfen ruhig ein paar Wochen lang dieselben Vorhaben dort stehen. Für den Anfang ist es besser, sich etwas vorzunehmen, mit der Zeit können Sie sich dann dem Tag anvertrauen und schauen, was verwirklicht werden kann.

Grundregel drei: Lesen Sie in den ersten drei Wochen jeden Morgen die sieben »Prinzipien auf dem Weg zu inneren Entscheidungen« (siehe S. 220ff.), wenn Sie die Zeit dafür erübrigen können; danach einmal in der Woche, immer am gleichen Tag. Verlieren Sie die Prinzipien nicht aus den Augen, denn es dreht sich ja zunehmend um Ihre innere Haltung!

Grundregel vier: Warten Sie in den ersten Wochen nicht ungeduldig auf eine große Veränderung. Sie werden es schon bemerken, wenn es Ihnen irgendwie anders geht. Vielleicht wird Ihnen auch erst einmal Ihre Erschöpfung bewusst, dann nehmen Sie sie ernst, und schlafen Sie mehr. Bleiben Sie bei Ihren Ausstiegsplänen, und machen Sie einfach in Ruhe weiter. Es geht erst einmal nur um drei Monate.

Grundregel fünf: Wenn Sie merken, dass Sie den Ausstieg abbrechen wollen, bleiben Sie grundsätzlich noch eine weitere Woche dabei. Beim Ausstieg müssen Sie über Ihren eigenen Schatten springen, und das gelingt mit etwas Übung. Was Sie gerade tun, kann durchaus anstrengend und lästig sein, aber das war Ihr Alltag vorher vermutlich auch, mit dem großen Unterschied, dass Ihr aktuelles Vorhaben deutlich mehr Aussichten bietet als Ihr bisheriger Alltag.

Versuchen Sie, bei allem, was Sie tun, Ihre Grenzen wahrzunehmen, es dreht sich um Einfachheit und nicht um zusätzliche Überforderung. In eine solche Veränderung müssen Sie langsam hineinwachsen. Arbeiten Sie dabei bitte nicht mit den üblichen »Erfolgs«-Strategien wie Ärmel-hochkrempeln, Augen-zu-und-durch, Ohren-steif-halten usw., die sind hierfür nicht geeignet. Ob Sie in Ihrer Entwicklung schnell oder langsam sind, ist völlig egal, nur Ihr Gefühl, allmählich doch *vorwärts*zukommen zu Ihren Ihnen immer klarer werdenden Zielen, ist wichtig. Etwas Berg- und Talfahrt gibt es beim Ausstieg immer, manchmal auch das Gefühl, wieder an den Anfang zurückgeworfen zu sein. Diese Gefühle sind echt, der Sachverhalt aber ist falsch. Sie sind sehr wohl weitergekommen, aber in einem Tal gelandet, durch das Sie auf Ihrem Weg hindurchmüssen. Es ist wichtig, die Dinge der Reihe nach zu ändern, alles auf einmal ist in der Regel zu viel. Achten

Sie auf ein solides Fortschreiten in einem Tempo, das Sie gut halten können, denn die Veränderungen sollen nachhaltig sein. Machen Sie in Gedanken bitte nicht die Meldung: »Bin schon in zwei Monaten durch, also schneller als vorgegeben geschafft.« Leistung ist hier nicht gefragt. Erinnern Sie sich an die Bananenfrage? Gehen Sie Ihren Weg in der Vorfreude, dass Ihnen der Ausstieg gelingt und Sie sich selbst dadurch belohnen werden.

Es dreht sich jetzt um Sie, Sie stehen auf Platz eins der Prioritätenliste. Das ist kein Egoismus, sondern endlich notwendig, damit Sie sich selbst ins Lot bringen können. Durch das Gelingen der Achtsamkeit sind Ihre Mitmenschen mit im Fokus, und wenn Sie aus Ihrer Mitte heraus eine gute Ausstrahlung haben, nutzt das allen mehr, als wenn Sie sich aufopfern.

Übungen zum Ausatmen im Alltag

Der Einstieg soll einfach sein, darum ist das Ausatmen die erste Übung. Zu Beginn des Buches hatte ich Sie schon einmal dazu aufgefordert. Haben Sie es gemacht, oder kam es Ihnen irgendwie komisch vor? Mit der Kohärenzübung werden Sie sicher verstehen, warum das Atmen so wichtig ist.

Die Kohärenzübung

Bitte setzen Sie sich auf einen normalen Stuhl, keinen Sessel, keinen Stuhl mit Rollen. Setzen Sie sich so hin, dass die Wirbelsäule frei ist, ohne Kontakt zur Lehne, und dass Sie die Sitzhöcker spüren. Dann legen Sie die Hände auf die Oberschenkel, lassen Sie die Schultern entspannt sinken und den Bauch so locker wie möglich. Wenn Sie möchten, schließen Sie die Augen. Jetzt atmen Sie ganz ruhig aus, es folgt ein Einatmen, dann achten Sie wieder auf die Ausatmung. Danach atmen Sie im natürlichen Rhythmus wieder ein. Machen Sie das für zwei, drei Minuten, und achten Sie hauptsächlich auf die Ausatmung.

Kurze Pause.

Jetzt wiederholen Sie die Übung bitte noch einmal. Achten Sie dabei aber nur noch wenig auf das Ausatmen, atmen Sie eher entspannt, und stellen Sie sich dabei etwas Schönes vor, nichts Aufregendes, sondern etwas Schönes. Setzen Sie das zwei, drei Minuten lang fort.

Wie fühlen Sie sich nach der Übung? Nicht immer gibt es Soforteffekte, aber einige und mit etwas Übung viele Menschen sind danach etwas ruhiger und auch sehr präsent. Wenn Sie etwas anderes fühlen, darf auch das sein. Das Wichtige dabei ist, dass Sie es wahrgenommen haben. Es lohnt sich auch dann, die Übung weiterzumachen.

Das ist keineswegs banal, denn was wir hier gerade begonnen haben, ist eine sogenannte Kohärenzübung aus der Anti-Stress-Therapie. Kohärenz heißt dabei u. a., dass die sogenannten autonomen Nerven, der Aktionsnerv (Sympathikus) und der Verdauungs- oder Ruhenerv (Parasympathikus) sich gemeinsam in eine Mittellage bewegen, was zu einem ruhigeren Herzschlag führt. Vielleicht haben Sie auch schon einmal beobachtet, dass bei einer ruhigen Ausatmung der Herzschlag etwas langsamer wird. Das ist normal und gut so. Dies teilt sich nämlich auf verschiedenen Wegen dem Gehirn mit, sodass auch dort unaufgeregter agiert wird, was die Hirnleistung sofort verbessert. Man spricht auch davon, dass Herz und Hirn sich miteinander abstimmen, kohärent werden. Wer das regelmäßig übt – d. h. täglich fünfzehn Minuten, bei viel Aufregung auch mehrmals am Tag zehn Minuten –, entstresst sich auf eine ganz natürliche Weise oft innerhalb weniger Wochen. Man kann die Übung noch mehr fokussieren, indem man nach der anfänglichen Konzentration auf die Ausatmung die Konzentration auf das Herz richtet mit der Vorstellung, wie die Atmung gerade das Herz durchströmt.

Dies ist eine verlässliche Übung, die unter wissenschaftlicher Begleitung von einer großen Zahl von Menschen, u. a. Managergruppen, durchgeführt wurde. Dabei fielen insbesondere die deutliche Blutdrucksenkung und die Stärkung des Immunsystems nach einigen Wochen der Übung auf. Man kann diese Übungen auch gerätegestützt im Sinne des Biofeedbacks durch ein Bild der Pulskurve auf dem Computer durchführen, aber ohne Gerät ist man unabhängiger, und das Selbstwirksamkeitsgefühl wird mehr gestärkt. Die Kohärenzübung ist auch eine wirksame Vorstufe für die Qigong-Übungen, die eine wichtige Rolle bei dem Ausstieg aus der Burn-down-Spirale spielen können (siehe auch »Qigong: Achtsame Bewegungspraxis«, S. 274 ff.).

Vorlesen

Haben Sie Kinder? Oder einen Partner? Sind Sie schnell kurzatmig? Es reicht, wenn Sie eine dieser Fragen mit Ja beantworten, denn jetzt dreht es sich ums Vorlesen von Märchen, Gedichten, Kurzgeschichten usw. Beim Vorlesen atmen wir länger aus als ein, und das ist gut so, denn so können wir viel Altes physiologisch loswerden. Ihre Lieben werden sich freuen, wenn Sie nach der langen Zeit des Dauerarbeitens plötzlich auf die Idee kommen, ihnen etwas vorzulesen, und auch Ihnen wird es sicher Spaß machen, wieder einmal Märchen oder intelligente Kurzgeschichten zu hören. Das Vorlesen wirkt sehr beruhigend, und unter Umständen muss man nach einiger Zeit von seinen Zuhörern geweckt werden, wenn man beim Vorlesen plötzlich eingeschlafen ist. Vorlesen hat noch einen weiteren Vorteil: In der Zeit kann man nicht vor dem Computer oder dem Fernseher sitzen, was man beim Ausstieg aus dem Burn-out zeitlich ohnehin begrenzen sollte. Besondere Anerkennung und Begeisterung werden Sie ernten, wenn Sie das Buch zum Vorlesen nicht finden können und sich deshalb eine Geschichte ausdenken müssen. Dabei können Sie kreativ sein, und Ihr Publikum wird Sie garantiert dafür lieben.

Singen

Kein Geringerer als Yehudi Menuhin, der leider schon verstorbene weltberühmte Geiger und Dirigent, hat einmal gesagt: »Es ist doch erstaunlich, was man mit verbrauchter Luft für schöne Sachen machen kann«, und meinte damit das Singen. Sie können nicht singen? Umso besser. Denn ich möchte Ihnen nicht vorschlagen, sich einem Chor anzuschließen (das können Sie natürlich auch machen), sondern sich einen Stimmtrainer oder Stimmbildungslehrer zu suchen. In den meisten Städten gibt es solche Trainer, aber auch die meisten Sänger und einige Musiklehrer kennen sich damit aus. Das Arbeiten mit der Stimme und die dazugehörigen Körperübungen schaffen Kohärenz und entstressen in besonderem Maße, da dadurch das vegetative Nervensystem ausgeglichen wird, der Blutdruck sinkt und auch muskulär eine gute Entspannung entsteht. Melden Sie sich doch einmal für einen Stimmbildungs-Workshop an, so viel Spaß haben Sie selten. (In einigen Städten werden Stimmbildungskurse bereits von der Volkshochschule angeboten, aber auch bei Ihrer örtlichen Musikschule können Sie nach Stimmbildungstrainern in Ihrer Nähe fragen.)

Singen für die Libido

Gut gesungen ist übrigens besser als jedes stimulierende Medikament, denn beim Singen kommen vor allem Bauch und Becken zum Einsatz. Das Gleiche gilt für Qigong. Die Einnahme potenzsteigernder Medikamente ist ohnehin nur in den seltensten Fällen sinnvoll. Über das Internet werden zudem größtenteils und unkontrolliert Fälschungen vertrieben, die unwirksam oder gefährlich sind. Durch Singen und Qigong kann man seine Potenz bzw. Libido, also Lust, wesentlich kostengünstiger (und wirksamer) zurückerlangen. Durch Kohärenztraining, Singen und Qigong erhöht sich auch das DHEA, das sogenannte Jungbrunnenhormon, das auch bei der Potenz und der Libido eine wichtige Rolle spielt und im Burn-out meist absinkt.

Vielleicht rechnen Sie jetzt schon zusammen, wie viel Zeit Sie das alles kosten wird: täglich 15 Minuten Kohärenztraining und 20 Minuten Vorlesen, einmal in der Woche Stimmbildung, und wenn das so weitergeht, müssen Sie bald Ihren Job kündigen. Zusammengerechnet wird aber erst am Schluss. Sicherlich werden Sie einen kleinen Zeitaufwand betreiben müssen, wenn Sie aus der Burn-down-Spirale herauskommen wollen, dafür gewinnen Sie aber auch eine ganze Menge: bessere Gesundheit, endlich wieder Wohlfühlen, eine gute Stressbewältigung, wieder mehr Zeit mit Ihrer Familie und viele andere Dinge, die Sie mit keinem noch so schönen Urlaub erreichen können.

Ihre ersten Schritte aus der Burn-down-Spirale heraus könnten so aussehen: Machen Sie täglich morgens die Kohärenzübung, bei viel Stress im Alltag am späten Nachmittag noch einmal. Lernen Sie z. B. am Wochenende (vielleicht mit Ihrem Partner oder auch allein, wenn das für Sie besser ist) die ersten Qigong-Übungen, und machen Sie dann morgens Qigong und spätnachmittags die Kohärenzübung bei besonderem Stress. Beginnen Sie mit dem Vorlesen, z. B. einmal in der Woche. Informieren Sie sich, wann und wo in Ihrer Nähe Stimmbildungs-Workshops stattfinden, und melden sich einfach an. Hinterher können Sie urteilen. Und bitte denken Sie auch an die anderen Grundregeln.

Schlaf

Schlafstörungen beeinträchtigen schon im normalen Alltag das Lebensgefühl und die Leistungsfähigkeit. Fehlender Schlaf im Burn-out lässt die innere Erregung weiter steigen. Um die notwendige Kraft für den Ausstieg aufzubringen, ist es gut, sich gleich zu Beginn um ein gutes Schlafen zu kümmern. Ausgeschlafen in den Tag und zur Arbeit zu gehen macht vieles einfacher.

Für einen guten Schlaf müssen folgende Fragen geklärt werden: Nehmen Sie etwas ein, um schlafen zu können? Werden Sie beim Schlafen gestört? Schlafen Sie genug? Was machen Sie vor dem Schlaf? Sind Sie morgens ausgeschlafen? Die letzte Frage ist die wichtigste. Wenn Sie morgens in der Regel ausgeschlafen sind, ist alles in Ordnung. Andernfalls müssen Sie etwas tun.

Wenn Sie durch Lärm auf der Straße, durch Schnarchen des Partners usw. gestört werden, besorgen Sie sich Ohrstöpsel (im Hörgeräteladen bekommen Sie z. B. welche, die an Ihr Ohr angepasst werden), den Wecker hören Sie trotzdem noch. Machen Sie vor dem Schlafengehen nichts Aufregendes mehr, sondern vielleicht einen kurzen Spaziergang, oder lesen Sie ein langweiliges Buch, bloß nicht dieses hier.

Schlaf ist nicht nur ein bisschen regenerieren. Im Schlaf schaffen wir Ordnung in unseren Erlebnissen und stärken unser Gedächtnis für das, was wir uns gerade angeeignet haben, also besonders das Lerngedächtnis. Das Immunsystem arbeitet eifrig, Herz und Stoffwechsel dürfen etwas ausruhen. Beim Ausstieg aus dem Burn-out können Sie sich keine Kompromisse beim Schlaf leisten. Denken Sie an die Prinzipien, und lesen Sie diese gegebenenfalls noch einmal.

Falls Sie Schlafmittel nehmen, lassen Sie diese in Zukunft möglichst weg und schauen sich das zugrunde liegende Problem an, gegebenenfalls zusammen mit Ihrem Arzt. Schlafmittel sind keine Lösung. Ein guter Schlaf sollte Ihre Basis für den Ausstieg sein, wenn es ohne Schlafmittel aber zunächst noch nicht geht, nehmen Sie den Schlaf später in den Fokus. Probieren Sie aber auch einmal einfache Einschlafhilfen aus, z. B. ein kaltes Armbad für einige Minuten, danach nur etwas abtrocknen und dann ins Bett legen. Oder machen Sie eine Körperreise durch den ganzen Körper von oben nach unten, und sagen Sie auf jeder Station »entspannen«. Die meisten kommen bei den Zehen gar nicht mehr an, weil sie schon eingeschlafen sind. Es gibt viele verschiedene Schlafrituale, eines davon möchte ich Ihnen vorstellen: Stellen Sie sich ein Album mit Fotos von sich selbst vom Babyalter bis heute zusammen. Nehmen Sie sich das Album dann am Abend vor, und betrachten Sie sich selbst, wie Sie immer jünger werden, bis Sie beim Babybild ankommen. Mit diesem Bild im Kopf gehen Sie dann zu Bett. Das Baby war meist noch gesund und konnte schlafen. In diesem Sinne ist dieses Ritual eine heilsame und hilfreiche Einschlafhilfe (aus »Das weiße Land der Seele« von Olga Kharitidi).

Allen Schlafritualen gemeinsam ist, dass sie sich vom angespannten Denken wegbewegen und die Voraussetzungen für den Schlaf verbessern. Sie dürfen übrigens alle Schlafzeiten zusammenzählen, also auch das Nickerchen zwischendurch oder das Vorschlafen beim Fernsehen. So gesehen schlafen Sie manchmal doch mehr, als Sie denken.

Ihre Grundkompetenz für Ihre Arbeit stärken

Der Begriff Work-Life-Balance ist in Mode, hat aber einen Denkfehler in sich, da er die Arbeit dem Leben entgegenstellt. Arbeit gehört jedoch zum Leben dazu. Gemeint ist eigentlich die Balance der Zeiten, des Engagements, der Gefühle und der Ideen, aber wie beim Prinzip der Gezeiten ist alles Teil des Lebens, und keines ist schlecht. Es müsste also eigentlich Worktime-Freetime-Balance heißen.

Ein wichtiges Kompetenzziel ist es, die Arbeitszeit als Lebenszeit begreifen zu lernen, in der Arbeit also auch präsent zu sein und sich um Gestaltung zu bemühen, damit Arbeit wieder Freude macht. Das ist bei vielen Arbeitsplätzen nicht einfach, manchmal heutzutage auch unmöglich. Wo es nicht möglich ist, durch die Arbeit Freude zu erlangen, kommt es auf die innere Haltung an, sozusagen auf eine innere Freude und Freiheit, die Sie sich nicht nehmen lassen. Für eine solche Haltung brauchen Sie etwas Zeit, sie muss meist langsam reifen, macht Sie aber letztlich sehr unabhängig. Das bedeutet nicht, dass Sie sich nicht mehr für bessere Arbeitsbedingungen engagieren sollen. Sicher wird auch für Sie eine wesensgerechtere Arbeit erreichbar sein, wenn Sie es für möglich halten und mit wachen Augen schauen. Natürlich macht keine Arbeit die ganze Zeit nur Freude, aber ein bisschen Freude sollte immer dabei sein. Darum ist es wichtig zu schauen, wie Sie Arbeit für sich verändern können.

Es wird sich schon etwas ändern, wenn sich Ihr Schlaf langsam bessert und Sie nach einigen Wochen ausgeschlafen zur Arbeit gehen können. Im Tiefschlaf und in unseren Träumen setzen wir uns u. a. mit Ängsten auseinander, ordnen das Chaos und bringen alles an einen guten Platz. Im Schlaf arbeiten Sie also mit unbewussten Fähigkeiten, die anderes erreichen können als Ihr Denken im Wachbewusstsein. Schlafmittel stören diesen Prozess. Wenn Sie auf Schlafmittel verzichten, werden Sie eventuelle Ängste leichter bewältigen und erfolgreicher im Aufspüren und Umgang mit Gestaltungsspielräumen sein können.

Umgang mit Angst

Was können Sie tun, wenn Sie Angst vor dem Arbeitstag oder bei der Arbeit haben? Angst ist an sich ein wichtiges Gefühl bei der Orientierung und darum ernst zu nehmen. Sie müssen zunächst bestimmen, wovor Sie Angst haben: ganz allgemein, davor zu versagen, vor einer Person, davor, Fehler zu machen, davor, nicht durchzuhalten, vor dem Stress? Es ist wichtig, das zu klären. Wenn Sie den bedrohlichen Faktor gefunden haben, können Sie z. B. mit einem guten Freund oder einem sympathischen Arbeitskollegen prüfen, ob die Gefahr real ist oder nur Sie die Gefahr so einschätzen. Falls nötig, können Sie sich auch professionell beraten lassen. Für manche dieser Fragen braucht man keine längere Psychotherapie, man kann auch eine einfache Beratung beim Psychotherapeuten in Anspruch nehmen, die oft sehr viel Klarheit und gute Ansatzpunkte liefert. Die Art und der Grad der Angst bestimmen, ob Sie sie allein in den Griff bekommen können. In jedem Fall ist es allerdings wichtig, dass Sie dieses Problem nicht verdrängen, sondern weiter an seiner Lösung arbeiten. Schlaf und Angst bessern sich in der Regel auch mit der Zeit, wenn Sie regelmäßig Qigong üben (siehe auch »Qigong: Achtsame Bewegungspraxis«, S. 274ff.). Wenn die Angst real ist, Sie sich z. B. um Ihren Arbeitsplatz sorgen, Sie vom Arbeitgeber in zunehmende Konkurrenz mit den Kollegen gestellt oder gemobbt werden, brauchen Sie gegebenenfalls auch professionelle Hilfe. Gespräche mit einem Betriebsobmann, eine Rechtsberatung, aber vielleicht auch eine persönliche Supervision oder eine ambulante Psychotherapie können dann Ihre Veränderungsarbeit auf Ihrer Handlungsroute aus dem Burn-out hinaus zusätzlich unterstützen.

Gestaltungsspielräume

Eine Arbeitsanalyse hilft Ihnen dabei, Spielräume zu finden und für sich zu nutzen. Schreiben Sie alles auf, was Sie an Ihrem Arbeitsplatz gut im Griff haben und was nicht. Daraus können Sie ersehen, ob und wo Sie gegebenenfalls noch etwas lernen müssen und ob und wo Sie schon Spielräume haben. Mit diesen Notizen suchen Sie sich dann einen passenden Gesprächspartner, mit dem Sie Punkt für Punkt durchgehen, immer auf der Suche nach notwendigen Lernschritten und Spielräumen. Falls Sie tatsächlich niemanden kennen sollten, mit dem Sie Ihre Liste besprechen können, wenden Sie sich zur Not an einen Profi. Die Arbeitsanalyse sollten Sie unbedingt zu Ende bringen, damit Sie über folgende Punkte Klarheit gewinnen: wo es sich lohnt, Kraft und Engagement aufzubringen; wo Sie schon gut sind; und womit Sie sich erst einmal abfinden müssen, so unangenehm das auch sein mag. Auch das wird Ihnen leichter fallen, wenn Sie erst einmal etwas ruhiger geworden sind.

In den Bereichen, die Sie als lohnenswert identifiziert haben, sollten Sie Veränderungen direkt angehen. Vielleicht können Sie einige Kollegen ins Boot holen, und Sie kommen darüber in ein Gespräch. Spielräume müssen nicht immer groß sein, damit sie guttun. Können Sie an Ihrem Bürotelefon z. B. einen eigenen, angenehmen Klingelton einstellen, ist das schon viel wert, wenn Sie viel angerufen werden. Gehen Sie davon aus, dass sich Ihre Situation auf der Arbeit verbessert durch Spielräume, die Sie nutzen können, und dass es gut ist, mit den Kollegen ins Gespräch zu kommen. Die Bedeutung zwischenmenschlicher Kontakte für das Wohlbefinden im Arbeitsumfeld kann gar nicht hoch genug eingeschätzt werden. Darum lachen Sie gemeinsam mit Ihren Kollegen, und tun Sie etwas für die Stimmung, sobald Sie sich danach fühlen. Merken Sie sich vielleicht die Geburtstage, und grüßen Sie Ihre Mitarbeiter auf dem Flur. Das alles ist keineswegs egal. Wenn Sie der Meinung sind, Sie hätten keine Zeit fürs Grüßen oder für kurze banale Gespräche, dann lesen Sie bitte sehr bald einmal das Buch »Momo« von Michael Ende. Sie können daraus wahrscheinlich eine Menge lernen.

Als junger Assistenzarzt litt ich einmal sehr unter der Hektik, die auf einer Station im Krankenhaus herrschte. Ich habe daraufhin jedem Mitarbeiter der Station ein Exemplar von »Momo« geschenkt. Danach habe ich eine morgendliche Teepause eingeführt, an der vorher niemand interessiert war. Die Hektik auf der Station wurde bald weniger und die Arbeit zwischen den Krankenschwestern und Ärzten viel besser. Setzen Sie sich mit Kollegen, die Sie mögen, einfach einmal zusammen, vielleicht auch abends zum Essen. In solchen ungezwungenen Runden kommen oft wichtige Themen ganz natürlich zur Sprache.

Vielleicht haben Sie in diesem Kapitel professionelle Arbeitsstrategien erwartet für Ablagesysteme, Zeitmanagement usw. Diese Strategien sind nicht gering zu schätzen und können sehr hilfreich sein, aber die können Sie auch in Kursen oder aus speziellen Büchern lernen (Empfehlungen siehe Link im Anhang, S. 404). Zudem standen Sie Ihnen bereits die ganze Zeit über zur Verfügung und wurden vielleicht sogar von Ihrer Firma empfohlen oder angeboten. Wenn bei Ihrer Arbeitsanalyse herauskommt, dass Sie auf diesem Gebiet etwas nachzuholen haben, sollten Sie das auch tun. Aber das Arbeiten mit Spielräumen lernen Sie aus Büchern oder in Kursen oft nicht, und auf die kommt es an, wenn Sie Ihre Persönlichkeit entwickeln, Ihre Arbeitsgruppe in Schwung bringen und vor allen Dingen wenn Sie aus dem Burn-out aussteigen wollen.

Delegieren

Das Delegieren ist ein zentrales Problem der Arbeitsgestaltung und ein wesentlicher Burn-out-Faktor. Darum ist es so wichtig für Sie zu wissen, wie Sie sich in diesem Bereich rasch Entlastung verschaffen können.

Drei Voraussetzungen müssen erfüllt sein, wenn man gut delegieren will: Erstens braucht man Vertrauen in den Mitarbeiter, zu dem man delegieren möchte; zweitens muss man mit dem dann präsentierten Resultat zurechtkommen; und drittens darf man keine Angst vor dem Mitarbeiter haben.

Vertrauen und Respekt Ist das Vertrauen bereits vorhanden, muss man es gut erhalten. Ist es nicht da, muss man etwas tun, damit Vertrauen in den Mitarbeiter entsteht. Am schwierigsten ist es, wenn zuvor vorhandenes Vertrauen verloren gegangen ist, dann muss geklärt werden, ob es wiedergewonnen werden kann.

Umgekehrt ist es genauso wichtig, dass auch der Mitarbeiter Vertrauen hat, sonst ist er in der Erbringung der delegierten Aufgabe verunsichert und liefert schlechtere Ergebnisse ab.

Derzeit erleben wir in der Arbeitswelt einen extremen Verlust von Vertrauen untereinander und eine massive Zunahme von Misstrauen. Damit bricht die Basis für ein gelingendes Delegieren zusammen und damit auch ein elementarer Burn-out-Schutz. Darum ist es so überaus wichtig, das Delegieren wieder zu etablieren.

Voraussetzung für Vertrauen ist eine gute Kommunikation. Man muss den Mitarbeiter fragen, ob er sich das Übernehmen der Aufgabe sofort zutraut bzw. was er braucht, damit er die Aufgabe erledigen kann. Unter Umständen muss eine Qualifizierungsmaßnahme angeordnet oder genehmigt werden, damit der Mitarbeiter sich fortbilden oder sich auf eigene Art einarbeiten kann. Halten Sie den Mitarbeiter nicht für qualifizierungsfähig, dürfen Sie keinesfalls an ihn delegieren. Das würde für Sie keine Entlastung bedeuten, sondern Ihren Druck nur noch erhöhen. Verteilen Sie die Arbeit in diesem Fall so, dass dieser Mitarbeiter von einem anderen, an den Sie delegieren können, Arbeit erhält, damit dieser frei wird für Ihre Aufgaben.

Es kann sein, dass diese Vorbereitungsarbeiten einige Wochen, vielleicht auch Monate in Anspruch nehmen, aber ab dann können Sie delegieren. Beginnen Sie am besten sofort mit den Vorbereitungen!

Damit ein Mitarbeiter die übernommenen Aufgaben gut bearbeitet, muss er denjenigen respektieren, von dem er die Aufgabe erhalten hat. Die beste Art, um Respekt zu erlangen, ist es, dem Mitarbeiter seinerseits Respekt entgegenzubringen und ihn als Menschen zu achten. Hierfür gibt es keine Technik oder anders ausgedrückt, Technik nervt dabei nur. Jeder Mitarbeiter merkt es sofort, wenn der Chef ein Seminar zur Mitarbeiterführung besucht hat und danach krampfhaft versucht, das Gelernte umzusetzen. Bleiben Sie darum einfach bei sich, und beginnen Sie damit, Ihren Mitarbeitern Achtung entgegenzubringen, indem Sie sie grüßen, am besten mit Namen, alles Weitere ergibt sich in der Regel von selbst.

Perfektionismus Wenn Sie delegieren können, müssen Sie es auch tun, egal, ob es Ihnen schwerfällt oder nicht. Vielleicht müssen Sie dies auch regelrecht lernen. Wenn Sie ein unbefriedigendes Ergebnis zurückbekommen, seien Sie nicht entsetzt, sondern sagen Sie Ihren Mitarbeitern, was Sie anders haben wollen. Wenn Sie auf Ihrem Gebiet ein Fachmann sind, dann können Sie die Aufgabe sicher besser erledigen. Perfekt wird Ihr Mitarbeiter natürlich nicht sein, denn Perfektion gibt es nicht. Die Frage ist nur, wie weit darf das Ergebnis von Ihrer Erwartung abweichen? Wofür brauchen Sie die Perfektion? Um sich selbst bei Ihrem Chef abzusichern? Dann planen Sie etwas Zeit zum Nacharbeiten ein. Insgesamt haben Sie dann immer noch Zeit gespart. Oder sind Sie Perfektionist, und Ihnen ist nie etwas gut genug? Dann lassen Sie sich sagen, dass perfekte Ergebnisse, so brillant sie erscheinen mögen, immer etwas schlechter sind als leicht suboptimale Ergebnisse. Das beste Beispiel dafür ist das Klavierstimmen: Wenn ein Klavier perfekt nach Sinus-Rhythmus gestimmt wird, klingt die darauf gespielte Musik unangenehm kalt; wenn jedoch leichte Schwebungen eingebaut werden, also bewusst ein wenig unsauber, das aber gekonnt, gestimmt wird, dann bekommt man herrliche Musik, das »wohltemperierte Klavier«.

Natürlich gibt es auch viele Bereiche, z. B. in der Chirurgie, dem Brückenbau, in der Kontrolle der Kerntechnik oder auch in der

Akrobatik, in denen man nicht suboptimal sein darf. Aber dort wird mit ausreichenden Sicherheitszuschlägen oder Sicherheitsnetzen gearbeitet, die eine eventuelle Suboptimalität ausgleichen. Trotzdem können auch dort Fehler passieren.

Menschen, die perfekt sein wollen, sind nicht immer angenehm für ihre Mitmenschen. Wer nie einen Fehler macht, wirkt unheimlich. Wer sie macht, aber auf andere abschiebt, verliert den Respekt der anderen. Wenn der Chef Perfektion verlangt, sagen die meisten: »Ich gebe mein Bestes.« Das würde ich nicht tun. Behalten Sie Ihr Bestes für sich, und machen Sie trotzdem gute Arbeit. Sagen Sie Ihrem Chef, dass Sie von ihm lernen wollen. Vermutlich kann er Ihnen vieles beibringen, und auch Ihrem Chef wird es guttun, sein Können weiterzugeben (wenn er ein wirklicher Könner auf seinem Gebiet ist und auf dem richtigen Platz). Dann können Sie auf einmal auch besser verstehen, was Ihr Chef von Ihnen braucht, nämlich echte Unterstützung, weil auch er unter Druck steht. Der Chef wird dankbar sein, dass Sie ihn ernst nehmen, denn auch er hat sehr wahrscheinlich ein Selbstwertproblem. Sonst hätten Sie ja schon vorher seine Achtung gespürt und im Interesse guter Arbeitsergebnisse mit ihm sprechen können. Sollte Ihr Perfektionismus den Charakter einer Zwangsstörung haben, unter der Sie insgeheim selbst leiden, gehen Sie unbedingt zu einem erfahrenen Psychotherapeuten. Das ist nicht ehrenrührig, sondern hilfreich, und Sie werden letztlich froh sein über diese Entscheidung.

Angst vor dem Mitarbeiter Wenn Sie Angst vor einem bestimmten Mitarbeiter haben, sollten Sie eine Supervision (Beratung) bei einem Supervisor mit therapeutischer Ausbildung machen, denn sehr häufig handelt es sich dabei um eine »Übertragungsreaktion«. Dabei erinnert dieser Mitarbeiter Sie unbewusst an einen anderen Menschen aus Ihrem Leben, manchmal sogar aus der frühen Familiengeschichte, mit dem es irgendwelche Konflikte gibt oder gab, die nicht geklärt sind. Dies lässt sich oft rasch entzerren, worauf die Angst verschwindet.

Haben Sie jedoch vor allen Mitarbeitern Angst, so könnte es sich um eine Sozialphobie handeln, die psychotherapeutisch behandelt werden sollte. Zudem sollten Sie sich dann eventuell auch mit Fachleuten beraten, inwieweit Sie als Vorgesetzter bzw. für Ihre Position wirklich geeignet sind und glücklich werden können, oder ob eine andere Position oder Tätigkeit Ihnen nicht viel Leid ersparen könnte. Falls dem so ist, wäre die Alltagszufriedenheit einer speziellen Position sicher vorzuziehen.

Kurzes Innehalten: Schlaf, Angstbewältigung, Spielräume nutzen, Delegieren und gegebenenfalls Kurse zur Ergänzung Ihres Wissens und Könnens sind jetzt bereits in Ihrem Fokus. Bevor es mit dem Thema Kommunikation weitergeht, machen Sie bitte eine Pause, und überprüfen Sie Ihr Tempo. Wann Sie mit diesem Buch fertig sind, ist absolut Ihre Sache. Ein eigenes Tempo ist sehr wichtig, denn Sie sollen sich bei allem ernst nehmen, was Sie im Ausstieg tun. Dieses Ernstnehmen bringt Sie voran und hält Sie auf Kurs. Sie bilden so Ihren inneren Lotsen aus.

Kommunikation

Kommunikation und Sozialkontakte sind wichtige Themen im Burn-out, doch im Beruf kann Kommunikation auch zum Stressfaktor werden, wenn ständige Kommunikationsbereitschaft gefordert wird. Aber es ist möglich, sich Entlastung zu schaffen.

Handy Müssen Sie beruflich immer erreichbar sein? Wenn nicht, überlegen Sie, wer Sie wann erreichen soll, und schalten Sie das Handy ansonsten ab.

Wenn Ihr Arbeitgeber ständige Erreichbarkeit fordert, ist ein Gespräch mit Ihrem Chef notwendig. Vorher sollten Sie sich gut überlegen, was Sie brauchen und was die Firma braucht. Hilfreich ist es, sich dabei in die Rolle des Vorgesetzten hineinzuversetzen. Was hat er für Gestaltungsspielraum in dieser Frage? Ist geklärt, wer Ihre Aufgaben übernimmt, wenn Sie einmal in der Woche einen Abend freihaben wollen? Diese wichtige Frage darf nicht offenbleiben. Für diese Situation brauchen Sie vielleicht vorher eine Coaching-Stunde, aber das Gespräch sollte stattfinden. Denken Sie an das Prinzip der Handlung und Vollendung. Sie müssen als guter und für das Unternehmen wichtiger Mitarbeiter mit Ihrem Chef sprechen. Sagen Sie ihm, dass Sie eine Regelung für Pausen von der Erreichbarkeit brauchen, um ihm ein guter Mitarbeiter sein zu können. Erklären Sie Ihre Leistungsbereitschaft. Seien Sie zu Zugeständnissen bereit, um Pausen zu erringen, oft ist es ein Tauschgeschäft. Aber prüfen Sie Vorschläge, die gemacht werden, auch im Sinne Ihrer Gesundheit. Es hilft Ihnen nicht, wenn Sie das Handy zwar abschalten können, dafür aber im Minutentakt E-Mails abrufen müssen. Schätzen Sie Ihre Macht realistisch ein bei diesem Ringen, aber orientieren Sie sich an einem Ergebnis, das wirklich Pausen bringt.

Kein Mensch hält ein Leben ohne Pausen dauerhaft durch, darum ist dieser Punkt so wichtig. Wenn Sie das Gespräch mit Ihrem Chef noch nicht gleich wagen wollen, holen Sie sich Hilfe und fachlichen Rat. Nehmen Sie sich selbst so wichtig, dass Sie in dieser Frage vorwärtskommen.

E-Mails Wie oft müssen Sie Ihre E-Mails abrufen, und in welcher Zeit müssen Sie sie beantworten? Lassen Sie sich von Ihrem Vorgesetzten hier eine klare Arbeitsanweisung geben, beispielsweise »alle zwei Stunden E-Mails abrufen« oder »vor Arbeitsschluss müssen alle E-Mails beantwortet sein«. Denn sonst wird alles über Erwartungen und Annahmen geregelt, und Missverständnisse und Auseinandersetzungen sind dann vorprogrammiert.

Wie sortieren Sie E-Mails, und wie bewahren Sie sie auf? Finden Sie alles sofort wieder? Wenn das nicht klappt, kann allein das Suchen nach E-Mails und Schriftverkehr leicht eine halbe Stunde pro Tag in Anspruch nehmen. Überlegen Sie sich ein sinnvolles Ablagesystem, oder fragen Sie Kollegen, wie sie das Problem gelöst haben, dann könnte diese halbe Stunde demnächst Ihnen oder Ihrem Partner zugutekommen.

Unterbrechungen Wie oft werden Sie in Ihrem Arbeitsfluss unterbrochen? Nach einer Unterbrechung braucht man gute 20 Minuten, bis man den Zustand vor der Unterbrechung wieder erreicht mit allen erforderlichen Informationen im Arbeitsspeicher, den kreativen Quervernetzungen, die man gerade aufgebaut hatte, der guten Idee, die gerade doch noch so brillant war usw. Darum kann man bei häufigen Unterbrechungen an einem Tag nichts Wichtiges schaffen. Hier sollten Sie, auch im Sinne der Firma, mit Kollegen und Vorgesetzten zu sinnvollen Vereinbarungen kommen, die die Häufigkeit von Unterbrechungen reduzieren. Wenn der Chef das Problem verstanden hat, ist er meist bereit, dies zu regeln oder Sie regeln zu lassen. Wenn Sie selbst der Chef sind, worauf warten Sie?

Multitasking … ist eine Täuschung. Wir glauben, wir könnten drei Dinge gleichzeitig erledigen, dem ist aber nicht so. Das Gehirn kann Aufgaben nicht parallel, also gleichzeitig, verarbeiten, es macht immer alles nacheinander. Wenn wir mehrere Dinge auf einmal tun wollen, springt das Gehirn andauernd von einer Aufgabe zur anderen, dabei ist es so schnell, dass wir das Springen gar nicht bemerken. Jede Aufgabe wird dabei permanent unterbrochen, und das Ergebnis von Unterbrechungen ist bekannt: Wir brauchen länger und sind nicht so gut. Wenn wir eine Aufgabe nach der anderen erledigen, sind wir also schneller und erhalten bessere Ergebnisse.

Unbewusste automatisierte Abläufe und bewusste Wahrnehmung lassen sich hingegen tatsächlich miteinander kombinieren. Wir können z. B. Fahrradfahren und gleichzeitig die Gegend bewusst wahrnehmen und dabei bemerken, dass die Bäume grün werden.

Mediennutzung zu Hause Wie lange sehen Sie täglich fern, und wie lange sind Sie mit dem Computer, z. B. Internet, beschäftigt? Sind Sie danach glücklich und zufrieden oder genervt, frustriert und ausgelaugt? Was davon ist notwendig, und was machen Sie aus echtem Spaß oder weil Sie es brauchen? Diese Fragen sollen Sie jetzt für sich beantworten und in Ihr Buch schreiben. Die Ergebnisse Ihrer Analyse bestimmen, ob und was Sie an Ihrem Medienverhalten in Zukunft ändern sollten.

Wenn Sie mit Internet, Computerspielen und Online-Communitys aufgewachsen sind und dies für Sie zum normalen Leben gehört, geht es um das Maß und die Fähigkeiten, ein Ende zu finden und eine Auswahl zu treffen. Das klappt im Burn-out in der Regel nicht mehr gut, und fraglich ist auch, ob diese Fähigkeit überhaupt erlernt wurde. Wenn Sie bemerken, dass Sie den größten Teil Ihrer Freizeit vor dem Computer verbringen, halbieren Sie die Computerzeiten (und investieren Sie sie nicht ins Fernsehen). Sie gewinnen dadurch eine halbe bis zu drei Stunden Zeit für andere Aufgaben im Ausstieg oder menschliche Direktkontakte und begrenzen Ihre Frustration, Unzufriedenheit und Abhängigkeit.

Wenn Sie den Computer eher nebenbei benutzen, aber viel Zeit vor dem Fernseher verbringen, sollten Sie sich jetzt einmal überlegen, warum Sie das tun. Ich bin ganz sicher, dass 90 Prozent der Sendungen gar nicht zu Ihnen passen, Sie sich aber trotzdem hineinziehen lassen, weil Sie müde sind, keine Lust mehr zum Reden haben und beim Fernsehen scheinbar nicht viel von Ihnen gefordert wird. Das stimmt nicht: Passiver Konsum ist anstrengend und entfernt Sie von sich selbst. Das laugt aus, und Sie verlieren Energie. Ich empfehle hier keine Halbierung der Fernsehzeiten, sondern nach einer Phase der Überlegung die meisten Sendungen gleich ganz wegzulassen.

Ob durch Computer oder Fernsehen: Die gewonnene Zeit darf nicht in Mehrarbeit investiert werden, das gilt z. B. besonders für Selbstständige. Nach einem Monat halbieren Sie alle Ihre Fernseh- und Computerzeiten noch einmal. So können Sie beispielsweise einmal in der Woche einen Fernsehabend machen und an den restlichen Abenden etwas anderes. Inzwischen landen Sie so bei etwa einer guten Stunde Fernsehen und Computer, wahrscheinlich schon weniger. Sollten Sie anfangen, sich zu langweilen, haben Sie ein wichtiges Etappenziel schon fast erreicht, denn dann ist Ihre Kreativität gefragt, was Sie denn mit der Zeit anfangen sollen! Haben Sie sich vielleicht schon zu einem Stimmbildungsseminar angemeldet?

Ernährung

Eine Burn-out-Diät gibt es nicht, und auch Ihr BMI (Body-Mass-Index) ist hier nicht von Interesse. Hier geht es darum, wie Sie essen und welche sinnvollen Veränderungen Sie vornehmen können, um Ihren Zustand im Burn-out zu verbessern und sich den Ausstieg zu erleichtern.

Menge Wer sich nicht viel bewegt (weniger als zwei Stunden täglich), braucht nicht sehr viel Nahrung, und wer jeden Tag nur so viel isst, dass noch ein kleines Hungergefühl bleibt, kann sehr alt werden (der beste Beweis dafür sind die Menschen, die auf der japanischen Insel Okinawa leben, man nennt sie auch die »Insel der Hundertjährigen«). Die Wahrnehmung Ihrer Grenzen spielt eine zentrale Rolle beim Ausstieg aus dem Burn-out, daher ist es wichtig, dass Sie das Hunger- und Sättigungsgefühl wieder kennenlernen anstelle eines unangenehmen Völlegefühls. Ein Völlegefühl beeinträchtigt Sie über Stunden und verschlechtert die Konzentration. Eventuelles Übergewicht macht darüber hinaus behäbig und verringert die Lust auf die notwendige Bewegung.

Herkunft Lebensmittel aus der Region (50 Kilometer Umkreis) sind in der Regel frischer. Bei Auswahl nach Jahreszeit entfällt die Lagerung, Transportwege sind kurz, die Ökobilanz ist gut. Frische Kost deckt Ihren Bedarf an Vitalstoffen, die bei Lagerung verloren gehen. Im Burn-out brauchen Ihr Gehirn und Ihr Darm diese Stoffe umso nötiger, da sie antidepressiv wirken. Aus der europäischen Naturheilkunde ist die Bedeutung des Darms für das Wohlbefinden des Menschen bekannt. Ein gesunder Darm macht das Denken heiterer und beruhigt es.

Herstellungsart In Bioobst und -gemüse sind weniger Giftrückstände und durch das langsamere Wachstum mehr Vitalstoffe vorhanden. Sie bieten einen klaren Gesundheitsvorteil und sind im Burn-out daher die erste Wahl. Gentechnisch hergestellte Lebensmittel oder Zusatzstoffe sind in ihrer gesundheitlichen Wirkung erst unvollständig erforscht, es gibt aber Hinweise darauf, dass die veränderten Gene in die Darmbakterien des Menschen eindringen. Über die Folgen ist überhaupt nichts bekannt. Gefahren sind also nicht auszuschließen.

Bei Fleisch und tierischen Produkten (Milch, Eier) sollte auf die artgerechte Haltung der Tiere geachtet werden. Man schützt damit nicht nur die Tiere vor unnötigem Leid, sondern auch die eigene Gesundheit. In Biofleisch finden sich z. B. keine Antibiotikarückstände, die beim Menschen zu Antibiotikaresistenzen führen können.

Wer die Hersteller der Lebensmittel, die er regelmäßig zu sich nimmt, persönlich kennt (z. B. vom Wochenmarkt), kann sich in der Regel auf die Qualität verlassen und auch Fragen stellen, um Unsicherheiten auszuräumen. Das tut auch im Burn-out gut.

Fleisch Für die Ernährung ist der Verzehr von Fleisch nicht notwendig, der menschliche Körper kommt auch gut ohne aus. Im Burn-out wirkt viel Fleisch sogar eher ungünstig, weil es das schon vorhandene Infarktrisiko erhöht, die Konzentration verschlechtert und die Immunabwehr erschöpft. Denn wer viel Fleisch isst, isst eher wenig Fisch, der große Bedeutung für eine gesunde Ernährung hat.

Fisch Fisch ist ein idealer Nahrungsbestandteil im Burn-out und beim Ausstieg aufgrund der enthaltenen Omega-3-Fettsäuren.

Daher sollte Fisch (Lachs, Hering, Forelle, Makrele usw.) zweimal in der Woche auf dem Speiseplan stehen. Wer keinen Fisch mag oder Vegetarier ist, kann die wichtigen Omega-3-Fettsäuren auch in pflanzlicher Form bekommen (z. B. Walnussöl, Leinöl, Leinsamenkörner). Bei ausreichender Zufuhr von Omega-3-Fettsäuren funktionieren unsere Hirnzellen optimal, gleichzeitig löst sich das Herz dabei gut aus einer eingeschränkten Herzratenvariabilität, wodurch das Infarktrisiko sinkt. Omega-3-Fettsäuren bedeuten auch Depressionsschutz, d. h. Depressionen bessern sich bzw. entwickeln sich seltener und weniger ausgeprägt, auch Rezidive (Rückfälle) sind seltener. Das normale westliche Essverhalten mit hohem Fleischanteil reduziert die notwendige Menge an Omega-3-Fettsäuren meist auf weniger als ein Zehntel gegenüber einer fleischarmen, fischreichen Ernährung. Mit weniger Fleisch und mehr Fisch in moderatem Umfang lässt sich das leicht ändern.

Ausgewogene Ernährung Gemüse, Obst und Getreide mit hohem Vollkornanteil sollten den überwiegenden, sättigenden Teil der Nahrung ausmachen, sie sind die Hauptlieferanten von Vitalstoffen. Ergänzend sollten pflanzliche Öle verwendet werden (sie werden leichter verstoffwechselt) und öfter Pilze und Nüsse (Versorgung mit zellprotektiven und regenerativen Stoffen) verzehrt werden. Milchprodukte und Käse kann man in Maßen genießen, ebenso wie Butter und Eier, wenn auf die Herkunft geachtet wird. Angst vor zu viel Cholesterinaufnahme muss man nicht haben. Es ist wissenschaftlich mittlerweile sehr klar, dass Cholesterinprobleme eher im inneren Stoffwechsel begründet liegen als in der Menge der externen Aufnahme, und sie sind selten so gefährlich, wie es oft dargestellt wird. Die »Cholesterin-Hysterie« wird von der »Cholesterinlobby« gefördert, die ihre cholesterinsenkenden Medikamente verkaufen will und dabei auch vor einer wissenschaftlich verengten, irreführenden Informationspolitik nicht immer zurückschreckt. Cholesterinsenker gehören zu den profitträchtigsten Medikamenten überhaupt, daher ist die Lobby sehr aktiv in ihrer »Informations- und Aufklärungsarbeit«.

Wurst ist der Gesundheit nur selten förderlich, weil vielfach minderwertige Zutaten, auch Fleischabfälle, verarbeitet werden und zu viel Nitritpökelsatz eingesetzt wird. Gute Wurst, in Maßen genossen, von Produzenten, die wertvolle Ausgangszutaten zur Herstellung verwenden, kann man natürlich unbedenklich kaufen, hierfür muss man sich gut informieren. Würzen sollte man generell mehr mit Kräutern und Fantasie als mit Salz. Im Burn-out ist die Aufnahme größerer Salzmengen aufgrund der Herz-Kreislauf-Wirkungen und der Auswirkungen auf das Stresssystem zudem kontraindiziert (nachteilig).

Der glykämische Index Bei der Auswahl der Nahrungsmittel sollte man auf einen niedrigen glykämischen Index achten. Der glykämische Index besagt, wie stark und rasch bei Genuss des jeweiligen Lebensmittels der Blutzuckerspiegel und damit auch die Insulinausschüttung ansteigen. Essen mit moderatem Anstieg des Insulins ist gesünder, erregt weniger und macht weniger dick. Entsprechende Tabellen zum glykämischen Index gibt es mittlerweile überall in Zeitschriften, Kochbüchern oder im Internet. Die Werte der einzelnen Lebensmittel lernt man sehr schnell und braucht die Tabellen dann nicht mehr. Den glykämischen Index zu beachten ist klug und wichtiger als Kalorienzählen. Nach dem glykämischen Index isst man Kartoffeln (relativ hoher glykämischer Index) z. B. eher mittags, weil man sich danach noch viel bewegt, und nicht abends, weil man bis zum Schlafen weniger stoffwechselt und insofern eher ansetzt. Zucker und zuckerhaltige Produkte (auch Getränke) sowie Weißmehlprodukte sollte man konsequent meiden. Ernährt man sich in der Regel mit frischen Produkten, ist eine kleine Ausnahme in Form eines süßen Nachtischs jedoch unproblematisch.

Esskultur Man sollte sich für das Essen generell genug Zeit nehmen und die Nahrung ausreichend kauen. Der physiologische Sättigungsreflex, also das Sättigungsgefühl, setzt etwa nach 20 Minuten ein. Wer schnell isst, isst leicht zu viel, weil die Rückkoppelung fehlt. Viele Menschen erreichen diese 20 Minuten heute gar nicht mehr, da der zivilisatorisch an die Hetze angepasste Schluckreflex bei vielen schon nach der fünften Kaubewegung und im Allgemeinen unbemerkt einsetzt. Ein Zuviel oder Zuwenig können sie während der Mahlzeit daher nicht mehr feststellen. Erst durch ein Eigen-Erleben entsteht ein Interesse, dies zu beachten. Probieren Sie es doch selbst einmal aus, und machen Sie bei der nächsten Mahlzeit 30 bis 50 Kaubewegungen pro Happen. Durch gutes Kauen erkennt der Körper auch, was ihm angeboten wird, welche Enzyme die Mund- und Bauchspeicheldrüsen bereitstellen müssen und wie viel Magensäure gebraucht wird.

Das Tischgespräch sollte leicht verdauliche Themen zum Inhalt haben. Sorgen, Wut, Angst, Trauer und konzentriertes Weiterarbeiten beim Essen verschlechtern die Verdauungsleistung signifikant.

Ein Tischgebet oder ein anderes Ritual mit einem Dank für das Essen entspricht einem günstigen Innehalten, ermöglicht ein Ankommen und Präsentsein am Tisch und führt zu einer guten Bereitstellung der Verdauungssäfte.

Es gibt auch beim Essen Alltage und Festtage, und bei Festen kann man die Alltagsregeln sicher auch einmal außer Kraft setzen, vorausgesetzt der gesunde Menschenverstand behält die Oberhand. Maßhalten ist im Alltag wichtig, doch Genuss sollte sowohl im Alltag als auch bei Festen eine Rolle spielen.

Getränke Kalte Getränke zum Essen sind ungünstig. Sie kühlen die Magenschleimhaut kurzfristig um bis zu ein Grad Celsius ab und schwächen damit die Verdauungsleistung. Warme Tees aller

Rauchen

Rauchen als Genussakt ist traditionell in den meisten Kulturen verankert, z. B. nach dem Essen oder auf Festen. Doch nur die wenigsten Raucher beherrschen das unproblematische Genussrauchen, also zwei bis drei Zigaretten pro Woche. Tägliches Rauchen von mehreren Zigaretten erregt, vergiftet und blockiert die Grundregulations- und Selbstheilungskräfte. Das passt natürlich nicht zum Ausstieg aus dem Burn-out. Ein langjähriger Raucher erlebt eine Zigarette jedoch als beruhigend, wenn er zuvor einige Stunden nicht geraucht hat. In diesem Fall wirkt die Rauchpause erregend. So kann das Aufhören des Rauchens zum Stressor werden. Beim Ausstieg aus dem Burn-out sollten Sie am Anfang nach Möglichkeit weniger rauchen, und wenn Sie zunehmend das Gefühl von Selbstwirksamkeit spüren, konsequent und entschieden aufhören. In der Regel klappt das recht gut. Falls Sie Unterstützung benötigen, kann Akupunktur das Verlangen etwas dämpfen. Das Wesentliche bleibt aber auch dann Ihre Entscheidung, mit dem Rauchen aufzuhören.

Art (oder auch nur heißes Wasser) sind besser geeignet. Kaffee in größeren Mengen während des ganzen Tages ist bei Burn-out unsinnig, da schon genug Erregung im Spiel ist. Ab und zu eine Tasse Kaffee oder ein Espresso nach dem Essen sind bekömmlicher. Generell sollte auf eine ausreichende Tagesmenge an Flüssigkeit (zwei bis drei Liter) geachtet werden. Insbesondere im Burn-out vergessen zahlreiche Vielarbeiter das Trinken. Wer vorwiegend zu Hause arbeitet, sollte sich eine Saftpresse anschaffen und mehrmals in der Woche vormittags gegen elf Uhr Möhren mit etwas Apfel auspressen und bewusst trinken. Das wirkt vitalisierend und stimmungsaufhellend. Es gibt sogar schon Firmen, die das für ihre Mitarbeiter anbieten.

Die beschriebene einfache Ernährungsweise ist eine sehr wirksame Art, den Ausstieg aus dem Burn-out erfolgreich zu unterstützen. Falls Sie Übergewicht haben, werden Sie damit sogar auf moderate Weise abnehmen. Vollständig ist die kleine Übersicht natürlich nicht, und das will sie auch nicht sein. Aber sie bietet eine rasche Orientierung, wie Sie in kurzer Zeit eine gute basale und durchgreifende Verbesserung Ihrer Gesundheit erzielen können.

Lebenszeit zu Hause

Ihr Ausstieg aus dem Burn-out findet ebenso wie Ihr Leben nicht nur am Arbeitsplatz statt. Wie gestalten Sie Ihre Lebenszeit zu Hause? Haben Sie vielleicht schon mit dem Vorlesen begonnen? Wenn Sie sich durch die gesündere Ernährung und die ausreichende Versorgung mit Omega-3-Fettsäuren bald zunehmend besser und schwungvoller fühlen, wird Ihnen auch dies sicher leichter fallen und mehr Vergnügen bereiten. Sollten Sie müde sein, schlafen Sie ruhig zwischendurch (ein Zehn-Minuten-Schlaf kann außerordentlich erfrischen), aber seien Sie so konsequent wie möglich, machen Sie keine halben Sachen, und denken Sie an die Prinzipien. Planen Sie für das Qigong einen regelmäßigen und festen Termin ein, der Ihnen gut passt. Sprechen Sie mit Freunden oder Ihrem Partner darüber, vielleicht fällt Ihnen das regelmäßige Üben leichter, wenn noch jemand mitmacht.

Können Sie zu Hause abschalten von der Arbeit, und interessiert sich jemand dafür, was im Büro los war? Wollen Sie überhaupt darüber reden, oder wünschen Sie sich etwas ganz anderes? Findet zu Hause ein eigenes Leben statt, oder gibt es nur Reaktion auf den Arbeitsalltag? Was machen Ihre Liebesgefühle?

Lassen Sie sich ruhig Zeit in Ihrer Entwicklung, und gehen Sie in Ihrem eigenen Tempo voran. Es gibt keinen Zeitdruck, und es muss nichts zu einem Termin fertig werden. Zu Hause ist auch der Ort zum Ausruhen. Ihr Partner sieht sicher Ihr Bemühen und freut sich, dass es vorangeht. Sprechen Sie mit Ihrem Partner darüber, wo Sie gerade stehen, damit er Sie unterstützen kann und Sie nicht aus Unwissenheit überfordert.

Ein häufiges Dilemma bei großer Leistungsbereitschaft und sehr viel Arbeit ist das ständige schlechte Gewissen, nicht genug Zeit für den Partner zu haben. Dem kann man mit einer festen Verabredung entgegenwirken. Einmal in der Woche sollte man eine gemeinsame Zeit fest ausmachen, in der beide Partner zu Hause sind und sich freigemacht haben von ihren Arbeitsverpflichtungen. Zusätzlich wird vereinbart, dass in dieser Zeit nichts Besonderes passieren muss. Natürlich kann auf Wunsch vieles möglich werden, aber das muss sich ergeben, oder es bleibt einfach einmal ruhig. Das Gefühl, den anderen wirklich für sich zu haben, stellt sich in jedem Falle ein, egal, ob man etwas Tolles macht oder nicht. Natürlich bleibt in dieser Zeit auch das Handy aus. Das ist Partnerschafts- oder Ehepflege. Probieren Sie es aus, selbst wenn Sie eigentlich vor einem weiteren Termin zurückscheuen. Sie werden sich wundern im besten Sinne.

Sexualität

In einer Burn-down-Spirale wird die sexuelle Lust oft geringer. Man versteht es selber nicht und kann es auch dem Partner nicht erklären. Manche versuchen dann vergeblich, das Problem mit Erregungshilfen (z. B. pornografischen Videos) oder Seitensprüngen zu lösen, oder greifen zu medikamentösen »Hilfen«, um nicht als frigide oder impotent zu gelten. Andere geraten mit dem Partner in Streit oder fühlen sich deprimiert und resigniert.

Dazu sollte man wissen, dass der Körper in einer solchen Belastung wie in einer Burn-down-Spirale mit dauerhaft erhöhtem Stresspegel die Sexualität in der Prioritätenliste nach hinten verschiebt. Sex und Fortpflanzung sind für den Körper dann eher unwichtig und werden unter Umständen als gefährliche Zusatzbelastung eingeschätzt. Daher sind die Hormone und Neurotransmitter, die zur sexuellen Lust beitragen, praktisch auf Eis gelegt. Es muss Sie also nicht beunruhigen, wenn Ihre Lust auf Sex zurückgegangen ist und Sie derzeit kein befriedigendes Sexualleben haben. Im Lauf des Ausstiegs aus dem Burn-out kommt die sexuelle Lust von allein zurück, Sie brauchen hier in der Regel keine weiteren Hilfsmittel mit Ausnahme von Mußezeiten mit abgeschaltetem Handy. Außerdem ist es häufig sinnvoll, die permanent auf uns einwirkenden Sinnesreize sexueller Art nicht zu forcieren, sondern im Gegenteil zeitweilig so gut es geht zu begrenzen, um wieder in feinerer Weise eine sexuelle Spannung aufbauen zu können. Das Wort »geil« hörte man früher vom Bauern, wenn er auf dem Feld freudig die aufragenden reifen Ähren sah. Heute ist alles »geil« und öffentlich. Intimität in der Privatsphäre zu bewahren gilt heute fast als vorsintflutlich, aber sie fördert meist die sexuelle Lust bei Liebenden. Die Chinesen nannten das Schlafzimmer in diesem Sinne auch »Ort der tausend Geheimnisse«. Lassen Sie sich durch den Wunsch nach dem Erleben befriedigender Sexualität weiter motivieren, konsequent aus dem Burn-out auszusteigen. Ein befriedigendes Sexualleben ist eine sehr beglückende Grundlage für eine Partnerschaft und hilft, wenn die sexuelle Lust und Kraft sich wieder einstellen, den eigenen Weg zu gehen.

Grenzen wieder wahrnehmen

Starke Herausforderungen sind durchaus gut im normalen Alltag, sofern Grenzen beachtet werden. Das Stresssystem wird dabei ebenfalls stark, aber nicht überschwemmend aktiviert (lat. Eustress, also guter Stress). Zusätzlich sorgen weitere Stoffe wie Endorphine aus dem Gehirn und Dimethyltryptamin (DMT) aus der Epiphyse (unsere höchstgelegene Drüse, eingebettet in der Mitte des Gehirns) dafür, dass wir in unserer Körper- und auch Schmerzwahrnehmung unempfindlicher werden und damit robuster und uns ganz auf die Herausforderung konzentrieren können. Außerdem sind wir durch die Wirkung dieser Stoffe freudig gestimmt, wenn nicht sogar leicht euphorisch, was unseren Glauben beflügelt, dass wir die Herausforderung meistern können. Zu guter Letzt sorgt im Gehirn ausgeschüttetes Dopamin (ein sogenannter Neurotransmitter) für ein wohliges zufriedenes Gefühl der Belohnung für die vollbrachten Taten. Danach sinkt die Wirkung dieser freundlichen Eigenstoffe jedoch zunehmend ab. Wir sind nicht mehr euphorisch, sondern tatsächlich ernüchtert, unsere Körperwahrnehmung funktioniert wieder, wir fühlen uns vielleicht erschöpft, haben eventuell Schmerzen und wissen dann, ob wir uns zu viel zugemutet haben. Diese Ernüchterungsphase ist nicht unbedingt angenehm, daher wollen viele sie vermeiden, indem sie sich gleich wieder in neue Projekte, Abenteuer, Leistungssport oder Freizeitstress stürzen. Dann können sie nämlich wieder die angenehmen Seiten der nächsten Herausforderung erleben. Das kann einen Menschen dazu bringen, immer wieder ohne Pausen Herausforderungen zu suchen und anzunehmen, also auch einen Weg in Richtung Burn-out zu bahnen.

Aus diesem Grund ist die Pause nicht immer angenehm und in dieser Form auch nicht beliebt. Darum müssen wir sie weiterentwickeln zur Muße. Muße ist aus unserer Kultur fast völlig verschwunden. Eine jüngere Patientin kannte das Wort in ihrer Schulzeit gar nicht mehr und fragte ihren Lehrer, was es bedeutet. Dieser antwortete: »Süßes Nichtstun«, ein wahrlich weiser Ausspruch. Muße ist keine Fünf-Minuten-Pause, sondern eher eine Mußestunde. Muße müssen wir wieder lernen, damit die Zeit der Muße ebenso lustvoll wird wie die Zeit der Herausforderung. Muße kann man allein erleben, aber auch zu zweit. Zur Muße kann z. B. eine Tasse Tee gehören, ein Kaminfeuer, schöne Musik, ein angenehmes Gespräch über ein schönes Thema, ein Vollbad. Sie merken schon, die Süße der Muße hat mit Schönheit, Genuss und Gelassenheit zu tun. Die Ernüchterung stört dann gar nicht mehr so sehr, aber man nimmt noch zur Kenntnis, wie sich der Körper und die Seele anfühlen, ob die Herausforderung im richtigen Maß war oder die Grenzen überschritten hat und gegebenenfalls zukünftig korrigiert werden sollte. Die Mußestunde kann natürlich auch einmal zum Schäferstündchen werden, also vom süßen Nichtstun zum süßen Tun. Ebenso kann sich Muße zum »Mußegang« wandeln, z. B. mit Qigong, einem Spaziergang oder einer Meditation, ohne das Gefühl von geraubter oder verschwendeter Zeit oder Faulheit (Müßiggang) zu haben.

Die Entwicklung der Muße ist also eine eigene kulturelle Leistung. So gesehen gehören Herausforderung und Muße zusammen wie die Gezeiten. Sie sehen hier wieder das gleiche Prinzip. Die Entwicklung der Muße ist beim Ausstieg aus dem Burn-out dringend erforderlich, sie ist sozusagen eine physiologische Notwendigkeit, weil sonst im ständigen Aufeinanderfolgen von Herausforderungen die körperliche und seelische Befindlichkeit als Korrektiv und zur Erhaltung der eigenen Grenzen aus der Wahrnehmung ausgeschlossen bleibt. Ohne eine gute Wahrnehmung der eigenen Grenzen, die wiedererworben und bewahrt werden muss, kann der Ausstieg nicht gelingen.

Sport im Burn-out

Machen Sie Sport! Das ist eine häufige ärztliche Empfehlung nicht nur bei Übergewicht. Also fangen die Menschen an zu joggen und gehen in die Fitnessstudios zum Bizeps-Training und Bodyshaping, um ihre Figur nach aktuellen Maßstäben und Trends zu verbessern. In der Erschöpfung ist dies nicht sinnvoll. Menschen im Burn-out sollten sich bewegen und dabei den ganzen Körper einbeziehen, um Energie zu bekommen und den Körper qualitativ, nicht quantitativ durch mehr Muskeln zu verbessern.

Folgende sportliche Bewegungsmöglichkeiten sind im Burn-out geeignet:

- An erster Stelle steht das **Qigong**, weil es gleichzeitig den Körper und die Wahrnehmung der eigenen Grenzen stärkt (siehe auch »Qigong: Achtsame Bewegungspraxis, S. 274 ff.).
- **Taijiball** ist eine aus dem Taiji-Qigong weiterentwickelte Sportart, die im Burn-out ausgeübt werden kann, ohne das Herz zu belasten (Adressen siehe Link im Anhang, S. 404).
- Auch beim **Spazierengehen** und **Walking** führt der ganze Körper die wichtigen spiralförmigen Bewegungen aus, ähnlich wie im Qigong.
- **Schwimmen** ist geeignet, wenn ohne Zeitdruck und möglichst mit guter Technik geschwommen wird (beim Brustschwimmen also nicht krampfhaft der Kopf über Wasser gehalten werden muss).
- **Fahrradfahren** ist gut, wenn es nicht um Zeit geht und das Fahrrad einigermaßen an den Fahrer angepasst ist.

All diese Sportarten werden mit spiralförmigen Bewegungen ausgeübt, die entsprechend der Gelenkflächen und Muskelfunktionsketten entstehen und in ihrem Krafteinsatz immer ökonomisch sind (schauen Sie sich dafür z. B. auch einmal die Bewegungen einer Katze an). Viele Fitnessgeräte für Krafttraining verlangen dem Menschen durch ihre Konstruktion Bewegungen ab, die schienenartig gerade sind, so als wären die Gelenke Scharniere wie bei einer Tür. Dies schwächt die Muskelfunktionsketten, pumpt oberflächliche Muskulatur auf und kann die Gelenke schädigen. Spiralförmige Bewegungen sind dem Menschen angemessen und tun ihm gut, sie stärken auch die tiefe Muskulatur und fördern die ausreichende Produktion von Gelenkflüssigkeit. Diese Erkenntnisse berücksichtigen mittlerweile auch seriöse Fitnesscenter und bieten entsprechend angemessene Trainingsformen an.

Qigong und die anderen empfohlenen Bewegungsformen verbessern die Qualität im Gewebe, in der Tiefenmuskulatur sowie im Herzmuskel. Sie trainieren nicht an der Oberfläche oder pumpen die Bewegungsmuskulatur auf, was in der Erschöpfung zusätzlich erschöpft. Die Bewegungsformen sind aufgrund ihres ökonomischen und angemessenen Krafteinsatzes für Erschöpfte und auch für Menschen mit Herz-Kreislauf-Risiken geeignet. Wenn Kreislaufregulationsstörungen bestehen, sollte man beim Schwimmen allerdings nicht zu lange in zu warmem Wasser bleiben und gegebenenfalls vorher den Arzt konsultieren. Beim langsamen gemütlichen Joggen läuft man meist noch spiralförmig, beim verbissenen Joggen und beim Laufen auf Zeit werden die Bewegungen immer weniger spiralförmig und somit kraftraubend. Alles, was im Burn-out zu stark anstrengt, ist kontraindiziert, denken Sie an die eingeschränkte Herzratenvariabilität (Infarktrisiko, Herzbelastung bei Joggen auf Zeit). Sport im Burn-out ist nur sinnvoll ohne Leistungsaspekt, Spaß machen darf es natürlich unbedingt, und beim gemeinsamen Walken kann auch einmal schweigend die Umgebung genossen werden. Sinnvolle sportliche Bewegung verbessert zudem die Stimmung und wirkt antidepressiv. Mit zunehmendem Wohlfühlen und der Wahrnehmung der einsetzenden Kräftigung können Sie natürlich auch langsam wieder in Ihre Lieblingssportarten einsteigen. Allerdings sollten Sie Qigong oder andere achtsame Bewegungspraktiken trotzdem fortführen. Dann wird auch Ihr Lieblingssport gesünder und erfolgreicher.

Entscheiden

Entscheidungen zur rechten Zeit zu treffen ist ein wichtiger Faktor nicht nur beim Ausstieg aus dem Burn-out, sondern in Leben allgemein. Was haben Sie in letzter Zeit durch Nicht-Entscheiden einfach laufen lassen? Welche derartigen Bürden tragen Sie möglicherweise schon seit Jahren mit sich herum? Schreiben Sie diese Dinge in Ihr Buch, damit sie klarer werden.

Im Burn-out ist es wichtig, diesen Rucksack zu leeren und eins nach dem anderen zu entscheiden, denn dieser Rucksack erschöpft kolossal. Alles, was reif oder gar überfällig ist, muss jetzt entschieden werden, denn es belastet Sie bereits, und je länger Sie die Entscheidung hinausschieben, umso schwieriger wird sie. Wenn Sie durch eine bessere Ernährung, besseren Schlaf und regelmäßige Qigong-Übungen etwas Kraft gesammelt haben, können Sie diese Aufgabe angehen. Das wird vermutlich nicht ohne ambivalente Gefühle und Ängste vonstattengehen, aber danach werden Sie sich leichter fühlen. Die Dinge zum Abschluss zu bringen ist eines der ganz wichtigen Prinzipien, und die Nichterfüllung, man könnte auch Missachtung sagen, hat mit zum Burn-out geführt. Sicherlich müssen Sie erst einmal in Ruhe darüber nachdenken, aber das Nachdenken sollte der Vorbereitung zur Entscheidung dienen und nicht dem Grübeln oder Selbstbezichtigungen über ihren bisherigen Lebensweg. Der Weg, den Sie in der Vergangenheit beschritten haben, war vermutlich nötig, um Sie an diesen Punkt zu bringen, an dem Sie endlich in die Gegenwart kommen können. Nicht vollzogene, aber doch gewollte Entscheidungen ziehen einen jedoch immer wieder aus der Gegenwart und der Präsenz ab, auf die Sie gerade beim Ausstieg aus dem Burn-out nicht verzichten können. Vielleicht kann Ihnen auf Ihrem Weg der Entscheidungsfindung auch ein Gespräch mit einem Freund oder Therapeuten helfen.

In der Traditionellen Chinesischen Medizin werden Entscheidungslosigkeit, ständige Zweifel und der innere Ärger darüber dem Leberfunktionskreis zugeordnet. In Zeiten, in denen entschieden werden muss, kann man sich daher gut unterstützen, wenn man eine Weile auf Alkohol verzichtet und beim Qigong sehr konsequent ist.

Überstunden und Arbeit mit nach Hause nehmen

Entscheiden Sie selbst über Ihre Arbeitsmenge oder Ihr Vorgesetzter? Dürfen Sie Überstunden machen, z. B. wegen Mehrverdienst, oder müssen Sie Überstunden machen, weil Abteilungen zusammengelegt und Mitarbeiter entlassen worden sind? Warum nehmen Sie sich Arbeit mit nach Hause? Diese Fragen müssen Sie ehrlich für sich beantworten. Wenn Sie selbst darüber entscheiden oder freiwillig Überstunden machen, dann empfehle ich Ihnen im Burn-out unbedingt, die Arbeit zu begrenzen. Was hindert Sie daran? Welche Gründe Sie auch immer vorbringen – »ich brauche das Geld«, »sonst verliere ich Kunden«, »so werde ich nicht befördert« usw. –, die Mehrarbeit tut im Burn-out nicht gut, und das können Sie sich im Grunde nicht leisten. Hier sind ebenfalls Entscheidungen nötig. Bereiten Sie sie vor!

Wenn die Arbeitslast Sie erdrückt, Sie auf Anweisung der Firma immer mehr Überstunden machen müssen und keinerlei Entlastung in Sicht ist, kann möglicherweise ein Arbeitsplatzwechsel die einzige Lösung darstellen (siehe auch »Berufliche Veränderungen«, S. 271 f.).

Finanzielle Angelegenheiten

Die persönliche finanzielle Situation kann große Auswirkungen auf ein Burn-out haben und es sogar bedingen, wenn Ansprüche und Realität weit auseinanderklaffen (siehe auch »Anspruchsdenken, Neid und Lebensstandard«, S. 149ff., und »Verschuldung und die Rolle der Banken«, S. 151ff.). Wie ist es um Ihre Finanzen bestellt?

- **Situation 1:** Sie sind nicht verschuldet und kommen mit Ihrem Verdienst gerade so aus. Geld aus den Überstunden oder gar aus ausbezahltem Urlaub brauchen Sie zusätzlich.
- **Situation 2:** Sie sind verschuldet und können alles gerade so bewältigen, allerdings nur mit dem Zusatzgeld aus Überstunden.
- **Situation 3:** Sie sind verschuldet und kommen nicht mehr mit Ihrem Geld aus. Ihre Schulden werden immer höher, obwohl Sie sehr viel arbeiten.

Das Ziel ist in allen drei Situationen vermutlich dasselbe: nämlich mit dem vorhandenen Geld auszukommen, möglichst ohne noch zusätzlich verdienen zu müssen. Die Hoffnung, dieses Ziel zu erreichen, schwindet jedoch von Situation 1 bis 3 zunehmend, und die zentrale Frage in allen drei Fällen ist: Was brauchen Sie wirklich? Dem entgegen steht häufig die durchaus verständliche Sichtweise: Wenn man schon so viel arbeitet, will man auch etwas vom Leben haben und ein bisschen genießen! Aber was bekommen Sie wirklich für Ihr Geld? Und können Sie noch genießen?

Wenn Sie wissen oder merken, dass Sie in der Burn-down-Spirale sind, dann bekommen Sie für Ihr Geld sehr wahrscheinlich nicht das, was Sie brauchen, und auch echter Genuss ist in der Regel nicht mehr möglich. Was brauchen Sie also in Ihrer jetzigen Situation, auch im Hinblick auf den Genuss, den Sie wiedererlangen wollen? Denken Sie bitte einen Augenblick darüber nach, und schreiben Sie dann in Ihrem Buch auf, was Ihnen dazu in den Sinn kommt und was Sie innerhalb des nächsten Jahres brauchen.

Hier ein paar Beispiele, die vielleicht anregen und wieder Sehnsucht wecken können: Gesundheit, Muße, kein Streit mehr, sich nicht mehr verlassen fühlen, Sicherheit, Liebe, Spaß, befriedigende Sexualität, gute Kommunikation, Nein- und Jasagen können, Freude an und in der Arbeit. Fühlt sich das auch für Sie erstrebenswert an? Dann beziffern Sie doch einmal die Kosten dafür. All dies kostet im Grunde nur wenig Geld, aber dafür etwas Zeit, und das Geld benötigen Sie für die Freiheit, Ihr Leben mehr selbst bestimmen zu können. Denn Ausstieg aus dem Burn-out bedeutet auch, wieder mehr Selbstbestimmung zu erlangen. Dafür brauchen Sie Klarheit und müssen sich folgende Fragen beantworten: Wie sind Ihre Ansprüche, und wo muss Ihr Lebensstandard liegen?

Wenn Sie einen Partner haben, suchen Sie die notwendige Ebene gemeinsam. Sie werden vermutlich feststellen, dass Ihr Geldbedarf geringer ist als jetzt. Sie können also Geld sparen. Damit könnten Sie Überstunden vermeiden oder Schulden abbauen. Wenn Sie wegen der Schulden keinen Ausweg mehr wissen, nehmen Sie neben dieser Bestimmung des Lebensstandards gegebenenfalls die Unterstützung eines Schuldenberaters in Anspruch. Beginnen Sie aber unbedingt sofort damit, sich Genüsse zu kreieren, die nichts oder fast nichts kosten, denn das Leben findet bereits jetzt statt und nicht erst später. Lachen ist z. B. ein solcher Genuss. Gestalten Sie Ihre Freizeit in eine heiterere Richtung, dann werden Sie nur wenig anderes vermissen. Vielleicht dauert es auch einige Zeit, bis Sie aus dem finanziellen Druck herauskommen. Umso wichtiger ist es, dass Sie sofort damit beginnen, und die Entscheidung dazu können nur Sie allein treffen.

Natürlich ist groß und weit oft angenehmer als klein und eng, das gilt für die Badewanne ebenso wie für ein Auto und das Fernsehbild. Aber klein und eng ist nicht schlimm, wenn man auf diese Weise die eigene Freiheit und die eigenen Gestaltungsspielräume vergrößern kann. Wenn Sie eine Gehaltserhöhung bekommen, nutzen Sie z. B. nur einen Teil davon, um sich etwas Schönes zu gönnen, aber bleiben Sie bei Ihrem Lebensstandard, und legen Sie sich das restliche Geld sicher zurück (am besten in Festgeld, denn riskante Aktienspekulationen können Sie sich im Burn-out nicht leisten). Vielleicht möchten Sie in Zukunft einmal drei Monate unbezahlten Urlaub nehmen oder ein Sabbatjahr einlegen. Vielleicht brauchen Sie das zurückgelegte Geld aber auch, weil Sie sich beruflich verändern wollen.

Berufliche Veränderung

Burn-out kann auch ein Hinweis darauf sein, dass man an seinem Arbeitsplatz nicht bleiben will, dass man dort nicht glücklich werden kann und etwas anderes machen muss. Wenn solche Gedanken Sie bewegen, sollten Sie diese ernst nehmen und z. B. mit

Freunden oder einem Berater über Ihren Wunsch nach einer wesensgerechteren Arbeit und Ihre entsprechenden Gestaltungsmöglichkeiten sprechen. Vielleicht müssen Sie für eine solche Veränderung finanzielle Vorbereitungen treffen oder sich neue Kenntnisse aneignen. Das muss kein Hindernis sein, denn wenn man das Gefühl hat, auf dem richtigen Weg zu sein und voranzukommen, kann einen diese Aussicht sehr gut tragen.

Bei beruflichen Veränderungen geht es nicht um übereilte Schnellschüsse, sondern es kommt auf die innere Klarheit an. Wenn Sie sicher fühlen, dass Sie etwas anderes brauchen, werden Sie auch dorthin kommen, und dafür lohnt sich jeder Aufwand!

Die Kraft und Stabilität auf Ihrem Weg dorthin können Sie durch Qigong, die Anwendung der Prinzipien, die Pflege Ihrer Partnerschaft, die Kommunikation mit Freunden und den zunehmend kreativen Gebrauch Ihres Gehirns erlangen. Begleitung professioneller Art ist bei einer solchen Entscheidung oft sinnvoll und hilfreich. Bleiben Sie dabei achtsam mit den Menschen Ihrer Umgebung, lassen Sie sich aber durch diese auch nicht auf Ihrem Weg entmutigen!

Wenn die Personen in meiner Umgebung nicht mitmachen

Sie sind guten Mutes, haben etwas Kraft geschöpft, wollen loslegen und haben vielleicht erwartet, dass Ihre Mitmenschen sich ebenso darüber freuen, dass es Ihnen wieder besser geht und Sie Veränderungen anstreben. Doch es kann sein, dass die erwartete Freude ausbleibt. Das kann daran liegen, dass Sie durch Ihre Entwicklung auch Ihren Mitmenschen den Spiegel vorhalten und sie aus ihrem Trott wecken. Vielleicht war Ihr altes Verhalten für Ihre Mitmenschen auch praktisch, weil Sie sie in Ruhe gelassen und sich nicht gewehrt haben. Wenn Sie eine Maske getragen haben sollten, galten Sie vielleicht immer als der oder die Starke. Sie sind also jetzt für Ihr Umfeld etwas unpraktisch geworden und stören eigentlich mit Ihrem Elan.

Das darf Sie nicht irritieren, Umgebung ist beharrend und braucht immer etwas länger, bis sie nachgibt. Tatsächlich macht der Umgang mit Ihnen nun wieder mehr Spaß, aber diese Erfahrung muss sich bei den anderen erst durchsetzen, die selbst schlaff geworden sind. Ihr Partner sagt möglicherweise: »Du hast mich die ganze Zeit hängen lassen, und kaum geht es dir wieder besser, soll ich sofort nach deiner Pfeife tanzen. So geht das nicht.« Dieses Argument ist nachvollziehbar, aber auch ein Missverständnis, das Sie nicht auf die Schnelle klären können. Kurz gesagt: Sie brauchen Geduld! Wenn Ihr Umfeld zu Beginn Ihres Ausstiegs noch nicht freudig mitzieht, gibt es nur eins, was Sie tun müssen: beharrlich nach vorne schreiten im Guten. So empfiehlt es schon das »I Ging«, das jahrtausendealte Weisheitsbuch der Chinesen. In diesem Fortschreiten werden Sie immer authentischer, mehr Sie selbst und bekommen automatisch eine Ausstrahlung, nach der sich die, die Ihnen wichtig sind und Ihnen nahestehen, schon lange gesehnt haben. Diese Menschen haben auch zuvor schon gewusst, wer Sie tief in sich selbst wirklich sind, und werden die Veränderung und Sie dann plötzlich doch freudig annehmen. Dann können Sie vielleicht auch zusammen mit Ihrem Partner oder Ihren Freunden Qigong machen, das eine so hohe Bedeutung haben kann für den Ausstieg aus dem Burn-out und darüber hinaus therapeutische Wirkungen in ganz zentralen Bereichen im Menschen zeigt.

Qigong: Achtsame Bewegungspraxis

Qigong ist eine Bewegungsmeditation, die im alten China sowohl als Mutter der Heilkunst als auch der Kampfkunst galt. Es wird erzählt, dass vor vielen Tausend Jahren die Mönche in den chinesischen Klöstern Meditationstechniken entwickelt hatten, die als stilles Qigong bezeichnet wurden, mit denen sie sehr alt wurden. Die zu diesen Zeiten lebenden Kaiser wollten natürlich auch sehr alt werden und ließen sich entsprechend unterrichten. Aus dieser Zeit stammt auch die Überlieferung, dass ein Arzt am kaiserlichen Hof nicht mehr bezahlt wurde, sobald der Kaiser oder ein wichtiger Würdenträger oder die Frauen der kaiserlichen Familie erkrankten. Vorbeugung war die entscheidende Medizin, und Qigong war ein wichtiger Bestandteil dieser Medizin. Daran lässt sich die gesund erhaltende, Krankheiten vorbeugende Wirkung des Qigong ablesen.

Heute würden wir in westlicher Terminologie sagen, Qigong stärkt die Selbstheilungskräfte und hält schwächende Einflüsse von ihnen fern. Beim Üben von Qigong entstehen Wohlgefühl, präsente Wachheit, Achtsamkeit und Gelassenheit, und dies ist die Grundlage von Gesundheit und der richtigen Haltung, mit dem Gegenüber in Kontakt zu treten.

Diese Auswirkungen sind nicht nur subjektiv erfassbar, sondern auch in der Forschung nachgewiesen, z. B. durch das reproduzierbare Auftreten bestimmter Wellenformationen spezieller EEG-Ableitungen, die bei Zuständen freudiger wacher Gelassenheit auftreten.

Qigong führt den Übenden in die Präsenz des aktuellen Momentes, das Durchdenken von Problemen oder Grübeln ist dabei nicht mehr möglich, da der ganze Körper und der Geist in Aktion sind. Der Organismus weiß ohne weiteres Denken, was er tun soll, nämlich regulieren und harmonisieren auf der Basis der angelegten Ordnung, die uns innewohnt.

Die Grundhaltung

Qigong wird aus einer Grundhaltung ausgeführt, die sich auf eine natürliche Beckenstellung bezieht (eine Art Nullstellung). In dieser Stellung ist ergonomisch (Kraftaufwand und Kräfte betreffend) die größte Effektivität beim Sichaufrichten, Aufrechterhalten und Bewegen bei geringstem Kraftaufwand gegeben. Sämtliche Bewegungen gehen vom Lendenwirbelsäulen-Kreuzbein-Bereich aus und erzeugen spiralförmige Bewegungen in den Muskelfunktionsketten.

Grundsätzlich sind der Kopf, die Arme oder Beine nie isoliert in Bewegung. Diese Grundhaltung knüpft an die Erlebnisse der vorsprachlichen Phase des Babys an, also der gelungenen Aufrichtung, und fördert so die Standsicherheit. Erst wenn ein solcher Nullbezug der Wirbelsäule auf die Lendenwirbelsäulen-Kreuzbein-Becken-Region besteht, sind Unterkiefer und Zunge in der Lage, an der Feineinstellung der Wirbelsäule teilzunehmen, was eine Aufrechterhaltung ohne pathologische Muskelspannung und Bandscheibendruck ermöglicht – dieser Zusammenhang ist nur wenig bekannt.

Die Zunge liegt beim Üben von Qigong am oberen Gaumen hinter den Frontzähnen, was muskelphysiologisch eine normale Positionierung im Kopf-Hals-Kiefer-System bewirkt und auch auf das Becken rückwirkt.

Die Körperwahrnehmung in einer Nullstellung des Beckens und der Wirbelsäule wird als angenehm beschrieben. Möglicherweise sind jedoch Vorübungen notwendig, um das Becken in diese Position zu bringen oder sie annähernd zu erreichen, da Lebensgeschichte sich auch in muskelphysiologischen Mustern darstellt, die Bewegungsmöglichkeiten fördern oder begrenzen können. Das Einnehmen dieser Grundhaltung ist mit durchgedrückten Knien nicht möglich, die Übungsanweisung für die Grundhaltung lautet also, in den Knien leicht einzusinken.

Der Schwerpunkt im neuronal durch Lebensgeschichte festgelegten Körperschema wird vom Kopf wieder zum Bauch verlagert. Damit einher geht auch eine Neubesinnung über den inneren Regisseur; das denkende Ich als übergeordnete Instanz wird so meist fruchtbar infrage gestellt.

Die Bewegungen werden in betonter Langsamkeit aus der Grundstellung heraus ausgeführt. Dieses Zeitlupentempo ist für den leistungs- und ergebnisorientierten Menschen von heute paradox: Wie soll er so zum erhofften schnellen Gesundheitserfolg kommen? Die Tatsache, dass Begriffe wie Entschleunigung heutzutage in aller Munde sind, hilft vielen dabei, trotzdem erst einmal mitzumachen, auch wenn sie es anfangs noch nicht verstehen können. Neurophysiologisch ist es wichtig, dass wir die sehr langsamen Bewegungen unseres Körpers gleichzeitig mit der Bewegung sinnlich wahrnehmen und erfassen können. Der sogenannte Muskeltiefensinn, auch Propriozeption genannt, wird so präsent und hilft uns bei einer guten Abbildung der inneren Struktur im Gehirn, die auch eine gute Grundlage für unser psychisches Erleben gibt.

Dabei reicht es nicht aus, das Gefühl zu haben, man wisse ja, wie man ins Lot kommt. Man muss es auch täglich tun, um den Boden zu erreichen, den man braucht – ganz im Sinne des Gezeitenprinzips und des Nadelöhrs, durch das man im Schwingen von Anspannung und Entspannung immer wieder hindurch muss.

Alltag mit Qigong

Nach einigen Wochen täglichen Übens ist die Wirkung nicht mehr nur auf die Zeit des Übens beschränkt, sondern stabilisiert die Grundregulationsprozesse so, dass wir die Gelassenheit auch während des restlichen Tages nicht so leicht wieder verlieren und sie auch immer wieder abrufen können. Die Schwelle der Empfindlichkeit der Reiz-Reaktionskurve im Stresssystem wird physiologisch angehoben, die Stressreaktion wird flacher, was Gelassenheit bedeutet. Dies erleben die meisten schon innerhalb von ein paar Wochen, im Fall stationärer Behandlung in Krankenhäusern, in denen Qigong regelmäßig zur Therapie gehört, oft schon in den ersten Wochen des stationären Aufenthaltes. Qigong ist also nicht nur für den Ausstieg auf eigene Faust hervorragend geeignet, sondern auch als therapeutische Maßnahme im Krankenhaus.

Im Tagesverlauf bedeutet Qigong:

- **Gelassenheit am Morgen:** Ich freue mich auf den Tag, habe keine Angst vor ihm und bin offen für das, was kommt.
- **Gelassenheit am Tag:** Ich bin nicht so schnell erregbar, und die vielen aufregenden Situationen klingen im Stresssystem schneller wieder ab, sodass mein Gehirn z. B. auch besser an den geforderten Lösungen arbeiten kann.
- **Gelassenheit am Abend:** Ich nehme meine Kinder und meinen Partner nach der Arbeit noch gerne wahr und in den Arm, habe Lust, noch etwas zu erleben, zu spielen, zu genießen.
- **Gelassenheit in der Nacht:** Ich komme schnell in einen erholsamen Schlaf.

Wie lerne ich Qigong?

Wie viele Dinge lernt man auch Qigong am besten mit einem Lehrer, den man mag. Grundsätzlich lebt Qigong vom Nachahmen von Bildern aus der Natur und vom Nachahmen des Lehrers durch den Schüler. Erklärungen können beim Verständnis helfen, ein Durchdenken des Bewegungsablaufes ist jedoch eher zweitrangig. Da es beim Qigong besonders auf die Ausführung langsamer und fließender Bewegungsabläufe ankommt, sind zum Lernen statische Abbildungen in Büchern nicht so gut geeignet wie die bewegten Bilder einer DVD (Empfehlungen siehe Link im Anhang, S. 404). Mit einer DVD kann jeder das Qigong erst einmal für sich ausprobieren, und erste Gesundheitswirkungen können sich einstellen. Wer Gefallen daran findet, kann sich dann einen Lehrer suchen (z. B. über die Laoshan Union, Adresse siehe Anhang, S. 403).

Qigong übt man täglich. Für die erwünschten Neubahnungen im Gehirn (siehe auch »Gewohnheitsbrüche und die Neubahnung im Gehirn, S. 306f.) ist es wichtig, die Übungen innerhalb von 24 Stunden zu wiederholen. Größere Übungsabstände verlangsamen den Prozess, zehn Minuten täglich sind also besser als eine Stunde alle zwei bis drei Tage. In der Regel lassen sich tägliche Übungssequenzen von 20 Minuten gut in den Alltag integrieren. Die Chinesen sagen, am wirksamsten ist Qigong morgens, wenn die Sonne aufgeht. Man kann aber auch zu jeder anderen Zeit des Tages gesundheitswirksam üben, wobei tägliches Üben zur gleichen Zeit hilfreich sein kann.

Qigong zu üben und dadurch zunehmend ins Lot zu kommen ist wichtig, da dann die innere Freude, die Arbeitsfähigkeit und der gute Einfluss auf die Umgebung steigen. Das ist wichtiger, als sich griesgrämig für andere aufzuopfern und dafür das Qigong ausfallen zu lassen. Hat man jedoch tatsächlich einmal keine Lust, kann man auch einmal einen Tag aussetzen, wenn man danach wieder regelmäßig täglich übt, also im neurophysiologisch besonders wirksamen Zeitfenster von 24 Stunden.

Eigene Wege

Natürlich habe ich den Ausstiegsprozess nicht vollständig darstellen können, zumal es immer individuell notwendige Unterschiede gibt. Aber wenn Sie sich diesen Prozess in der geschilderten Art vergegenwärtigt haben, können Sie ihn für sich anhand der Prinzipien und Grundregeln abwandeln und in einen für Sie richtigen und passenden Ausstieg umformen. Das Abweichen von dem hier geschilderten Weg ist nicht so gefährlich wie im Märchen vom Rotkäppchen. Auf Ihrem gut gewählten Weg warten keine Wölfe auf Sie, auch wenn es manchmal anstrengend werden kann. Vielmehr nimmt Ihr Gefühl der Selbstwirksamkeit zu, und das stabilisiert ungemein, denn Ihre Hoffnung auf ein Gelingen ist jetzt in Ihnen selbst begründet. Diese Hoffnung wird zusätzlich gestärkt, wenn man versteht, wie Genesung und Heilung entstehen. Einer der wichtigsten Aspekte beim Ausstieg aus dem Burn-out, mit dem Sie arbeiten können, sind Ihre Selbstheilungskräfte.

Selbstheilungskräfte

Im Alltag und insbesondere in Belastungssituationen sind die psychophysiologischen Grundprozesse, zu denen auch die Selbstheilungskräfte gehören, oft gestört, manchmal regelrecht verschüttet.

Bei technischen Geräten heißt es: »Bitte lesen Sie vor Ingebrauchnahme die Bedienungsanleitung. Unsachgemäßer Gebrauch oder Bedienungsfehler können zu Funktionseinschränkungen oder zur Zerstörung des Gerätes oder seiner Einzelteile führen.« Das Problem tritt dann meist sehr schnell auf. Dies kann auch beim Menschen passieren, allerdings oft mit großer Zeitverzögerung. Die Gebrauchsanleitung wird beim Menschen ersetzt durch passende oder einschränkende Kulturerfahrungen, verbliebene oder verloren gegangene Instinkte, individuell gelungenes oder misslungenes Verhalten, funktionierende oder blockierte Intuition sowie brauchbares oder vermeintliches Wissen der Eltern. Später wird die »Bedienung« dann in die eigene Verantwortung genommen, oder die Verantwortung dafür wird abgelehnt. In allen Altersstufen können die Selbstheilungskräfte des Menschen also gut oder weniger gut »funktionieren«, wobei eine Altersstufe auf die vorherige aufsetzt.

Im Laufe seines Lebens hat jeder Mensch Erfahrungen, Herausforderungen, emotionale Erlebnisse und Beziehungen angesammelt, die diesen Selbstregulationsprozess erhalten, in unterschiedlicher Art und Stärke modifizieren oder auch massiv gestört haben. Dies alles steckt in seinen Zellen, seinen Organen, seinen Bewegungen, Beziehungen und seinem Alltag fest und gibt den Ausgangspunkt für die nächste Lebensphase vor. Das gilt für den normalen Alltag ebenso wie für Krisensituationen. Ziel ist es dann, unter Berücksichtigung der jeweiligen Ausgangslage und der gemachten Lebenserfahrungen die Behinderungen und Verformungen der ursprünglichen Gesundheitslage durch schrittweise Veränderungen wieder aufzuheben.

Die Grundprozesse und Selbstheilungskräfte funktionieren ohne Kontrolle und Überprüfung durch das Denken. Denken, insbesondere Denken ohne passende Aufgabe und Handlung, also Grübeln, Kreiseldenken und Kontrolldenken in Bezug auf den Körper, stört diese Grundfähigkeiten massiv, weil Nervenimpulse bis in die Bereiche vordringen, die diesen Grundprozessen vorbehalten sind, und diese überschwemmen. Die Funktionen, die vorher klar waren, kommen durcheinander.

Weitere Störfaktoren sind anhaltende Angst und Vergiftungen im weitesten Sinne, z. B. materielle, emotionale oder ordnungsbezogene Vergiftungen.

Unsere bisherigen Lebenserfahrungen ergeben unsere innere Haltung zum Leben und auch zur Gesundheit bzw. zu unseren Möglichkeiten von Gesundheit. Diese innere Haltung ist üblicherweise das zentrale Behinderungsfeld im Gesundungsprozess eines Burnouts, bei dem Veränderung gefragt ist. Sie kann bildlich gesprochen aus Beton sein oder Holz oder leicht formbarem Sand. Die eigene innere Haltung beherrscht alles und entscheidet darüber, ob jemand gesund werden soll, ob er die Gesundung für möglich hält, ob er glaubt, dass Gesundheit für ihn bereitsteht und er das Recht darauf hat; ob er der Meinung ist, dass er seinen Teil dazutun muss, oder das Heil von anderen bzw. von außen erwartet.

Wenn die innere Haltung nicht flexibel und gleichzeitig stabil wird, können die Grundprozesse und die Selbstheilungskräfte nicht im ursprünglich angelegten Umfang wirken oder bleiben sogar massiv blockiert. Auch die Weiterentwicklung über epigenetische Prozesse und die Gewebeabstimmung über das unspezifische Bindegewebe sind gestört.

Die innere Haltung ist nach bisherigem Wissen besonders in einer Region des Gehirns direkt hinter der Stirn beheimatet. Erstaunlicherweise spricht der Volksmund damit übereinstimmend auch vom »Brett vor dem Kopf«. Diese Region mit seiner inneren Haltung ist dem jeweiligen Menschen allein vorbehalten, sie ist wie das Nadelöhr, durch das nur der Betreffende selbst hindurchpasst. Niemand anderes – kein Freund, kein Feind, aber auch kein Therapeut – hat hier Zugang.

Die Arbeit mit den Selbstheilungskräften

Für Ärzte und Therapeuten sind die Selbstheilungskräfte des Patienten und das Wissen, dass Heilung immer darauf zurückgreift, die wichtigsten Grundlagen ihrer Arbeit. Sie wissen, dass die innere Haltung entstanden ist durch Erlebnisse, Emotionen, Körperwahrnehmung und -erfahrung, das Denken über diese Erlebnisse und Gefühle des Aufgehobenseins oder Nichtaufgehobenseins in einem größeren Ganzen. Sie wissen, dass eine innere Haltung sich nur ändert, wenn das bisher Erlebte durch zunehmend andersartige Erlebnisse und Erfahrungen auf positive Weise infrage gestellt wird; wenn Veränderungen für das eigene Leben zunehmend als günstig und annehmbar gefühlt und eingeschätzt werden und die Bereitschaft entsteht, die bisherige innere Haltung unter Erhaltung von Bewährtem neu zu kreieren und flexibler zu gestalten. Ein Arzt oder Therapeut, der diese Zusammenhänge nicht versteht, wird seine Patienten in der Heilung behindern und nur kurzfristig ihre Symptome beeinflussen können.

Es ist von entscheidender Wichtigkeit, dass der Patient Vertrauen in seine Heilung erhält, dass er selbst glaubt, dass Heilung für ihn möglich ist, bereitsteht und stattfindet. Der Therapeut bleibt an dieser Stelle der gute Begleiter des Patienten und unterstützt ihn, indem auch er eine Heilung für möglich hält. Also nicht der Therapeut, sondern der Patient heilt sich. Ein kluger Mensch hat einmal gesagt: »Wenn ich das nicht hätte glauben können, hätte ich es mit meinen eigenen Augen nicht gesehen.« Diese umgekehrte Sichtweise ist, wie so oft, auch hier passender, und die Hirnphysiologie bestätigt das.

Die auf neurobiologischen und epigenetischen Forschungsergebnissen basierenden Erklärungen der Selbstheilungskräfte sowie die Erkenntnisse über die »innere Haltung« weisen darauf hin, dass zur Wirksamkeit von Therapie die vorgenannten Zusammenhänge berücksichtigt werden müssen. Überzeugungen und innere Haltungen fixieren, schalten und gestalten und entlasten gegebenenfalls somit viele Regulationsvorgänge bis hin zur Genexpression (Anschaltung einer Genwirkung in der Zellkernebene durch entsprechende Botenstoffe der Zelle) und bestimmen so unsere zukünftige Gesundheit. Dies gilt für Gesundheitswege auf eigene Faust ebenso wie für ambulante und stationäre Behandlungen. Für seine Genesung braucht der Mensch eine passende Umgebung, einen gewohnheitsbrechenden Alltag und Therapeuten und Ärzte, die etwas von der Meisterung einer Krise verstehen und wissen, dass Heilung letztlich immer Selbstheilung ist. So kann auch eine Begleitung durch ambulante oder stationäre Therapie eine gute Hilfe sein bei Ihrem Bemühen, gesund zu werden.

Ausstieg in ambulanter Begleitung und Behandlung

Wenn der Ausstieg auf eigene Faust nicht so klappt, wie Sie es sich wünschen, dann ist oft ein professionelles Gegenüber sehr hilfreich. Bei Burn-out ist ein psychotherapeutischer Arzt ein guter Ansprechpartner, da er sich sowohl um die psychotherapeutischen als auch die medizinischen Fragestellungen bezüglich der Symptome kümmern kann. In den meisten Fällen wird Ihr Arzt eine Kurzpsychotherapie bei Ihrer Krankenversicherung beantragen und auch prüfen, ob und inwieweit zusätzlich Psychopharmaka über eine begrenzte Zeit eingesetzt werden sollten. Ein psychologischer Psychotherapeut, der selbst keine Medikamente verschreiben darf, wird in der Frage der Medikation mit einem Facharzt zusammenarbeiten.

Alles, was im »Ausstieg auf eigene Faust« beschrieben wurde, behält seine Gültigkeit, die Psychotherapie kommt ergänzend und unterstützend hinzu. Ihre Eigenarbeit bleibt das Wichtigste in der Meisterung Ihrer Krise, und Sie sind es, der Ihre Selbstheilungskräfte wieder in Gang bringt. Eine Psychotherapie bildet in der Regel den Kern der ambulanten Therapie im Burn-out. Es kann hilfreich sein, neben der Alltagsgestaltung auf eigene Faust und der ambulanten Psychotherapie noch weitere Heilverfahren anzuwenden und zu einer sinnvollen ambulanten Kombinationstherapie zusammenzustellen. Besprechen Sie dies mit Ihrem Psychotherapeuten, und beurteilen Sie gemeinsam, inwieweit das für Ihre spezielle Situation passend ist. Sinnvoll ist dies aber nur, wenn Sie die Zeit für zusätzliche Therapien tatsächlich erübrigen können, sonst entsteht ein »Therapiestress«, der kontraproduktiv wirkt.

Was ist Therapie?

In philosophischer Interpretation bedeutet der aus dem Griechischen stammende Begriff »Begleitung auf dem Weg zum Heil«. Damit ist prinzipiell alles gemeint, was einen Kranken auf seinem Weg zur Genesung unterstützt.

In unserem heutigen Gesundheitssystem wird mit Therapie jede Behandlung bezeichnet, die ein durch staatliche Prüfung Befugter (z.B. Arzt, Psychotherapeut, Krankengymnast, Masseur, Heilpraktiker, Krankenschwester, Hebamme usw.) ausführt. Anderen Personen ist es nicht erlaubt, aktiv zu therapieren. Trotzdem können auch die Worte z.B. eines Pfarrers, eines Lehrers oder der Eltern, aber auch eines Romans therapeutisch wirken. Ein tröstendes und klärendes Wort, das in Liebe gegeben wird, ist für viele Menschen der entscheidende Auslöser, der ihren Selbstheilungskräften den Sprung ins Wirken ermöglicht.

Therapieverfahren

Es gibt zahlreiche Therapieverfahren, mit denen bei der Burn-out-Behandlung gute Ergebnisse erzielt werden können. Da es beim Burn-out aber immer in hohem Maß auf die individuelle Persönlichkeit des Patienten ankommt, ist eine pauschale Empfehlung im Grunde nicht möglich. Die folgende Darstellung einiger Therapieverfahren, die ambulant durchführbar sind und sich unter ärztlicher bzw. psychotherapeutischer Aufsicht auch im stationären Bereich sinnvoll integrieren lassen, kann Ihnen einen Überblick verschaffen.

Die Unterteilung in »westliche« und »östliche« Medizin soll dabei die Einordnung erleichtern, denn diese Begriffe haben sich im allgemeinen Sprachgebrauch durchgesetzt, und die meisten Menschen wissen, was damit gemeint ist. Rein sachlich gesehen sind diese Bezeichnungen natürlich Unsinn, denn bezogen auf die Himmelsrichtungen ist China für uns zwar östlich, aber für Amerika liegen wir östlich und China westlich. Mit »westlicher« Medizin wird zudem oft die hoch spezialisierte »wissenschaftliche« Schulmedizin assoziiert und mit »östlicher« Medizin pauschal die Traditionelle Chinesische Medizin als Erfahrungsheilkunde. Dabei wird übersehen, dass die Schulmedizin nicht die einzige anerkannte Medizin im »Westen« ist – man denke an die Tradition der Naturheilkunde, der Homöopathie, der Feldenkraismethode oder der Osteopathie – und es im Bereich der »östlichen« Medizin viele weitere wertvolle Therapiesysteme gibt, wie z. B. die tibetische Medizin, die ayurvedische Medizin Indiens und die vielen Meditationssysteme. Auch die »Wissenschaftlichkeit« kann nicht ein Bereich allein für sich in Anspruch nehmen: So ist die gesamte medikamentöse Medizin des »Westens« laut Gustav Dobos, Professor für Naturheilkunde an der Universität Duisburg-Essen, etwa zu drei Vierteln eine Erfahrungsheilkunde, und Naturheilverfahren oder Qigong und Meditation sind in ihrer Wirksamkeit und Wirkweise wissenschaftlich ebenfalls bereits gut untersucht (eine gute Zusammenstellung der wissenschaftlichen Untersuchungen zum Qigong bietet das Buch »Qigong« von Kenneth S. Cohen).

Trotz aller trennenden Bezeichnungen sind Erkenntnisse aus

der »östlichen« Medizin, aus dem Qigong und der Meditation mittlerweile in westliche Therapiesysteme eingeflossen und angepasst worden. Achtsamkeitsbasierte Verfahren sind heute auch in Europa und Amerika ein Behandlungspfeiler in allen Bereichen guter auch universitärer psychosomatischer Medizin, was ein Segen für die Patienten ist.

»Westliche« Medizin

Psychotherapie und Körperpsychotherapie

Für den Erfolg einer Psychotherapie ist es im Allgemeinen wichtiger, dass eine vertrauensvolle therapeutische Beziehung zwischen Patient und Therapeut aufgebaut werden kann, als ein bestimmtes Verfahren zu bevorzugen. Doch da es im Burn-out insbesondere um die Wahrnehmung der körperlichen Empfindungen, das generelle Erleben, neue Rahmensetzungen für Erlebnisse und den praktischen Alltag geht, halte ich die **tiefenpsychologische Therapie** im Burn-out für besonders geeignet. Bei den anderen Hauptverfahren muss bei der Indikation Folgendes kritisch beachtet werden:

- In der **psychoanalytischen Therapie** wird die praktische Umsetzung in den Alltag manchmal zu langsam aus dem Fortschreiten der Therapie entwickelt.
- Reine kognitive bzw. **Verhaltenstherapien** haben den Fokus oft zu wenig auf der notwendigen Körperlichkeit und Körperwahrnehmung sowie dem emotionalen Neuerleben.
- In **Gesprächstherapien** ist der Psychotherapeut besonders gefordert, die verführerische Ebene hochintellektueller Gespräche

zu verlassen, um die Menschen im Burn-out, die häufig brillante Denker sind, im emotionalen Zugang zu sich selbst begleiten zu können.

Erfahrene Psychotherapeuten können ihre Methoden, unabhängig davon, wie sie heißen, so auf den Patienten einstellen, dass sie alles Notwendige berücksichtigen können. So kann man beispielsweise auf der Grundlage einer psychoanalytischen oder tiefenpsychologischen Behandlung, ergänzt um Elemente der modernen Verhaltens- oder Gesprächstherapie, mit dem Patienten zusammen sehr gute Erfolge erzielen. Aber auch andere, weniger bekannte Therapieverfahren sind für die Behandlung von Burn-out oder als ergänzende Therapie geeignet: z. B. humanistische Psychotherapieverfahren, die das Erleben in den Mittelpunkt stellen, wie die Gestalttherapie oder das Psychodrama, aber auch psychotherapeutische Methoden wie die initiatische Therapie nach Graf Dürckheim, die existenzielle Psychotherapie, die Idiolektik oder Logotherapie. Ebenfalls gut geeignet sind die nonverbalen Verfahren der sogenannten Körperpsychotherapie, in denen das Erleben ohne Worte und Mitteilungen im Vordergrund steht und das Gespräch in der Regel erst nachfolgend oder bei Bedarf genutzt wird. Je nach individueller Problemlage können auch ergänzende Gestaltungstherapien hilfreich sein, wie z. B. das therapeutische Malen oder Tanztherapien, bei denen es um Erleben und emotionalen Ausdruck in der Bewegung geht. Außerdem können bei Burn-out auch spezielle Traumatherapien indiziert (medizinisch sinnvoll) sein.

Wahrscheinlich sind all diese verschiedenen Therapieformen für Sie erst einmal nur Worte, die mit Inhalt gefüllt werden müssen.

Meiner Erfahrung nach ist eine Psychotherapie mit tiefenpsychologischem Hintergrund besonders geeignet im Burn-out. Doch wenn Sie nach einem geeigneten Psychotherapeuten für sich suchen, sprechen Sie am besten mit Freunden oder Ihrem Hausarzt darüber und lassen sich erst einmal ungeachtet der Methode Empfehlungen geben. Achten Sie bei einem ersten Gespräch oder Treffen mit einem infrage kommenden Therapeuten darauf, ob Sie mit diesem Menschen gern für eine Stunde in einem Raum sein mögen. Das ist viel wichtiger als die Therapiemethode.

Unabhängig vom Verfahren findet Psychotherapie meist in Einzelsitzungen von je 50 Minuten, oder auch in der psychotherapeutischen Gruppe (50 bis 100 Minuten) statt. In der Regel wird ein bis zwei Mal pro Woche eine Sitzung besucht, eventuell auch nur alle 14 Tage eine Sitzung. Je nach Notwendigkeit kann die Häufigkeit auch variiert werden. Was für Sie richtig ist, besprechen Sie mit dem Psychotherapeuten.

Psychosomatische Körpertherapien

Die Grundlage von Körpertherapien ist die Verbindung von Körper und Seele, d.h. erlebte Traumata, Krisen usw. sind körperlich verankert und können auf körperlicher Ebene behandelt werden. Zu den psychosomatischen Körpertherapien gehören u.a. die **Osteopathie** und die **Kraniosakraltherapie**. Bei diesen Therapien wird über die Hände des Therapeuten direkt mit den verschiedenen Körpergeweben und Strukturen wie Muskeln, Faszien (umhüllende Muskelhäute) und Sinnesnervenzellen gearbeitet. Dem zugrunde liegt der sogenannte kraniosakrale Rhythmus. So nennt man den Körperrhythmus, in dem das Gehirnwasser (Liquor cerebrospinalis) im Gehirn und Rückenmark ausgeschüttet wird. Anschließend wird es wieder von speziellem Gewebe im Gehirn aufgenommen. Es handelt sich hier um einen langsamen Rhythmus, nur wenige Male in der Minute. Dabei dehnen sich die Knochenstrukturen u. a. des Schädels leicht aus und ziehen sich wieder zusammen. Dies ist trotz der Festigkeit des Schädels möglich, da der Schädel aus verschiedenen Einzelknochen zusammengesetzt ist, die durch flexible bindegewebige Nähte verbunden sind. Diese Ausdehnungsbewegungen und auch Einschränkungen der Bewegungen, z. B. nach Unfällen, können speziell ausgebildete und geübte Therapeuten mit den Händen fühlen. Das sogenannte kraniosakrale System verbindet verschiedene Bereiche des Körpers miteinander und gilt ebenso wie auch unser Muskelsystem als Erlebnisspeicher, sozusagen als eines unserer Zellgedächtnisse im Gewebe außerhalb des Gehirns.

Der Therapeut kommuniziert mittels seiner Hände mit dem Gewebe und regt eine Selbststellungstendenz im Gewebe an, sodass in den Gewebestrukturen, z. B. auch in den Organen, zunehmend wieder Ordnung im ursprünglichen Sinne entsteht. Dabei können insbesondere auch Faszien aus Spannungszuständen befreit und größere Beweglichkeit in diesem Bereich ermöglicht werden. Patienten berichten bei diesem Prozess häufig von intensiven Erlebnisinhalten, wodurch sich Symptome körperlicher und psychischer Art bereits bessern können. Die Behandlung wird im Gespräch und auch in der psychotherapeutischen Sitzung fortgesetzt. Ein Beobachter bekommt übrigens von den eher geringen Bewegungen der Hände bei diesen Verfahren kaum etwas mit, obwohl der Patient diese Therapien als besonders wirksam erlebt. Das kraniosakrale System kann auch durch regelmäßige Qigong-Übungen auf eine sehr sanfte Art harmonisiert werden.

Medikamentöse Therapien im Burn-out

Ein Burn-out-Medikament gibt es nicht, trotzdem werden im Burn-out sehr viele Medikamente verschrieben. Es handelt sich dabei immer um eine individuelle Medikation, die vom Arzt verordnet wird. Viel zu oft wird dabei eine symptomatische Therapie betrieben, die körperliche Symptome berücksichtigt, aber keinen Ausweg aus der Burn-down-Spirale bietet. Die häufigsten Medikamente sind dabei Cholesterinsenker, durchblutungsfördernde Mittel, Herz-Kreislauf-Medikamente (insbesondere gegen Bluthochdruck), Schmerzmittel inklusive Mittel gegen Magenschmerzen, Medikation gegen Infekte sowie Psychopharmaka. Für alle diese Medikamente gilt: Sie bewirken keine Heilung des Burnouts, und müssen sie dauerhaft eingenommen werden, werden andere mögliche Wege zur Gesundheit vermutlich nicht gesehen.

In manchen Akutsituationen können Medikamente auch im Burn-out notwendig und hilfreich sein. Dies gilt insbesondere für die Intensivmedizin, in der Medikamente bei der Erhaltung von Vitalfunktionen oft unerlässlich sind. In der Mehrzahl der Fälle sind dauerhafte Medikationen dagegen nicht erforderlich. Leider wird uns von unserem Gesundheitssystem etwas anderes vorgegaukelt, da mit »Chronikern« mehr Geld verdient wird als mit gesunden Menschen. Natürlich gibt es Menschen, die dauerhaft Medikamente brauchen und sehr dankbar dafür sind, dass sie zur Verfügung stehen. Aber das ist eine sehr viel kleinere Gruppe, als man gemeinhin annimmt. Medikamente als Ersatz für eigene Gesundheits- und Lebenspflegeaktivitäten des Patienten, sozusagen als eine praktischere und schnellere Variante der Therapie, sind aus meiner Sicht eine fragwürdige Strategie. Leider ist dieses Vorgehen aktuell gesellschaftliche Realität.

Gerade wenn Medikamente unerlässlich sind, sind Eigenaktivitäten des Patienten wichtig, um chronische Krankheitsverläufe zu bremsen und eine Chance auf Besserung zu bekommen, die die Medikamente eventuell wieder entbehrlich machen. Die Mehrzahl der Burn-out-Patienten kann sich allerdings durchaus ohne Medikamente mit eigenen Aktivitäten in eine Gesundheitslage versetzen, in der die Selbstheilungskräfte wieder wirken können. Beispielsweise beobachten wir bei vielen Patienten mit Bluthochdruck, dass die blutdrucksenkenden Medikamente in der Dosis verringert oder ganz abgesetzt werden müssen, wenn regelmäßig Qigong geübt wird. Die Blutdruckregulation ist dann durch das Qigong harmonisiert worden, und der Blutdruck hat sich zunehmend normalisiert.

Sie müssen selbst für sich entscheiden, ob Sie dauerhaft Medikamente nehmen wollen oder nicht. Wichtig für eine solche Entscheidung ist ein Arzt, der sich über dieses Thema Gedanken macht und mit dem Sie diese Frage sinnvoll und weiterführend besprechen können.

Psychopharmaka und Antidepressiva Psychopharmaka haben einen ungeheuren Raum in der Therapie des Burn-outs eingenommen. Das liegt unter anderem an den Bedürfnissen der Menschen in der Burn-down-Spirale, die ihren eingeschlagenen Lebensweg so lange fortsetzen (wollen), bis es wirklich nicht mehr geht. Erst wenn der Alltag, gegebenenfalls auch trotz der Einnahme von Psychopharmaka, nicht mehr bewältigt werden kann, wird über Veränderungen nachgedacht.

Nach einer Hüftoperation benutze ich kurzfristig Gehhilfen. Das Ziel ist es jedoch, ohne diese Gehhilfen zurechtzukommen. Wenn ich in einer so schweren Depression bin, dass ich keine Psychotherapie machen kann, können Antidepressiva sinnvoll sein, um einen Einstieg in die Psychotherapie zu ermöglichen. Bei einer so ausgeprägten Depression ist in der Regel aber auch eine Einweisung ins Krankenhaus dringend notwendig. Einen Patienten über längere Zeit ohne wirkliche Erfolgsaussicht im ambulanten Bereich mit Psychotherapie und Psychopharmaka über Wasser zu halten, ist angesichts der guten und notwendigen Therapiemöglichkeiten im Krankenhaus schwer zu verantworten. Außerdem verschlechtert sich die Situation des Patienten in der Regel noch weiter, wenn es über längere Zeit ambulant keinen therapeutischen Fortschritt gibt.

Der Einsatz von Antidepressiva neben einer Psychotherapie *kann* sinnvoll sein, doch dabei ist zu bedenken, dass Medikamente immer den ganzen Körper und das ganze Gehirn mit Wirkstoffen fluten. Psychotherapie dagegen kann sehr viel gezielter wirken.

In der Regel setzt die Wirkung der Antidepressiva nach zwei bis drei Wochen ein. Da bei der Einnahme von Antidepressiva der antidepressiven Wirkung meist eine Antriebssteigerung vorausgeht, wird der Patient oft zusätzlich durch sedierende Medikamente ruhiggestellt. Bis die richtige Dosis des Antidepressivums gefunden ist, braucht es oft noch weitere Wochen, häufig muss ein Patient auch wegen Nebenwirkungen auf ein anderes Präparat umgestellt werden. Eine Kombinationsbehandlung von Psychotherapie und Antidepressiva sollte also gut überlegt werden. Sie kann die passende Wahl sein, ist es meiner Erfahrung nach aber seltener als allgemein propagiert.

In der ambulanten Behandlung von Depressionen muss man meiner Meinung nach andere Wege gehen und die psychotherapeutische Behandlung mit anderen Therapien wie Bewegungstherapien und z. B. Qigong ergänzen statt mit Antidepressiva. Die Leitlinien für Depression haben sich diesbezüglich schon deutlich weiterentwickelt, sehr zum Wohl des Patienten.

»Östliche« Medizin

Die bekanntesten traditionellen Heilweisen aus dem Osten sind die tibetische Medizin, die ayurvedische Medizin aus Indien und die Traditionelle Chinesische Medizin (TCM), die vor allem durch das Verfahren der Akupunktur in Europa und Amerika bekannt ist. In der TCM stehen aber noch weitere Diagnose- und Behandlungsverfahren zur Verfügung, die im Allgemeinen einen größeren Raum im Therapiesystem einnehmen als die Akupunktur. Für das Verständnis der Wirkweise dieser Verfahren ist es hilfreich, sich mit den Grundlagen der TCM zu beschäftigen.

TCM-Philosophie

Aus Gründen der Ahnenverehrung war es den Chinesen untersagt, mit dem Skalpell Forschung an den Verstorbenen zu betreiben, wie es im Westen getan wurde. Daher mussten alle Gesundheitszusammenhänge aus der Beobachtung, der konkreten Untersuchung, den Verläufen und der kreativen indirekten Verknüpfung von Sachverhalten gewonnen werden. Eine große Rolle spielten dabei auch Beobachtungen der Pflanzen, Tiere, Jahreszeiten und kosmologischen Prinzipien. Über einen Zeitraum von mehreren Jahrtausenden wurde das System immer weiter verfeinert und gelehrt. Im Zentrum stand die Vorbeugung von Krankheiten. Gesundheit war und ist definiert als ungehinderter Fluss der Lebensenergie (Chi) durch die Meridiane des Körpers, die

Organe, das Gehirn und den Geist und als Balance von Yin und Yang, den zwei gegenpoligen zusammengehörigen Anteilen der einheitlichen Chi-Energie (z. B. Anspannen und Entspannen). Emotionen und Temperamente waren Organen zugeordnet, die in einem inneren Zusammenhang stehen (Fünf-Elemente-Lehre), und sich gegenseitig fördern und bremsen können. Die Erfahrungen mit diesem Gesamtsystem der erst heutzutage sogenannten Traditionellen Chinesischen Medizin waren so gut, wirksam und effektiv, dass Ärzte vielfach nur bezahlt wurden, wenn die Menschen gesund blieben.

Bei Auftreten von Krankheiten wurde gesucht, was die Unordnung hervorgerufen hatte. Dabei wurden die Einflüsse der äußeren Umgebung, des Inneren des Körpers, des Verhaltens oder Denkens bzw. des Geistes des betreffenden Menschen berücksichtigt. Der Mensch wurde immer als Einheit mit seiner Umgebung und in anderen Kontexten wie der Familie, dem Staat usw. gesehen, eine sehr moderne Sichtweise, die bei uns der bio-psycho-sozialen Medizin entspricht. Dabei sind die Chinesen uns in den Feinheiten dieser Zusammenhänge und auch in ihrer Erfassung immer noch voraus. In der Pulsdiagnose werden in der Regel beim Pulstasten zwölf tastbare Grundformen gefunden, mit Unterformen sind es über 30 tastbare Unterschiede, die Hinweise auf Krankheitszusammenhänge geben. Zungen- und Blickdiagnose, körperliche Untersuchung und Gespräch bringen eine Fülle von Informationen, die zur individualisierten Therapie führen. Im Zentrum der Therapie stand und steht dabei immer die Eigenarbeit des Patienten, z. B. in Form von speziellen Qigong-Übungen, besonderen Ernährungsvorschriften und notwendigen Verhaltensänderungen.

TCM-Praxis

In erster Linie soll sich der Patient also durch Qigong und gesunde Ernährung selbst gesund halten, indem er ausreichend Chi-Energie anreichert, erhält und harmonisiert. Neben dem Qigong hat hier die traditionelle chinesische Ernährungslehre (manchmal auch Ernährung nach den fünf Elementen genannt) eine sehr große Bedeutung.

Im Krankheitsfall kommt die Behandlung mit Kräutern hinzu, wobei damit nicht nur der Körper, sondern auch emotionale Befindlichkeiten und spezielle Geisteszustände behandelt werden (die TCM trennt nicht in Körper und Seele, wie wir es oft tun). Zur weiteren Behandlung und Harmonisierung des Chi-Flusses werden manuelle Techniken eingesetzt, die wichtigsten sind die Tuina (eigentlich TuiNa AnMo) sowie therapeutische Klopftechniken. Hierzu zählt auch das Meridianklopfen mit den eigenen Händen oder mit einem »Klopfer« (nach Sui QingBo) als Selbstbehandlungsstrategie. Weiterhin werden medizinische Bäder, insbesondere Fußbäder mit Kräuterzusätzen eingesetzt. Die Akupunktur wird meist zur Stärkung des Körpers und der Seele bei akuten Erkrankungen angewendet, damit diese sich nicht im Körper festsetzen können. Ist der Kranke in seinen Geweben ausreichend regulierungsfähig, kann Akupunktur auch bei chronischen Krankheiten eingesetzt werden, bei schweren chronischen Krankheiten kommt aber eher die Kräuterbehandlung zum Einsatz.

Neben dem Qigong kommt vor allem der Tuina-Therapie im Burn-out eine besondere Bedeutung zu.

Warum Tuina? Für die Therapie eines Burn-outs werden vor allem Verfahren benötigt, mit denen der Patient seinem Eigenen näherkommt. Dafür muss er im Allgemeinen in seiner Wahrnehmungsfähigkeit gestärkt werden, die oft in allen Bereichen verschüttet ist. Um aus dem Burn-out herauszukommen, muss der Patient sein Eigenes wieder wahrnehmen, es oft sogar neu kennenlernen, um es in Besitz nehmen zu können. Doch im Burn-out ist es meistens unklar, was dieses Eigene ist. Es ist hinter Alltagsgefühlen, Aufträgen von anderen oder der Gesellschaft und vermeintlich als eigen betrachteten Handlungen verschwunden.

Im Therapieprozess muss Eigenes wieder wahrgenommen und integriert werden und dabei Fremdes ersetzen, das sich als nicht hilfreich herausstellt. Für diese Wahrnehmung eignen sich besonders achtsamkeitsbasierte Therapien, wie man sie vielfach in der Traditionellen Chinesischen Medizin findet. Eine basale sinnliche Wahrnehmung der eigenen Grenze (Hautgrenze und im übertragenen Sinne) und unterschiedlicher Befindlichkeiten in verschiedenen Bereichen des Körpers gelingt besonders gut in der Behandlung mit den Händen.

Die Tuina ist dafür besonders geeignet, da der Patient dabei in präsenter Kommunikation mit dem Behandler bleibt. Dabei werden Muskelstrukturen, Bänder und Muskelfaszien sowie gleichzeitig die Chi-Energie (in Definition der TCM) harmonisiert. In der Krankheit ist deren freies Zusammenspiel bzw. der freie Fluss förmlich zu einem muskulären oder körperenergetischen Standbild geronnen, das neue Wahrnehmungsmöglichkeiten und Erlebnisse behindert und oft Schmerzen und Funktionseinschränkungen verursacht. Verfestigte Muskel- und Bänderstrukturen entsprechen einem Gewebespeicher von emotionalen Erlebnissen. Der Tuina-Therapeut arbeitet bei unterschiedlicher Symptomatik in verschiedenen Gewebeschichten und ermöglicht es dem Gewebe, sich aus dieser fassbar geronnenen Struktur zu lösen und wieder flexibler zu reagieren. Auch bei der Tuina-Behandlung können, ähnlich wie in der Osteopathie und Kraniosakraltherapie, Erlebnisinhalte im Wachbewusstsein auftauchen, die gegebenenfalls im psychotherapeutischen Gespräch weiter aufgearbeitet werden müssen. Tuina und psychotherapeutische Therapien arbeiten richtungsgleich und behindern sich gegenseitig nicht.

Der Prozess der Selbstwahrnehmung und der Erkennung des Eigenen wird insbesondere auch durch das Qigong gefördert, dessen Wirkung bereits ausführlich dargestellt wurde (siehe auch »Qigong: Achtsamkeitsbasierte Bewegungspraxis, S. 274 ff.). Darüber hinaus führt Qigong auch in der Psychotherapie zu einer effektiveren Behandlung, da der Patient durch die neu gewonnene Grundlage eher bereit ist, sich mit sich selbst zu konfrontieren.

Spirituelle Bedürfnisse der Patienten

Die Mehrzahl der Patienten bringt – auch unabhängig von der Ausübung des Glaubens innerhalb von kirchlichen Institutionen – spirituelle Bedürfnisse mit in die Therapie. Die bereits angesprochene Schutzwirkung einer funktionierenden Rückbindung in ein »höheres Prinzip« (siehe »Glaube«, S. 134 ff.) kann sich auch in therapeutischen Prozessen als sehr wirksamer Faktor erweisen. Fehlt eine solche Rückbindung, spielen in der Therapie häufig Fragen nach dem Sinn der als schlimm erlebten Existenz eine Rolle oder auch Fragen des Glaubensverlustes.

Ein Agnostiker, der nirgendwo überzeugende Hinweise für das »weise Wirken« einer höheren Instanz entdeckt, kann in seiner Krise möglicherweise keinen Sinn entdecken und erlebt das Fehlen eines transzendenten Sinns als Lücke, die er nicht füllen kann. Ein überzeugter Materialist muss unter Umständen bestimmte Informationen oder eigene Wahrnehmungen ignorieren, die nicht im Einklang mit einer materialistischen Theorie stehen. In der Krise kann diese materialistische, oft sehr eingeengte innere Festlegung auch therapeutische Prozesse erschweren, wenn für andere Themenbereiche ein breiteres Möglichkeitsfeld erarbeitet werden muss. Wo Sie selbst in Glaubensfragen stehen, wissen Sie am besten. Vielleicht lohnt es sich, Ihre Möglichkeitsfelder zu erweitern. Dies gelingt mit Qigong und Meditation, also eigenem Tun und Erleben, oft besser als durch viele Worte und Diskussionen.

Therapie muss demnach immer auch Raum für spirituelle Bedürfnisse und Fragen lassen, ob und wie er genutzt wird, entscheidet der Patient. Doch der Therapeut sollte dem Patienten in jedem Fall signalisieren, dass er für diese Fragen bereit ist und zur Verfügung steht. Für stationäre Therapieeinrichtungen gilt Entsprechendes, d. h. die Begegnungskultur muss offen sein, um den Patienten als ganzen Menschen sehen zu können. Wird in einer Therapie, egal ob ambulant oder stationär, spirituellen Fragen und Bedürfnissen kein Raum gegeben, können Sie dies einfordern, und als Antwort darauf sollte es nicht nur einen Verweis auf den Seelsorger geben. Möchten Sie Ihre Fragen explizit außerhalb der Therapie mit einem Seelsorger oder einem Philosophen besprechen, sollte dies im therapeutischen Prozess angesprochen und Klarheit darüber hergestellt werden, warum diese Fragen in dieser Form geklärt werden sollen.

Ausstieg durch Krankenhausbehandlung in der Krise

Wenn ein Burn-out sehr weit fortgeschritten und der Patient in eine akute Krisensituation geraten ist bzw. die Depression sich deutlich verschlechtert hat (siehe auch »Der vitale Notfall«, S. 38ff.), muss er in der Regel stationär behandelt werden. Die Angst vor einem solchen Schritt in eine Klinik oder ein Krankenhaus ist bei Betroffenen und Angehörigen oft groß, und es ist mir sehr wichtig, Ihnen diese Angst zu nehmen. Denn im Krankenhaus kann ein Patient endlich aus seiner Krise aussteigen, durch die Behandlung auf Augenhöhe aus der schweren Erschöpfung und Depression herauskommen und eine auf den späteren Alltag anwendbare fundierte Gestaltungsfähigkeit wiedererlangen. Falls Sie eine stationäre Behandlung brauchen, ist es gut zu wissen, dass die psychosomatische Krankenhausbehandlung in der Regel sehr erfolgreich verläuft. Es gibt einige Zusammenhänge, die das Verständnis der stationären Behandlung und die Auswahl der passenden Einrichtung erleichtern.

Grundlagen psychosomatischer Krankenhausbehandlung

Die neuen Erkenntnisse der Hirnforschung und der Epigenetik und das Prinzip der Gezeiten ermöglichen es uns, Behandlung in neuartiger Weise zu sehen. So ist neben den bereits genannten

Grundlagen der Therapie und dem Verhältnis zwischen Patient und Arzt auch die Umgebung wichtig für den Heilungsprozess.

Psychosomatische Krankenhäuser oder Stationen sollten sich von z. B. chirurgischen Abteilungen unterscheiden, in denen die Ausgestaltung in erster Linie praktischen und hygienischen Notwendigkeiten dienen muss. Dies ist leider noch nicht überall der Fall. Auch die Grundannahmen zur Medizin, zu Krankheit und zum Patienten können in den verschiedenen Einrichtungen sehr unterschiedlich sein.

Obwohl viel vom mündigen Patienten gesprochen wird, werden Patienten letztlich meist bevormundet und können bei ihrer Therapie nur wenig mitreden. Da die meisten Patienten in der Krankheit nicht sehr selbstbewusst sind, lassen sie diese Bevormundung in der Regel zu. Der mündige Patient ist entgegen der öffentlichen Bekundung noch nicht als Partner in seiner Behandlung angekommen. Ein Patient kann aber nur nachhaltig erfolgreich behandelt werden, wenn seine Kompetenz zur Meisterung seiner Krise erkannt und anerkannt wird. Dabei wissen viele Patienten oft noch gar nicht, wie kompetent sie auch im Krankheitsfall eigentlich sind.

Der Patient ist kompetenter, als er denkt

Es ist nicht einfach, in der Krankheit als mündiger Bürger aufzutreten. Oft lassen wir uns in Krankenhäusern behandeln, in denen wir uns unwohl fühlen. Sind wir erst einmal im Krankenhaus, sind wir meistens zu krank, um daran etwas zu ändern. Sind wir noch oder wieder gesund, interessiert es uns häufig nicht weiter. Wir ahnen vielleicht, dass eigentlich auch die Umgebung möglichst gesund sein sollte, damit wir rasch genesen, denken aber, »die Experten wissen da sicher besser Bescheid«. Wir geben uns, egal, wie mündig wir uns fühlen, in die Hände der Ärzte und sagen uns selbst, »wenn der Arzt das so sagt, muss es wohl stimmen«.

Wir selbst hatten vorher meist keine Gelegenheit, uns eine eigene Meinung darüber zu bilden, warum wir krank sind oder wie wir wieder gesund werden können. Diese Fragen hat uns niemand gestellt, und selbst wenn wir vielleicht eine Ahnung haben, behalten wir unsere Meinung oft für uns, weil wir uns selbst nicht trauen oder uns nicht blamieren wollen. Selbst wenn wir insgeheim denken, dass unsere Rückenschmerzen oder der Durchfall etwas mit unserer Angst vor Arbeitsplatzverlust oder einem geringen Selbstwertgefühl zu tun haben könnten, ist es uns peinlich, das unserem Arzt gegenüber zu erwähnen. Wir wollen von ihm schließlich nicht für dumm gehalten oder ausgelacht werden.

Tatsächlich geht es vielen Menschen so. Sie schämen sich für ihr wirklich Eigenes (zu dem auch die eigene Ansicht oder Ahnung über die erlebte Krankheit gehört) und verstecken es. Wenn das Eigene zu häufig im Leben Kritik erfahren hat, ziehen sich diese Anteile tief ins Innere zurück. Das Problem dabei ist, dass diese nicht gewollten, nicht gelebten Anteile, die wir oft schon vergessen haben, in Körper und Seele vagabundieren und uns über Krankheit an ihre Existenz erinnern wollen, was wir mit dem Verstand dann nicht mehr verstehen können. Außerdem sind diese eigenen »Kerlchen« sehr schüchtern geworden und zeigen sich nur wieder direkt, wenn die Luft rein ist, d. h. sie sicher sein können, dass sie keiner Kritik ausgesetzt werden. Sie brauchen Vertrauen und Sicherheit, um aus dem Unbewussten aufzutauchen, und sie brauchen Ihren Platz in uns (siehe auch »Schattenseiten in uns«, S. 370ff.).

Aus unserer klinischen Erfahrung wissen wir, dass die meisten Menschen eine Ahnung haben, warum sie krank geworden sind und auch, wie sie aus der Krankheit wieder herauskommen. Diese Ahnung ist dem Verstand allerdings meist suspekt, sie erscheint zu weit hergeholt und rational nicht begründbar. Die Patienten sind in Fragen ihrer eigenen Krankheit sehr kompetent, sie können das nur nicht vor sich selbst und z. B. dem Arzt vertreten. Vielen Ärzten ist diese Ansicht zudem suspekt, vielleicht weil sie befürchten, dass sie ihre Autorität untergraben würde. Bei Befragungen sagen die Mehrzahl aller Patienten, dass das Zuhören des Arztes ihnen am meisten hilft. Wir wissen jedoch, dass Ärzte ihre Patienten im Gespräch durchschnittlich bereits nach 18 Sekunden das erste Mal unterbrechen und das Gespräch dorthin lenken, wo sie meinen, es zu brauchen. Daher wird die Ahnung des Patienten im Allgemeinen nicht genutzt, obwohl diese eigene Anschauung im Kranksein den Weg zur Heilung zeigen würde. Es ist sogar der einzige Weg zu wirksamer Heilung bzw. größtmöglicher Gesundheit im Sinne eines guten Bodens für das weitere Leben.

Merken: Gehen Sie davon aus, dass Sie mehr wissen über und in Ihrer Krankheit, als Sie sich bewusst eingestehen. Ihre Anschauung über Ihre Krankheit ist für Ärzte ganz besonders wichtig. Sollten Sie auf einen Arzt treffen, der Ihre Meinung gar nicht hören will und kein Interesse daran zeigt, überdenken Sie die Situation noch einmal, und beziehen Sie auch einen Wechsel des Arztes in Ihre Erwägungen ein.

Die Bedeutung einer heilsamen Umgebung

Die Wissenschaft hat wichtige Argumente geliefert für die Bedeutung der Umgebung bei der Heilung. Eine Untersuchung, die in einer führenden internationalen medizinischen Fachzeitschrift veröffentlicht wurde, hat dies für den Heilungsprozess nach Gallenblasen-Operationen erwiesen: In dem Krankenhaus gab es zwei natürliche Gruppen, die sich nur in einem Punkt unterschieden, nämlich dem Blick aus dem Fenster und dem Lärm bzw. der Ruhe, die draußen herrschten. Die eine Gruppe von Patienten lag in Zimmern am Parkplatz, die andere in Zimmern zum Grünen. Sämtliche beobachteten Parameter verliefen in der »grünen« Gruppe günstiger. Es gab dort weniger Komplikationen, insbesondere weniger Wundinfektionen, die Wundheilung verlief schneller, die Liegezeit war insgesamt kürzer, der Bedarf an Schmerzmitteln geringer. Daraus ist ersichtlich, dass die Umgebung einen eklatanten Einfluss auf die Heilung hat, der im Bereich der operativen Medizin sogar wirtschaftlich bedeutsam ist. Genauso wichtig ist dies im Bereich der Psychosomatik, man könnte sogar sagen, hier ist es Voraussetzung für den Therapieerfolg und Grundlage der Nachhaltigkeit der Behandlung.

Zur heilsamen Umgebung gehören aber nicht nur Zimmer und Aussicht, sondern auch die menschliche Umgebung. Aus der Psychotherapieforschung ist seit Langem bekannt, dass eine gelungene therapeutische Beziehung wichtiger ist als die Wahl des Psychotherapieverfahrens. Im Zentrum stehen hier das Vertrauen des Patienten in Schutz und Kompetenz des Therapeuten, das Verstandenwerden im Bereich der Ahnungen und die Würdigung und Wertschätzung als Basis einer dankbaren Annahme der Zuwendung.

Die Hirnforschung hat ergeben, dass ein hohes Maß an Zuwendung zu einer Aktivierung von Genen führt, die zur Vermehrung der Produktion eines wichtigen Nervenwachstumsfaktors beitragen, der u. a. für die Neuvernetzung von Neuronen im Gehirn zuständig ist. Dies wiederum ermöglicht die Bildung neuer Bahnungen im Gehirn und das Verlassen alter Bahnungen – die Grundvoraussetzung für Einstellungs- und Verhaltensänderungen sowie für Änderungen in der emotionalen Bedeutungszuweisung. Um Patienten diese wichtige Zuwendung geben zu können, muss eine Klinik genug kompetente Mitarbeiter haben. Seelischer Stress aktiviert sogenannte Transskriptionsfaktoren zur Regulierung vieler Gene, die die Produktion des hilfreichen Nervenwachstumsfaktors abschalten können. Dieser ungünstige Wirkungskreis muss unterbrochen werden, wenn Therapie erfolgreich sein will, und dies gelingt unter heilsamen Umgebungsbedingungen.

Zu einer schutzgebenden und würdigenden therapeutischen Umgebung gehören ein entsprechendes Konzept, eine Mitarbeiterschaft, die sich zuwendet, ästhetische Räumlichkeiten und eine natürliche örtliche Einbettung. Aus hirnphysiologischer und epigenetischer Sicht stellt diese Umgebung zusammen mit einer gelungenen therapeutischen Beziehung einen adäquaten Therapiereiz dar, der die wesentlichen Voraussetzungen für das Gelingen der Therapie legt.

Diese wichtigen Voraussetzungen werden von einigen in unserem Gesundheitssystem Verantwortlichen noch immer als verzichtbares Beiwerk, ja als Luxus angesehen, was hirnphysiologisch einfach Unsinn ist. Werden solche Voraussetzungen nicht geschaffen, bleibt die pathologische Situation für den Patienten erhalten, da die Situation in der Klinik dann dem ungeschützten lieblosen Raum ähnelt, in dem die Krankheit entstanden bzw. gediehen ist.

Merken: Umgebung kann heilsam sein oder schwächen. Insofern ist die Atmosphäre in einem Krankenhaus tatsächlich sehr wichtig und kann, wenn sie Ihnen guttut, ein zentraler Wirkfaktor in der Genesung sein. Da sich dieses Wissen erst langsam durchsetzt, ist eine heilsame Umgebung noch nicht überall zu finden. Wenn Sie die Möglichkeit haben und dazu in der Lage sind, wählen Sie sich Ihre Behandlungsstätte gut aus, und nehmen Sie sie vielleicht schon einmal vor Ihrem Aufenthalt in Augenschein!

Gewohnheitsbrüche und die Neubahnung im Gehirn

Erfolgreiche Therapie braucht neben einer schützenden Umgebung und liebevoller Zuwendung auch sogenannte Gewohnheitsbrüche, die die therapeutische Situation als deutlich verändert vom bisherigen Alltag erleben lassen, der in der Wahrnehmung des Patienten in eine Sackgasse geführt hat.

Solche Gewohnheitsbrüche sind z. B.: kein Fernseher im Zimmer, ein neuer Tagesrhythmus, das weitgehende Abschalten des Handys und ein auf das notwendige Maß reduziertes E-mailen (dies ist bei einem Selbstständigen, der für sein Einkommen auf Kundenkontakte angewiesen ist, ein anderes Maß als bei einem Lehrer), aber auch eine neue Esskultur, das Ausprobieren neuer Verhaltensweisen, wie etwa als Rechtshänder mit links Zähne putzen, und neue, ungewohnte Bewegungsformen wie z. B. Qigong.

Insbesondere für das Gehirn sind Gewohnheitsbrüche ein Aufmerken und Erfrischen, das die Neubahnung im Gehirn stark unterstützt. Werden neue Erfahrungen und Erlebnisse eine Weile wiederholt, setzen sich im Gehirn Neuronengruppen neu zusammen, indem sich Nervenzellen mit ihren Fortsätzen (Dendriten) zunehmend vernetzen. Es entsteht so etwas wie eine neue Straße, in gewisser Weise sogar eine Umgehungsstraße, weil das alte belastende Neuronennetz immer weniger benutzt wird. Bei Nichtnutzung löst sich ein Neuronennetz zunehmend auf, da sich die Dendriten zurückziehen, und damit wird diese Neuronenstraße immer schlechter nutzbar, ähnlich wie nach dem Bau einer Umgehungsstraße die alte Straße zurückgebaut oder sich selbst überlassen wird. Dieser neuroanatomische Prozess im Gehirn braucht etwa drei bis vier Wochen bei anhaltenden hierfür günstigen Reizen, um sich im Hirngewebe zu etablieren. Viele Patienten berichten davon, dass die Therapie dann besser und leichter vorangeht.

Ein hohes Maß an Zuwendung ist ein angemessener Reiz für die Neubahnung im Gehirn. Dies gelingt sogar besonders gut in einer akuten Stresskrise, in der eine Neuvernetzung von Neuronen leichter stattfindet, wenn zusätzlich eine Halt gebende, sichere und angenehme/ästhetische Umgebung vorliegt. Zwischenmenschliche Bindungen sind per se ein Schutzfaktor gegenüber der Aktivierung von Stressgenen bzw. tragen zu ihrer Abschaltung bei. Diese Wirkung sehen wir insbesondere in einer gelungenen therapeutischen Beziehung und generell in der Wertschätzung, die einem Patienten gegenüber zum Ausdruck kommt.

Merken: Bei einer psychosomatischen Behandlung sind Gewohnheitsbrüche gegenüber dem vorher gelebten Alltag ein Qualitätsmerkmal. Obwohl es etwas eigenartig klingt: Eine Klinik ohne Fernseher im Zimmer ist therapeutisch der höhere Standard. Dort nimmt man Sie umfassend als ganzer Mensch in der Krise ernst.

Der Therapieprozess aus dem Erleben und der Sicht des Patienten

Um Ihnen einen Eindruck davon zu vermitteln, was Sie in einer psychosomatischen Klinik erwarten könnte, schildere ich hier beispielhaft den Beginn einer Krankenhausbehandlung, wie wir in unserer Gezeiten Haus Klinik in Bonn vorgehen. Im Detail ist das

Erleben jedes einzelnen Patienten natürlich individuell verschieden, doch die Erfahrung hat gezeigt, dass viele mit ähnlichen Bedenken in die Klinik kommen und ähnliche Erfahrungen in der Behandlung machen.

Ein Burn-out-Patient kommt z. B. mit schwerer depressiver Symptomatik, mit ausgeprägtem Bluthochdruck und quälenden Kopf-, Schulter- und Nackenschmerzen in die Klinik. Er hat Angst vor einer Behandlung, die sich psychosomatisch, psychotherapeutisch oder psychiatrisch nennt, denn diese Begriffe verbindet er mit »Verrücktsein«, und es kränkt und verstört ihn, dass er in eine »Klapse« muss, wie er es vielleicht ausdrücken würde. Vermutlich denkt er, dass er sehr gut aufpassen muss, damit nicht plötzlich etwas gegen seinen Willen geschieht. Sein Selbstwertgefühl ist durch seinen angeschlagenen Zustand völlig am Boden, und er möchte eigentlich nur noch weinen, doch er glaubt, das könnte ihm zum Nachteil gereichen.

Dieser Patient wird an der Rezeption des Krankenhauses herzlich willkommen geheißen, und es kommt jemand, der ihm mit seinem Gepäck hilft und ihn zu seinem Zimmer begleitet. Dann wird er durch das ganze Haus geführt, und ihm werden alle Räume und Einrichtungen erklärt. Dabei wird er höflich von vielen Menschen gegrüßt, er kann nicht erkennen, ob es sich dabei um Patienten oder Ärzte und Therapeuten handelt. Nach dem Rundgang lernt er das Pflegeteam kennen, und eine Pflegekraft nimmt sich Zeit für ein Erstgespräch. Sie fragt ihn nach Medikation, Ernährungsgewohnheiten und Lebensmittelunverträglichkeiten, seinem aktuellen Befinden und ob er gegebenenfalls sofort Hilfe braucht. Danach bringt sie ihn in den Speisesaal und macht ihn mit den anderen Patienten bekannt. Man stellt sich gegenseitig kurz mit Namen, manchmal auch nur mit Vornamen vor. Er kann mehr von sich erzählen und sich am Tischgespräch beteiligen, muss es aber nicht. Das Essen schmeckt gut, das merkt er trotz seiner inneren Erregung. Nach dem Essen hat er eine ärztliche Untersuchung sowie Diagnostik mit Spezial-EKG mit Erfassung der Herzratenvariabilität usw. Die Ärztin hat viel Zeit für ihn und gibt ihm schließlich einen zeitnahen Termin für die Besprechung der diagnostischen Befunde. Dort wird sie ihm erklären, dass eine hohe Erregung in seinem sogenannten sympathischen Nervensystem fixiert ist, dies ist auch einer der Gründe für seinen hohen Blutdruck. (Bei Entlassung wird der Patient im Computerbild sehen, dass diese Erregung weitgehend zurückgegangen ist.)

Nach der Besprechung kehrt er in sein Zimmer zurück und ist ziemlich durcheinander. Er merkt, dass ihm die freundliche Atmosphäre guttut, doch trotzdem ist alles sehr viel, und sein Misstrauen ist noch nicht verschwunden. Er schaut sich in seinem Zimmer um. Es ist schlicht eingerichtet, es gibt keinen Fernseher, aber ein ganz normales Bett, kein Krankenhausbett, wie man es kennt. Es beruhigt ihn, dass er ein eigenes Bad hat. Er schaut aus dem Fenster ins Grüne und sieht einen Hasen am Waldrand entlanglaufen, das ist ihm allerdings im Moment völlig egal. Dann legt er sich aufs Bett. Nachher soll er noch seinen Psychotherapeuten kennenlernen, der ebenfalls ein Arzt ist, ein Facharzt. »Der ist ganz in Ordnung«, hatte ein Mitpatient beim Essen gesagt. Am liebsten würde er aber liegen bleiben, er fühlt sich stumpf und ohne Gefühl. Doch er ist auch irgendwie erleichtert, denn es scheint möglich zu sein, hier zu sein.

Am nächsten Tag wird ein TCM-Arzt bei ihm die Puls- und Zungendiagnostik durchführen. Er wird ihm z. B. sagen, dass sein Nieren-Chi (die Energie, die im Nierenmeridian zirkuliert und aus chinesischer Sicht in der Niere gespeichert ist) durch die Erschöpfung verringert ist und er ein »loderndes Herzfeuer« hat, also zu viel Chi-Energie im Herzmeridian. Einen solchen Befund erklären die chinesischen Ärzte gerne über das Bild, dass die Niere in ihrem Chi-Mangel nicht genug Wasser führt, um das Herzfeuer, also den Energieüberschuss dort, zu kühlen. Das wird vom Patienten gut verstanden. Die chinesische Diagnose kann in der Regel leichter angenommen werden als die westliche Diagnose, die im Beginn häufig als kränkend erlebt und abgelehnt wird. Die chinesische Bildersprache hilft dem Patienten oft, sich auf die notwendige, zu ihm passende Therapie einzulassen, und die Erstdiagnose aus diesen beiden Diagnosesystemen erleichtert und beschleunigt den initialen Therapieprozess.

Bei der Gesamttherapie wird darauf geachtet, dass die Erschöpfung gut behandelt wird und die Erregung, die sich z. B. im hohen Blutdruck zeigt, wieder zurückgeht. Dies kann mit darauf abgestimmten westlichen Methoden u. a. durch die Verbesserung des Schlafes, aber auch mit Qigong (also Eigenaktivität) und Tuina erreicht werden. Je nach Indikation ist hier am Beginn auch eine kurzfristige medikamentöse Behandlung erforderlich. Bei dem Patienten könnte auch Akupunktur sinnvoll eingesetzt werden, denn seine Schmerzproblematik und der diagnostizierte Chi-Mangel bzw. -Überfluss gehören in der Akupunktur zusammen. Durch die gut erklärten Anfangsbefunde sowohl der westlichen als auch der östlichen Diagnostik, die gemeinsam ein recht deutliches Bild geben, versteht der Patient so schon gleich zu Beginn der Behandlung ein wenig besser, was in ihm selbst vorgeht. Erstes Vertrauen ist entstanden. Die Gespräche mit seinem Psychotherapeuten, den Ärzten und anderen Therapeuten werden dieses Verstehen und Vertrauen in der Therapiearbeit langsam erweitern.

Keine Angst vor der psychosomatischen Therapie

Die geschilderten Bedenken des Patienten gegenüber einer psychosomatischen Behandlung sind sehr typisch, darum ist es so überaus wichtig, das Ersterleben für einen neuen Patienten in der Psychosomatik unterstützend zu gestalten, um die Angst davor zu mindern. Gerade das Ankommen ist von zentraler Wichtigkeit und nicht an einem Tag erledigt. Viele Patienten brauchen für diesen Prozess Zeit, insbesondere um Vertrauen aufzubauen, was gerade Burn-out-Patienten schwerfällt. Die Vertrauensbildung in den therapeutischen Beziehungen bildet den Boden für ein Gefühl der Sicherheit und Aufgehobenheit, das die Patienten brauchen, um sich allmählich öffnen zu können.

Der gesamte Therapieprozess beginnt mit dem ersten Tag (vielfach auch schon vorher durch kompetente, beruhigende Telefonate, die Gewissheit des Therapieplatzes mit dem Aufnahmetermin und z. B. einem Vorgespräch mit einem Arzt). Die Behandlung mit Einzel- und Gruppenpsychotherapie, psychosomatischen Körpertherapien, Qigong und anderen achtsamkeitsbasierten Verfahren wie Meditation wird, angepasst an die Möglichkeiten des Patienten, rasch begonnen. Es kommt bei der Intensität der Therapie anfangs darauf an, wie groß die Erschöpfung des Patienten ist, ob ein Schlafdefizit besteht, inwieweit mitgebrachte Medikamente in ihrer Wirkung schon greifen oder auch therapeutisch behindern (und daher die Medikation geändert werden muss) und welche Methoden initial noch zur Anwendung kommen müssen. Darüber tauschen sich alle Ärzte, Therapeuten und auch die Pflegekräfte in den Teamsitzungen aus. Die Ergebnisse werden mit den Patienten intensiv besprochen. So entsteht sehr rasch eine für den jeweiligen Patienten »passende« individuelle Therapie.

Diese wichtigen Voraussetzungen werden noch nicht in allen Krankenhäusern in Deutschland in ausreichendem Maße berücksichtigt, doch in einigen humanistischen Einrichtungen werden sie bereits ähnlich wie in der Gezeiten Haus Klinik umgesetzt (Empfehlungen für gesetzlich Versicherte, siehe Anhang, S. 402 f.).

Rückkehr in den Alltag

Mit der Entlassung aus dem Krankenhaus beginnt eine neue Phase, der Patient verlässt einen besonders geschützten Raum und muss sich im Alltag wieder erproben. In der Gezeiten Haus Klinik richten wir den Fokus in den letzten Tagen vor der Entlassung, bei längeren Behandlungen auch in den letzten zwei Wochen, neben der noch notwendigen Behandlung, die auch die Bewältigung der nahenden Trennung vorbereitet, auf den kommenden Alltag. Der Patient kann in den Wochen nach der Entlassung ambulant in therapeutischem Kontakt bleiben, gegebenenfalls auch telefonisch, sodass der Übergang in die ambulante Weiterbehandlung an seinem Wohnort möglichst nahtlos stattfindet. Die Patienten haben bei uns in der stationären Behandlung achtsamkeitsbasierte Verfahren wie das Qigong und Meditationen erlernt und neuro- und hirnphysiologisch in sich verankert. Dadurch können sie zu Hause Qigong und Meditation als einen ersten eigenen Rhythmus neu einführen, was die große Mehrzahl der Patienten auch tut. Dies bedeutet auch initialen Schutz vor einem Rückfall in den gewohnten alten Alltag, der nicht gutgetan hat. Wir empfehlen, die Qigong-Übungen zu Hause sofort am Tag nach der Entlassung aufzunehmen, um keine neurophysiologische Lücke entstehen zu lassen. Nach zwei bis drei Monaten kann man dann auch einmal einige Tage mit den Übungen pausieren. In den meisten psychosomatischen Abteilungen werden inzwischen Entspannungsverfahren oder auch schon achtsamkeitsbasierte Verfahren angeboten und erlernt, dann sollten vorerst diese sofort weitergeführt werden.

Prinzipiell wird zum Ende der stationären Behandlung die Gestaltung des Übergangs und der Rückkehr in das eigene Zuhause und den eigenen Alltag therapeutisch berücksichtigt. Dadurch wird auch die häufig noch indizierte ambulante Weiterbehandlung gut vorbereitet und klinikseits unterstützt. Bedeutsam nach der Entlassung sind zudem die Patientenkontakte untereinander, die quasi einen sozialen Schirm aufspannen, in dem die Kommunikation einfach ist aufgrund der ähnlichen Erlebnisse. Für den Übergang steht im Hintergrund die Klinik noch mit ihren Kontaktmöglichkeiten bereit.

Nach der Entlassung können Sie nun ähnlich vorgehen, wie es im Abschnitt »Ausstieg auf eigene Faust« (siehe S. 228 ff.) beschrieben wurde. Die dort geschilderten Themen werden nun wichtig, und sicher können Sie einiges bald umsetzen, denn durch die Behandlung haben Sie eine gute Grundlage dafür geschaffen. Bedenken Sie bei allen vorgestellten Themen aber immer auch Ihre individuelle Situation, und gestalten Sie sie für sich. Jetzt ist auch die Zeit gekommen, aufgeschobene Entscheidungen zu treffen, und hierfür lohnt es sich, die »Prinzipien auf dem Weg zu inneren Entscheidungen« (siehe S. 220 ff.) noch einmal zu lesen.

Ein wichtiges Ziel nach dem Verlassen der Klinik ist es, eine Lebenspflege im Alltag zu etablieren. Die Kompetenzen zur Lebenspflege haben Sie sich in der Behandlung vielfach schon angeeignet und können jetzt darauf aufbauen. Ausgangspunkt dafür können z.B. die schon gemachten Erfahrungen im Qigong sein, das als Basis einer Lebenspflege weitergeführt wird. Lebenspflege ist dabei kein Empfehlungskanon, sondern Handeln aufgrund eigener sinnlicher Wahrnehmung und Erfahrung. Ausgehend von diesen eigenen Empfindungen kann über weitere Selbsterfahrung an der verloren gegangenen »Gebrauchsanleitung für ein menschliches Wesen« gearbeitet werden, die hilfreich für mühelose spätere Lebenspflege ist (siehe auch »Die Prinzipien der Lebenspflege und Burn-out-Prophylaxe«, S. 346 ff.).

EINE NARRENGESCHICHTE

Arnold stand im Schnee am Rande eines Feldweges mit den Unterschenkeln weitgehend im Schnee versunken. Auf dem Weg sah er einen Mann in gebückter Haltung und mit schleppendem Gang näher kommen. Arnold holte kleine weiße Bälle aus der Tasche und begann zu jonglieren. Der Mann kam näher, und weil er die weißen Bälle vor dem verschneiten Hintergrund nicht erkennen konnte, verstand er Arnolds Herumfuchteln mit den Händen nicht. »Was machen Sie da?«, fragte der Mann. Arnold antwortete: »Ich jongliere mit meinem Eigenen.« Der Mann schüttelte den Kopf und sah dann die Bälle. Er ging weiter. Nach einiger Zeit kam der Mann zurück, Arnold machte immer noch die gleichen Armbewegungen. Bei genauem Hinsehen erkannte der Mann, dass nun keine Bälle mehr da waren. »Warum hören Sie nicht auf?«, fragte er. Arnold erwiderte: »Weil niemand ›stopp‹ gesagt hat!« Der Mann meinte: »Das können Sie doch selber sagen!« »Ja«, entgegnete Arnold, »aber wie denn? Mein Eigenes ist doch hinuntergefallen. Sie sind übrigens der Erste, der das bemerkt hat.« »Die Bälle sind doch nicht Ihr Eigenes, das ist hier drinnen«, sagte der Mann und zeigte auf seine Brust. »Wussten Sie das denn nicht?« »Doch«, antwortete Arnold vergnügt, sagte »stopp« und hielt die Arme wieder ruhig. »Ich begreife Sie nicht«, sagte der Mann, »dann hätten Sie doch auch gleich aufhören können.« »Das stimmt«, sagte Arnold. »Für mich ist es heute egal, wann ich aufhöre. Aber da Sie selbst darauf gekommen sind, ist es für Sie anscheinend wichtig. Vielleicht müssen Sie auch einmal stopp sa-

gen.« Der Mann wurde verlegen, der Narr hatte nur zu recht. »Danke« murmelte er, drehte sich um und ging. Arnold sah einen Mann lockeren Schrittes und mit aufrechtem Gang in der Ferne verschwinden.

5 Wie kann ich einem Burn-out vorbeugen?

Schatten in der Nacht

Nachts, wenn die Geister fliehen,

wird die Luft so lau,

samtweich

kaum zu hören

die Stille.

Ein Eulenpaar fliegt unter dem Himmel.

Alles ist einfach –

kein Zweifel.

ELKE NELTING

Vorbeugung eines Burn-out heißt: Der Anforderungsdruck des Lebens und die Bewältigungskompetenz dürfen nicht längerfristig zu weit auseinanderklaffen.

Um das zu erreichen, müssen wir, wo immer es möglich ist, unsere Anforderungen selbst wählen und uns Gestaltungsspielräume schaffen. Wir haben dabei mehr Möglichkeiten, wenn wir unsere Bewältigungskompetenz erhöhen, indem wir erkennen, wo wir etwas lernen sollten bzw. wie wir unseren Alltag mit den menschlichen physiologischen Möglichkeiten und Notwendigkeiten in Übereinstimmung bringen können. Wir sollten fähig sein, unser Gehirn optimal zu nutzen, nutzlose Denkvorgänge zu bremsen und unser Stresssystem systemgerecht zu fordern.

Das klingt noch etwas theoretisch. Natürlich hat man im Leben nicht zu jeder Zeit das Ruder fest in der Hand, und trotz bestem Wollen gehen Dinge auch einmal schief, oder man erlebt etwas, was einem schwer zusetzt. Gute Pläne gehen nicht immer in Erfüllung, und beste Absichten werden vielleicht nicht honoriert. Wenn man aber lernt, das anzunehmen, was das Leben einem präsentiert – Gutes und weniger Gutes –, wenn man immer weniger mit seinem Schicksal hadert und aufhört, Schuld im Außen zu suchen, dann wird man die Herausforderungen des Lebens zunehmend besser bewältigen und das Leben selbst gestalten können. Demut gegenüber dem Leben und Dankbarkeit gegenüber allem, was einem entgegenkommt, gehören demnach immer zum Leben, wenn es als erfüllt erlebt werden soll.

Wer nicht in einem Burn-out steckt oder wer gerade aus der Burn-down-Spirale ausgestiegen ist, hat jetzt gute Voraussetzungen, ein Burn-out bzw. einen Rückfall zu verhindern.

Gebrauchsanleitung für den Menschen – neues Wissen aus Hirnforschung, Epigenetik und Quantenphysik

Ich möchte Ihnen zu Beginn ein interessantes Experiment vorführen, das erstmals Wissenschaftler von der Universität Cambridge durchgeführt haben. Bitte lesen Sie den folgenden Text sehr zügig, ohne groß nachzudenken:

> Libee Leesr,
> htäten Sie ghadcet, dsas Sie deeisn Txet lseen knöenn? Das ist dcoh ulgnualbich, und dcoh stmmit es. Wir Mhcneesn efrsasen biem Leesn nhcit die enilnzeen Buhctabesn, sornedn gzane Wtörer. So ürebrshcat uns unesr Hrin imemr weiedr.

Hätten Sie das gedacht? Sie können etwas, was sie gar nicht wussten. Wichtig bei diesem Experiment ist, dass der erste und der letzte Buchstabe eines Wortes stimmen, das reicht dem Hirn meistens aus.

So spannend und überraschend sind auch die folgenden Beispiele aus Hirnforschung, Epigenetik und Quantenphysik. Diese drei Bereiche habe ich in den vorhergehenden Kapiteln bereits immer wieder erwähnt, jetzt möchte ich Ihnen weitere Zusammenhänge näherbringen, da sie entscheidend zur Klarheit beitragen, wie Alltag und Therapie wirken und wie notwendig wir einige alte Vorstellungen fallen lassen müssen, wenn wir menschengerechte Lebensbedingungen, Behandlungen und nachhaltige Therapieerfolge etablieren wollen.

Die Split-Brain-Forschung und Gehirngeschichten

Warum der Verstand bei dem Dilemma des Denkens und Selbstverstehens so wenig hilfreich ist, dazu hat die sogenannte Split-Brain-Forschung wichtige Hinweise geliefert: An Patienten, bei denen durch Erkrankungen oder Unfällen die Verbindung zwischen den beiden Hirnhälften nicht mehr funktionierte, hat man herausgefunden, dass es der linken Gehirnhälfte hauptsächlich darauf ankommt, eine stimmig wirkende Begründung für eine Handlung zu finden, ob die Begründung tatsächlich stimmt oder nicht, ist dabei egal. (Im Weiteren spreche ich der Einfachheit halber nicht von der rechten und linken Hirnhälfte, sondern vom rechten und linken Gehirn.)

Bei der Arbeit mit diesen Patienten hat man z. B. nur dem rechten Gehirn die Handlungsaufforderung »steh auf!« angeboten (die getrennte Ansprache der Gehirne ist tatsächlich möglich). Auf die anschließende Frage, warum er aufgestanden sei, antwortete der Patient dann beispielsweise: »Ich wollte mir etwas zu trinken holen«, obwohl ausreichend Getränke bereitstanden. Er sagte nicht: »Das sollte ich doch.«

Das ist nicht nur bei diesen speziell erkrankten Menschen so, sondern funktioniert auch im gesunden Alltag ähnlich. Das linke Gehirn versteht nämlich das rechte Gehirn nicht immer gut und richtig. Hier ein kleines Beispiel aus dem Alltag: Wenn ich schüchtern bin und es auf einer Party wieder einmal nicht schaffe, eine

Frau anzusprechen, verlasse ich die Party vielleicht recht bald wieder. Fragt mich dann jemand, warum ich denn schon gehe, antworte ich: »Die blöde Musik geht mir auf die Nerven!« Häufig glaube ich diese Erklärung selbst, denn auch wenn ich den wahren Grund nicht erfasse oder ihn nicht wahrhaben will, braucht das linke Gehirn eine Begründung.

Man könnte sagen, das linke Gehirn erzählt grundsätzlich Geschichten zu allen Sachverhalten, die eingeordnet werden müssen, und auch zu all unseren Regungen und Handlungen. Unsere vordergründige Realität ist somit »märchenhaft« erzählt, und je weiter die Geschichte von unserer inneren Wirklichkeit entfernt ist, umso mehr täuschen wir uns und können später auch einmal enttäuscht werden. Je mehr wir uns jedoch von Zeit zu Zeit auch einmal von einem Beobachterposten aus betrachten, desto eher können wir diese kleinen Selbsttäuschungen erkennen und darüber schmunzeln, wenn z. B. der Fisch, den ich gefangen habe, bei jedem Erzählen ein Stück größer wird. Dann mache ich mir nicht mehr wirklich etwas vor. Insofern ist Seemannsgarn gut geeignet, um sich selbst zu erforschen.

Bewusste und unbewusste Wahrnehmung

Durch die Täuschung sind wir uns auch nicht mehr gewahr, inwieweit unsere Gefühlsregungen unsere Handlungen bestimmen. Auch unsere Wahrnehmung kann sich splitten in einen bewussten Begründungsteil und einen dann unbewussten Erlebnisteil bzw. emotionalen Bedeutungsteil.

Das kann z. B. beim Hören passieren: Ein Mann, der mir nicht wohlgesinnt ist und mich schon einige Male hat auflaufen lassen, sagt zu mir: »Ich würde mich freuen, wenn Sie zu meiner Arbeitsgruppe kommen.« Da ich nicht glauben will, dass ich ihm unterlegen bin, erfasse ich seine unterschwellige drohende Botschaft – »da kriege ich Sie dann endlich zu fassen« – nicht bewusst, sondern nur unbewusst auf einer emotionalen Ebene. Ich sage mein Kommen zu, aber beim ersten Treffen bekomme ich kurz vor der Tür des Besprechungsraums einen Schweißausbruch und Herzrasen. Ich kehre um und bitte meine Sekretärin: »Sagen Sie für heute alles ab, ich bin krank und muss ins Bett. Ich habe mich kürzlich wohl doch bei Herrn XY angesteckt.« Diese Erklärung glaube ich mir auch, obwohl der eigentliche Grund für mein Verhalten ein emotionaler war.

Aus klinischer Sicht ist es wichtig, diese beiden Anteile bei einem Patienten kennen und unterscheiden zu lernen, und als Arzt sollte man sie auch bei sich selbst im Blick haben.

Ärzte und ihr Unterbewusstsein

Ein Arzt, dem diese Zusammenhänge nicht klar sind, tut einem Patienten möglicherweise Unrecht. Hier ein kleines Beispiel: Ein Patient kommt zur Tür herein. Der Arzt fühlt sich sofort unwohl, er ist relativ kurz angebunden, und das Gespräch ist bald beendet. Der Patient verlässt unzufrieden die Praxis und sagt zu seinem Freund, der ihm den Arzt empfohlen hat: »Der soll gut sein?« Der Arzt kann nicht genau sagen, warum diese Begegnung unangenehm war, erklärt es sich aber selbst damit, dass der Patient etwas aggressiv war. Er bespricht diese Frage trotzdem in seiner Balint-Gruppe (in der Ärzte sich kollegial und unter Wahrung der Anonymität des Patienten über »Problempatienten« austauschen, um eine bessere Patienten-Arzt-Beziehung zu erreichen), und dabei kommt heraus, dass dieser Patient große Ähnlichkeit mit seinem

Onkel Eduard hat. Als Kind war er immer wieder von Onkel Eduard geschlagen worden und hatte nie darüber sprechen können. Nachdem ihm dieser Zusammenhang bewusst geworden ist, kann er den Patienten von den Onkel-Eduard-Anteilen befreien und ihn eigenständig sehen und behandeln.

Die archaische Emotionalreaktion

Viele emotionale Reaktionen finden als Gesamtempfindung statt, daher kann (vereinfacht gesprochen) das rechte Gehirn mehr damit anfangen, auch in Konflikt- oder Bedrohungslagen. Vielen Krankheiten und auch psychosomatischen Erkrankungen liegt eine archaische Emotionalreaktion zugrunde, die im heutigen Leben unangemessen erscheint und daher vom linken Gehirn (das mehr analytisch, also zerlegend, als in Bildern arbeitet) nicht gesehen wird.

Ein Beispiel dafür ist häufiges Erbrechen, das auch oft psychosomatische Grundlagen hat. Dabei begreift das rechte Gehirn, dass eine Gefühlslage wie bei einer Vergiftung vorliegt (man sagt ja auch, ein bestimmter Mensch vergiftet die Atmosphäre mit seiner Anwesenheit), und setzt daraufhin das Schema Erbrechen in Gang, obwohl im Magen konkret kein Gift vorhanden ist. Das linke Gehirn versucht, eine rationale Erklärung zu finden, und ordnet das Erbrechen als Virusinfekt ein. Der Arzt kann aber nichts dergleichen finden. Das kränkt wiederum das linke Gehirn. Das rechte Gehirn, das begriffen hat, was tatsächlich los ist, leidet entsetzlich, kann sich dem linken Gehirn aber nicht verständlich machen. Der Mensch versteht sich selbst nicht mehr und ist darauf angewiesen, dass sich die auslösende Situation von allein klärt oder das Magenmittel des Arztes, das völlig überflüssig ist, die Reaktion abschwächt.

Darum ist es Aufgabe jeder Therapie, dem Menschen dabei zu helfen, sich selbst besser zu verstehen. Das linke und rechte Gehirn können dann schließlich an einem Strang ziehen, um gemeinsam einen Ausweg aus ihrem Dilemma zu finden, der besser in die heutige Zeit passt als der archaische Lösungsversuch. Im genannten Beispiel könnte es ein passenderer Ausweg sein, sich von Menschen fernzuhalten, die die Atmosphäre vergiften.

Eigensprache

Eine Möglichkeit, um zum Kern des jeweiligen Dilemmas zu gelangen, ist es, der sogenannten Eigensprache zu folgen. Damit sind nicht nur die sprachlichen Äußerungen gemeint, sondern auch der ganze nonverbale, also nichtsprachliche Ausdruck wie Gestik, Mimik, Haltung, Sprachmelodie, vegetative Reaktionen wie Räuspern oder Erröten usw. Aber auch im sprachlichen Bereich gibt es eigensprachliche Sonderbereiche. Die normale Umgangssprache jedes Menschen enthält nämlich immer einige Einstreuungen, meistens bildhafte Ausdrücke, aus dem rechten Gehirn. Wenn man sich als Gegenüber konsequent auf diese Einstreuungen bezieht – also häufig nachfragt, was damit gemeint ist –, kann man viele weitere Details zutage fördern, da der Betreffende seine eigenen, oft gar nicht bewusst erlebten Bilder zunehmend besser in Sprache umsetzen kann. So versteht der Patient selbst schließlich, was in ihm vorgeht. Oft ist dieses Selbstverstehen in sich schon heilsam, und die Symptome gehen zurück. In jedem Fall bietet es eine Grundlage dafür, gemeinsam einen guten Weg für die nun klar vor einem liegende Aufgabe zu kreieren. Auf diese Weise arbeiten z. B. vereinfacht dargestellt auch die Idiolektik, die existenzielle Psychotherapie, teilweise die Logotherapie und auch einige initiatische Therapien. Diese Therapiemethoden sind noch nicht sehr weit verbreitet, bieten aber gute und oft passende Ansätze.

Grundsätzlich aber muss sich jeder Therapeut, der eine psychotherapeutische oder andere Therapiemethode anwendet, durch den Patienten zum Ziel führen lassen. Fremde Ziele, zu denen auch ein bestimmtes Erreichenwollen des Therapeuten gehört, würden den weiteren Weg des Patienten auf seinen eigenen Beinen boykottieren.

Sich seiner eigenen Sprache und Körpersprache zunehmend bewusst zu werden hilft sehr dabei, sich selbst und die eigenen Reaktionen besser zu verstehen. Damit erkennt man auch seine Grenzen oft leichter. Dies Erkennen kann man durch zeitweilige Selbstbeobachtung von einer Metaebene und durch genaues Beachten seiner eigenen Ausdrucksweise fördern.

Epigenetik – die Gene und ihre Umgebung

Darwin glaubte, nachgewiesen zu haben, dass Gene und Selektion die wichtigsten Faktoren in der Entwicklungsgeschichte der Lebewesen und auch der Menschen sind. Damit seien neben Körperplan und Aussehen auch Erlebnisweisen und Krankheiten genetisch festgelegt und vorprogrammiert. Neuere Forschungen haben ergeben, dass keineswegs die Gene die Führer in diesem Prozess sind, sondern die Gesamtheit um die Gene herum. Bisher unbeachtete Zwischenabschnitte auf den Chromosomen, Anhaftungsstellen und Botenstoffe in der Zelle haben die eigentliche Leitung inne. Sie entscheiden darüber, was aus dem Genvorrat aktuell genutzt werden muss, damit Überleben möglich ist. Diese Forschungsrichtung nennt sich Epigenetik (epigen = um die Gene herum), und man muss kein Prophet sein, um sagen zu können, dass damit eines der interessantesten und wichtigsten Kapitel biologischer Forschung aufgeschlagen worden ist.

Die Forschungsergebnisse der Epigenetik zeigen, dass Gene mit ihrer Umgebung kommunizieren und dass sie an- und abgeschaltet werden können und werden. Hierfür sind u. a. sogenannte Signalbotenstoffe erforderlich, die sich gezielt in bestimmten Genregionen anlagern können. Diese Signalbotenstoffe entstehen sowohl durch ein bestimmtes inneres Körpermilieu (z. B. durch permanente Anwesenheit von Stresshormonen), durch bestimmte Emotionalverfassungen, aber auch durch von außen kommende, einverleibte Stoffe aus der Ernährung und durch beeindruckende situative Umgebungen in der materiellen oder personellen Begegnungswelt.

Einige Beispiele dafür wurden in diesem Buch schon genannt, u. a. dass anhaltender seelischer Stress die Produktion von Nervenwachstumsfaktoren über epigenetische Prozesse abschalten kann. Eine ähnlich ungünstige Wirkung hat der Konsum von Kokain auf das An- und Abschalten verschiedener Genbereiche im Gewebe des Gehirns, aber auch der Hoden bzw. Spermien.

Die meisten epigenetischen An- und Abschaltvorgänge können wieder rückgängig gemacht werden, wenn sich die Situation deutlich ändert, z. B. wenn seelischer Stress in der Therapie anhaltend zurückgeht oder über längere Zeit kein Kokain im Körpergewebe mehr vorhanden ist. Dies kann unterschiedlich lange dauern, für eine Veränderung sind aber immer klare Signale erforderlich. Ein starkes Änderungssignal, das in Krisen günstig wirkt, sind z. B. die bereits erwähnten Gewohnheitsbrüche (siehe auch »Gewohnheitsbrüche und die Neubahnung im Gehirn«, S. 306f.).

Das Verständnis der Signalsprache, die der Körper auf Zell- bzw. auf Genomebene benutzt, steckt noch in den Anfängen, und auch über die Herstellung der notwendigen Botenstoffe zur Signalübermittlung ist erst wenig bekannt. Da wahrscheinlich auch eine Signalübermittlung über Frequenzfelder bzw. quantenphysikalische Effekte möglich ist (vgl. Dawson Church, »Die neue Medizin des Bewusstseins«), würde uns das Beherrschen dieser Sprache erst teilweise nutzen. Hilfreich wäre es insbesondere dann, wenn wir Signaleffekte z. B. nach der Gabe von Medikamenten erkennen könnten. So könnte man einschätzen lernen, inwieweit eine Substanz ursächlich etwas verändert oder nur abdämpft, und gegebenenfalls den Grund für Nebenwirkungen erkennen.

Das Frappierende ist jedoch, dass wir mithilfe der Epigenetik langsam erkennen, dass bestimmte Lebensweisen Gene an- und abschalten können. In diesem Sinne beginnen wir eine Sprache zu verstehen, die der reinen Signalebene bei einem Gen vorgeschaltet ist, da die Lebensweisen offensichtlich ein ganzes Muster an Gen-An- und Abschaltungen bewirken. Wir können dabei zunehmend sagen, ob sich dies jeweils als günstig oder ungünstig für die Gesundheit erweist. Dadurch bekommen wir für uns selbst neue Möglichkeiten, Gesundheit in uns zu bewirken, bzw. können therapeutische Prozesse besser verstehen.

Die Lebensweise

Berücksichtigt man die Einflüsse der Lebensweise auf genetische Prozesse, werden die Vorteile einer einfachen Lebensweise deutlich. Sie hat sich seit Jahrtausenden bewährt und epigenetisch keine Probleme bereitet, sondern die Regulationskräfte geschützt und bewahrt.

Wer also auch in modernen Lebensformen auf einfache Regeln zurückgreift, ist epigenetisch gesehen auf einem sichereren Weg. Mit einfachen Regeln meine ich ausreichend Schlaf, Balance zwischen Herausforderungen und Muße, langsam und mit Genuss naturbelassene Lebensmittel essen, sich nach Erregungen entspannen, achtsam sein mit sich und in der Begegnung mit anderen (siehe auch »Die Notwendigkeit des achtsamen Umgangs mit allem«, S. 344 f.).

Diese Sicherheit haben wir nicht, wenn wir ständig Medikamente nehmen, den Lärm suchen, stundenlang online sind bzw. uns eher virtuell begegnen, immer erreichbar sind, wenig schlafen, Gen- und Junkfood essen, viele Ansprüche erfüllen, aber wenig selbst entscheiden.

Außerdem wirkt sich unser Lebenswandel nicht nur auf uns selbst aus: Es ist inzwischen erwiesen, dass beeindruckende Erfahrungen über längere Zeit, die zu anhaltenden Veränderungen der Muster in bestimmten Organgeweben führen, über Kopien von Botenstoffen (vermutlich aus dem Bereich sogenannter Mini-RNS-Moleküle) auch Änderungen im Keimgewebe bewirken. Auf diese Art und Weise können wichtige individuelle Lebenserfahrungen auf die Nachkommen vererbt werden.

Informationsübertragung im Körper

Neben den epigenetischen, den neuronalen und humoralen (Hormone betreffenden) Signalebenen gibt es weitere Systeme, die Informationen in Sekundenbruchteilen über den ganzen Körper ausbreiten können. Sie finden sich insbesondere im unspezifischen Bindegewebe, das alle Gewebe, Gefäße und Nerven als Hüllstruktur begleitet und mit seiner kristallinähnlichen Struktur bis in die Zellebene verzweigt. Die Informationsausbreitung über das Gewebe ist weit schneller als z. B. über Nervenleitungen, Neurotransmitter oder andere Signalstoffe. Darüber werden einige schnelle Wirkungen im Meridiansystem der TCM, der Qigongübungen und auch des kraniosakralen Systems bei der Kraniosakraltherapie oder Osteopathie erklärbar.

Vielfach unbekannt ist auch die permanente strukturelle und stoffliche Erneuerung der Mikrotubuli. Die Mikrotubuli bilden den Endpunkt des unspezifischen Binde- und Gerüstgewebes in der Zelle, und in einigen Geweben kann eine komplette Erneuerung innerhalb von zehn Minuten stattfinden. Manche »Wunderheilung« mag zusammen mit einem ungetrübten Glauben daran hier ihre Erklärung finden. (»Wunderheilungen« können durchaus auch als stark beschleunigte natürliche Lebensprozesse aufgefasst werden.)

In jedem Menschen stimmen die Gewebe in ihren Funktionen und Strukturen sich demnach permanent miteinander ab, entwickeln sich weiter und erneuern sich. Zellkommunikation nutzt auch Signalübertragungen durch spezifische Frequenzen. Ob Informationsprozesse im Körper immer Übermittlungswege brauchen oder ob möglicherweise alle Körperzellen auch gleichzeitig Zugriff auf Bewusstsein oder Geist haben, ist eine Frage, die einige Ärzte, aber auch Quantenphysiker sich seit einiger Zeit stellen. Die Antworten auf diese Fragen haben auch Bedeutung für unsere zukünftige Behandlungspraxis und unseren Alltag.

Geist und Hirntätigkeit

Sind Geistes- und Gehirntätigkeit dasselbe? EEG-Ableitungen von Menschen, die lange Qigong üben oder meditieren, sind dauerhaft anders als die der Normalbevölkerung und zeigen Unterschiede in einzelnen Hirnbereichen (besonders im vorderen Großhirn und bestimmten seitlichen Hirnbereichen), aber auch in der Zusammensetzung der Wellenformationen.

Außerdem sind einzelne Hirnbereiche entdeckt worden, die bei ekstatischen und besonderen spirituellen Erlebnissen Auffälligkeiten zeigten. Eine Reizung dieser Hirnareale bewirkte entsprechende Gefühle bei den Menschen. Dies wurde von einigen als Beweis dafür angesehen, dass Spiritualität, ebenso wie Geist, nur ein Produkt des Gehirns ist, also eine spezielle Hirnleistung.

Man könnte dies aber auch als Hinweis darauf betrachten, dass das Gehirn in der Lage und dafür vorgesehen ist, den Menschen in eine Bewusstseinslage zu versetzen, in der er in Resonanz treten kann mit dem innewohnenden oder außersinnlichen Bewusstsein, von dem viele gläubige Menschen, Mystiker und Weise berichten (z. B. durch Abschwächung oder Fokussierung der Aufmerksamkeit auf Sinnesreize von außen oder Informationen aus dem Innenraum des Körpers). Auf welches Wissen kann man zurückgreifen und was muss man beachten, wenn man sich diesem Problemkreis nähern will?

Der Agnostiker vertraut nur dem Wissen. Inzwischen ist jedoch in allen Naturwissenschaften deutlich geworden, dass jede (vermeintlich wissenschaftliche) Wissensantwort nur in einem vom Experimentator gesetzten Rahmen gilt und grundsätzlich weitere Fragen aufwirft und neu generiert. Das Wissen nimmt also im Verhältnis zu den unbeantworteten Fragen immer mehr ab. Dies hat schon Sokrates zu seinem Ausspruch »Ich weiß, dass ich nichts weiß« bewogen. Zudem ist jedes aus Experimenten gewonnene Wissen ein gewolltes Wissen, weil der Experimentator das Experiment beeinflusst und somit lenkt. Dies ist eine eindeutige Erkenntnis der Quantenphysik, die alle Quantenphysiker akzeptieren. Sie muss berücksichtigt werden, wenn man Ungereimtheiten in einigen Phänomenen des Lebens und in Fragen des Bewusstseins betrachten will.

Quantenphysik und Bewusstsein

Inzwischen ist bekannt, dass die These »Materie schafft Bewusstsein« selbst in der Quantenphysik zu unlösbaren Paradoxien führt. Kein Wissenschaftler kann hierfür einwandfreie Lösungskonzepte bzw. mathematische Systemgleichungen anbieten. Rein wissenschaftstheoretisch lösen sich diese Paradoxien auf, wenn man die These umkehrt, also »Bewusstsein schafft Materie« (vgl. Amit Goswami, »Das bewusste Universum«). Theoretisch spricht somit mehr für die Existenz eines »kosmischen« einheitlichen Bewusstseins, das sehr viel weiter geht als der begrenzte Ausschnitt unseres hirn- und sinnesphysiologischen Erfassungsvermögens der Ideen von Bewusstsein. Die Theorie besagt sogar, dass wir unser Gehirn prinzipiell als Empfänger für die Teilnahme an dem kosmischen Bewusstsein nutzen können, dies in begrenztem Umfang sogar unbewusst permanent tun. Wenn wir zudem unser Gehirn durch achtsamkeitsbasierte Bewegungs- und Meditationspraktiken in einen Gelassenheitszustand versetzen, ist unser Empfänger Gehirn auch im Wachzustand bestmöglich mit dem kosmischen oder »unitarischen« Bewusstsein verbunden, an dem alle Menschen und Lebewesen teilhaben. Das klingt gewaltig und fast wie eine neue Lehre oder Religion. Es gibt aber im Alltag und insbesondere im klinischen Bereich Hinweise darauf, dass dies so oder ähnlich abläuft und es neben dem Gehirn noch weitere Empfangsmöglichkeiten für unitarisches Bewusstsein im menschlichen Dasein geben muss.

Hinweise auf ein unitarisches Bewusstsein Der niederländische Kardiologe Pim van Lommel schildert in seinem Buch »Endloses Bewusstsein« Nahtoderfahrungen von Patienten. Dabei berichten Menschen, die mehrere Minuten klinisch tot waren und reanimiert wurden, was sie in dieser Phase erlebt haben. Eine suffiziente Hirntätigkeit kann es in dieser Phase nicht gegeben haben, das ist erwiesen. Trotzdem waren die Patienten über ihre Reanimation bis ins Detail orientiert, sie berichten über eindeutige Hör- und Sehbilder aus der Reanimation sowie von einem Lebensfilm, in dem sie vielfach anders urteilten als im Leben selbst. Der Autor geht allen Erklärungsmöglichkeiten wissenschaftlich nach und sieht schließlich nur quantenphysikalische Erklärungsansätze als widerspruchsfrei. Diese beinhalten die Teilnahme verschiedener Körpersysteme an der Verbindung mit einem als unitarisch gedachten, also allgemeinen und allen zugänglichen Bewusstsein, darunter neben dem Gehirn z. B. die Systeme der Erbinformationen, also DNA und RNA.

Bekannt sind in diesem Zusammenhang auch Forschungen, die zeigen, dass Zellkulturen aus eigenem Gewebe in großer Entfernung von dem Eigner auf dessen Befindlichkeitsänderungen reagieren. Cleve Backster, der Erfinder des Lügendetektors, wies nach, dass die weißen Blutkörperchen eines Kriegsveteranen von Pearl Harbour, die zwölf Kilometer von dem Mann entfernt in einem Zuchtmedium gehalten wurden, mit einer sogenannten Oszillation reagierten, wenn man dem Veteranen Bilder dieses

Kampfes zeigte. Bei dem Kriegsveteranen wurden gleichzeitig die Hautwiderstandsänderungen gemessen. Unter Oszillation ist hierbei eine entstehende Gleichschwingung aller weißen Blutkörperchen in der Suspension zu verstehen, die auch eintrat, wenn sämtliche elektromagnetischen Strahlungen abgeschirmt wurden. Dies ist nur quantenphysikalisch erklärbar (vgl. Pim van Lommel, »Endloses Bewusstsein«).

Forscher des Institute of HeartMath (USA) haben nachgewiesen, dass DNA-Helix-Strukturen in Reagenzgläsern stärker verdrillt oder aufgelockert werden konnten, wenn die Versuchsperson Herz-Kohärenz-Übungen machte und dabei die Konzentration auf die Verdrillung oder Auflockerung der DNA richtete. Dies gelang mit DNA-Suspensionen in Reagenzgläsern, die direkt vor den Versuchspersonen standen, aber auch in 800 Metern Entfernung (vgl. Dawson Church, »Die neue Medizin des Bewusstseins«). Bewusstsein im Zustand der Herzkohärenz kann geweblich Zustände in der Genebene beeinflussen. Diese Erkenntnis ist deshalb bedeutungsvoll, weil durch eine Auflockerung der DNA z. B. hilfreiche Genmöglichkeiten zugänglich werden können oder der Zugang zu Genen, die im Krankheitsgeschehen ungünstig wirken, durch stärkere Verdrillung wieder eingeschlossen werden können. Die Versuche zeigten auch, dass Bewusstsein nur Wirkungen erzielen konnte, wenn der Betreffende sich in einem Gefühl von Liebe und Wertschätzung befand.

Bei allen Unsicherheiten in der Rahmengestaltung solcher Forschungen gibt es inzwischen zahlreiche Hinweise darauf, dass Gesundheit und Heilung anders funktionieren, als es die westliche Schulmedizin für erwiesen hält. So unglaublich sie auch klingen mögen, aber bei den genannten Beispielen handelt es sich nicht um Zirkusnummern, sondern um nachprüfbare seriöse Forschungsergebnisse. Sie können unsere Alltagsweltsicht ganz schön durcheinanderbringen, denn sie bieten überwältigende Hinweise, die eine materialistische Theorie des Geistes als Begleiterscheinung der Hirntätigkeit sehr unwahrscheinlich machen, da diese Theorie zu viele Phänomene nicht erklären kann.

Was bedeutet das für den Alltag? Aus den Forschungsergebnissen kann man schließen, dass Gehirntätigkeit und Geist in einer bestimmten Verbindung stehen, aber nicht dasselbe sind. Für Fachleute: Die aus der Quantenphysik abgeleitete Theorie der Komplementarität von Systemen unter dem Stichwort »Verschränkung« könnte einen Verständnisansatz bieten, der andere Erklärungsmöglichkeiten von geistigen Funktionen, aber auch von Begegnungsphänomenen ermöglicht.

Dies alles steht im direkten Gegensatz zu der Theorie, dass Geist eine Begleiterscheinung von Hirntätigkeit ist und durch diese hervorgerufen wird. Vielmehr schafft Geist permanent Materie, und auch der Körper und das Gehirn werden durch den Geist permanent in jeder Sekunde oder noch schneller neu erschaffen. Da Prozesse auf Quantenebene beliebig schnell oder auch unverzüglich stattfinden, können wir die permanente Neuerschaffung unserer selbst durch unseren Geist aber nicht wahrnehmen. Dafür ist unsere Wahrnehmung zu langsam. Es ist ganz ähnlich wie bei Filmen: Wir wissen alle, dass ein Film aus Einzelbildern zusammengestellt ist, aber durch das schnelle Ablaufen verschmelzen die Einzelbilder für das Auge zu einem Gesamteindruck. Quantenphysikalische Prozesse laufen noch viel schneller ab als Filmbilder, daher können wir von der These »Bewusstsein schafft Materie« keine eigene direkte Wahrnehmung bekommen.

Solche Gedanken sprengen für viele die Vorstellung, und eine nachvollziehbare Herleitung dieser neuen Theorien braucht viel mehr Raum als hier sinnvollerweise zur Verfügung stehen kann. Für weitere Informationen zu diesem Thema empfehle ich die Bücher von Amit Goswami und Pim van Lommel, in denen diese Theorien sehr gut darstellt werden (siehe auch Anhang, S. 407).

Aber was bedeuten diese Erkenntnisse für unseren Alltag und für unsere Gesundheit? In der Praxis werden inzwischen bereits viele Erkenntnisse aus der Quantenphysik für die Gesundheit angewendet. Mit der EFT-Methode (Emotional Freedom Techniques, eine Klopfbehandlung am Körper) werden erfolgreich Traumata behandelt, gerade auch im akuten Stadium, und in der Visualisierungsbehandlung von gesundem Gewebe bei Gewebeveränderungen und der Erzeugung körpereigener Wirkstoffe werden gute Fortschritte erzielt. (Siehe auch Bruce Lipton, »Intelligente Zellen«, und Dawson Church, »Die neue Medizin des Bewusstseins«.)

Spiritualität

Werden in einer Therapie spirituelle Fragen und Bedürfnisse des Patienten vom Therapeuten als etwas Wesentliches erkannt und angenommen, macht der Patient in seiner Wahrnehmung häufig einen großen Sprung. Dieser leitet oft die Wandlung hin zum eigenen Wesen ein. Das ist klinisch gesichertes Wissen.

Spiritualität ist demnach offensichtlich etwas sehr Wichtiges und Hilfreiches im Leben, was klare Erkenntnisse ermöglicht trotz des prinzipiell strukturellen Mangels an Beweismöglichkeiten durch Hirntätigkeit oder Computersimulation. Dabei muss man jedoch unterscheiden zwischen echter Spiritualität und dem »Opium des Volkes«, wie Karl Marx die Religion nannte. Die Auswirkungen der Machtausübung von Kirchen und falsch verstandene

Religiosität können verdummen, abhängig machen und ausbeuten. Dies macht die Menschen nicht glücklicher, sondern leidender bei resignativer Ruhigstellung. Das Gehirn von Menschen, die die Beschränktheit ihres Denkens und Wissens erkannt haben und in einer erlebten Spiritualität Kraft und Demut im Alltag erleben und praktizieren, ist nicht resignativ und erleidend ruhiggestellt, sondern ruhig und wach und zum umsichtigen Handeln bereit.

Insofern werte ich die Hirnfunktionsveränderungen von Menschen, die über lange Zeit Achtsamkeitsmethoden und Achtsamkeit im Alltag üben, als bestmögliches Ausschöpfen des angelegten menschlichen Hirnpotenzials. Leben wird so einfacher, bejahenswerter und wirksamer im Gestalten für sich und mit anderen, und vorher für undenkbar gehaltene Veränderungen werden möglich. Ein »weises Wirken«, also ein schöpferisches Bewusstsein, an dem wir ständig teilhaben und das uns in etwas Größeres einbettet, ist quantenphysikalisch und hirnphysiologisch viel wahrscheinlicher als materialistische Ansätze. Wem diese Sichtweise zu abstrakt ist, dem hilft vielleicht die erwiesene Tatsache, dass ein Glaube im skizzierten Sinne (hier sind weder Frömmelei noch esoterisches Gehabe gemeint) ausgesprochen gesund ist und die Selbstheilungskräfte fit hält. Darüber hinaus funktioniert Glaube auch bei brillanten Denkern widerspruchsfrei trotz fehlendem Beweis und vielleicht grundsätzlich fehlender Beweismöglichkeit. Interessant dabei ist, dass nach längerer Zeit der Alltagspraxis von achtsamkeitsbasierten Methoden und Gelassenheit im Alltag sich das drängende Gefühl nach Beweisen beruhigt und etwas, was die meisten als »Gewissheit« bezeichnen, die Suche nach dem dann als deutlich weniger wichtig empfundenen Wissen ersetzt. Weisheit entsteht nicht aus Wissen, sondern aus Gewissheit. In der Weisheit treffen sich alle Völker wieder und sind dort vereint, was für sich genommen schon ein deutlicher Hinweis auf ein »Höheres« ist. Die Worte aller Weisen dieser Erde sagen letztendlich das Gleiche aus, und die Quantenphysik kommt erstaunlicherweise ebenfalls zu diesem Ergebnis. Menschen, die in dieser Gewissheit leben, sind kaum noch korrumpierbar oder manipulierbar und darüber hinaus sehr unabhängig und frei in ihren Anschauungen.

Dieses Wissen aus Hirnforschung, Epigenetik und Quantenphysik kann Ihnen dabei helfen, immer wieder eine gute Außensicht auf sich selbst einzunehmen. Wenn Sie dabei bemerken, dass Ihre Geschichte wieder einmal nicht ganz zu Ihren wirklichen Beweggründen passen will, können Sie ins Schmunzeln geraten und in einen eher humorvollen Dialog mit sich eintreten, statt zu hart mit sich ins Gericht zu gehen. Vielleicht stärkt es auch Ihr Vertrauen und bringt Sie zum Staunen, wie der Mensch funktioniert und wie autonom und souverän die Regulationsmechanismen alles im Körper balancieren, wenn man sie lässt.

Auf dem Weg zur Gesundheitskompetenz

Was bedeuten die Erkenntnisse der Forschung für uns und für Gesundheit, Krankheit, therapeutische Arbeit und vor allem für die Bewältigung unseres Alltags?

Aus den beschriebenen Forschungsergebnissen lässt sich einiges mit großer Sicherheit folgern: Unsere bisherige Erlebensgeschichte bestimmt, wie wir die Welt sehen, die Phänomene deuten, alles beurteilen, also auch, wie wir die Welt erleben und ob wir uns Glück und anderes vorstellen können. Zur Gewohnheit und sehr stabil für den Alltag wird dies durch unsere inneren Einstellungen, unsere innere Haltung. Aus der Forschung und der klinischen Arbeit wissen wir, dass diese inneren Haltungen veränderbar sind. Dafür braucht man neue Erlebnisse mit möglichst bewusster Verarbeitung des Erlebten. So können die inneren Einstellungen flexibilisiert werden, und es kann mehr für möglich gehalten werden als bisher. Neue Möglichkeiten werden denkbar, ohne dass ein zu starker innerer Aufruhr entsteht. Das führt zu der Erkenntnis, dass wir tatsächlich auch anders entscheiden können, als uns unsere Erlebensgeschichte vorzuschreiben scheint. Damit wird die Erlebensgeschichte nicht unwichtig oder verschwindet, sondern sie bildet unsere gute Grundlage für den Start in zukünftige Erlebnisse, und was wir als gut einschätzen, werden wir im Wachbewusstsein für unseren Alltag bewahren. Wir können in der Gegenwart die Dinge neu entscheiden und neu ordnen, wenn das günstiger erscheint. Insofern sind wir frei. Umsetzungen dauern vielleicht eine Weile, aber die Welt ist bereit, unsere neuen eigenen Entscheidungen zu akzeptieren. Dies wird erfolgreich sein, wenn wir allgemeine Gesetzmäßigkeiten immer besser erfassen und berücksichtigen.

Zu diesen Gesetzmäßigkeiten gehören einige **Einsichten und Folgerungen**, die auf hinweisenden wissenschaftlichen Forschungsergebnissen basieren:

1. **Alles ist mit allem verbunden.** Das gilt für den Körper ebenso wie für soziale Gruppen, die Umwelt oder den Kosmos. Wenn Sie an einer Ecke zupfen, teilt sich dies dem ganzen System mit (wie bei einem Tischtuch, das Falten wirft, wenn Sie an einer Ecke ziehen).
2. **Achtsames Verhalten** beachtet die Verbundenheit und führt zu einem Gebrauch des Gehirns, der das gesamte Potenzial verfügbar macht.
3. **Achtsamkeitsübungen** wie Qigong und Meditation bahnen den Weg zu einem achtsamen Verhalten und bewirken Gelassenheit für den ganzen Alltag, Wahrnehmungsfähigkeit für Eigenes, Grenzen und Atmosphären, optimales Funktionieren von Regulationsprozessen und Selbstheilungskräften. Sie führen zu Bescheidenheit, Demut und Klarheit im sinnvollen Wollen auf dieser Welt.
4. **Glaube** ist eine Brücke für Unbeweisbares, auf dessen Vorhandensein Leben und Forschung deutlich hinweisen. Er entsteht, wird klarer und unverkrampft, verbindet Inneres und Äußeres und wird zu Gewissheit und einem Gefühl des Aufgehobenseins in der Welt.
5. Aus der Gewissheit und dem **Gefühl des Aufgehobenseins** entstehen Bejahung des Entgegenkommenden, Handlungsfä-

higkeit in jedem Moment und ein Behalten der Verantwortung für alles Geschehen aus dem eigenen Handeln.

6. Aus der **Verantwortung** erwächst ein Bemühen um Unabhängigkeit von Gruppennormen in Erhaltung der Kommunikation, Begegnung und Gestaltung in diesen Gruppen.

7. Je bewusster die Verbundenheit und Teilhabe an einem **unitarischen Bewusstsein**, die aktive Auswahl von dort angelegten Möglichkeiten und somit die eigene Schaffung von Realitäten wird, desto mehr nimmt die Gewissheit um die vollständige Selbstverantwortung für alles eigene Handeln zu. Auch die Selbstverantwortung für die eigenen Gedanken und die Einsicht in deren Wirksamkeit für die Entstehung von realen Gegebenheiten wächst (auch wenn das unitarische Bewusstsein mir in meinem Denken als direktes Erlebnis nicht zugänglich ist). Dies bestätigen auch die Erlebnisse von Menschen mit Nahtoderfahrungen, die übereinstimmend von einer neuen inneren Beurteilung des eigenen Handelns in den Lebensfilmen berichten.

Vom archaischen zum globalen Alltag: Was wir noch lernen müssen

Die bisherigen Forschungsergebnisse sprechen dafür, dass jeder über ein bestimmtes, auf seine Weise zum Überleben geeignetes Potenzial verfügt, das sozusagen genetisch voreingestellt ist. Darüber hinaus gibt es einen genetisch abgespeicherten Vorrat an physiologisch sinnvoll erscheinenden Möglichkeiten, die abgerufen werden können, wenn sich die Gesamtsituation gravierend ändert. In diesen Prozess können wir durch Lebensweisen und Bewusstsein eingreifen.

Die Gesamtheit der innerlich ablaufenden Prozesse, die anzahlmäßig in die Millionen gehen, nennt man, wenn sie gut funktionieren, Gesundheit, und die Prozesskräfte, die die Einhaltung bzw. Rückkehr bei Abweichung bewirken, Selbstregulierungs- oder Selbstheilungskräfte. Sie sind dem Menschen seit Jahrtausenden einfach gegeben, aber wie müssen wir heute damit umgehen?

Der archaische Alltag

Bei den Selbstregulierungs- und Selbstheilungskräften besteht ein ähnlicher Zusammenhang wie beim jahrtausendealten Stresssystem des Menschen (siehe auch »Hörstörungen im Burn-out«, S. 56ff.). Das Leben in der Steinzeit war von Gefahren und Ruhe zugleich geprägt. Diese beiden Pole wurden verbunden durch Präsenz. Nur wirkliche Präsenz konnte die Wachheit gewährleisten, die man brauchte, um Gefahren rechtzeitig zu entdecken und zu überleben. Wurden keine Gefahren gespürt oder sinnlich erfasst, gab es Ruhe, Muße und Ausgelassenheit. In dieser Zeit beschäftigte man sich nicht besonders mit der Tatsache, dass es Gefahren gab, und mit der Frage, ob man den morgigen Tag noch überleben würde. In dieser Hinsicht herrschte einfach präsente Ruhe, gerade auch im Gehirn, und die Präsenz war Garant dafür, bei Änderung der Lage blitzschnell reagieren zu können. Dafür war und ist unser Stresssystem optimiert. Diese Menschen brauchten nicht zu lernen, sich achtsam zu bewegen, also z. B. nicht auf einen trockenen Ast zu treten und so vielleicht die Beute zu verscheuchen, sie haben sich auf natürliche Weise achtsam bewegt. Diese Menschen brauchten Meditation nicht zu lernen, sie waren in Ruhephasen auf natürliche Weise meditativ und haben nicht gegrübelt. Sie mussten nicht in die Präsenz kommen, sie waren präsent. Diese Menschen lebten im Grunde genommen nur in der Gegenwart. Vergangenheit und Zukunft nahmen nicht viel Raum ein.

Der globale Alltag

Der archaische Alltag ist vorbei, aber die entwicklungsgeschichtlich älteren Anteile unseres Gehirns und unser Stresssystem haben das noch nicht bemerkt. (Es ist unwahrscheinlich, dass sich daran jemals etwas ändern wird, was vielleicht auch ganz gut so ist.) Sie sind weiterhin aktiviert und wach, um Gefahren zu entdecken und entsprechend physiologisch zu reagieren. Aber die heutigen Gefahren sehen nicht mehr aus wie Tiger, sie schleichen besser als Schlangen und sind oft lange unsichtbar. Sie entstehen unerwartet mitten im Arbeitsalltag, ändern permanent Art und Vorgehensweise und entwickeln sich zunehmend in der Vergangenheit und Zukunft. Undurchschaubarkeit, Sorgen, reale und irrationale Ängste, ein Leben in Machtlosigkeit (das früher den Tod bedeutet hätte), E-Mails mit schlechten Nachrichten und beunruhigende Meldungen in den Medien sind an die Stelle von Tigern und Schlangen getreten. Diese Gefahren in Form von Sorgen und Ängsten werden aber weniger über die Sinne gemeldet, sondern intern in der Großhirnrinde aufbereitet und weitergegeben. Die Nutzung unserer Großhirnrinde hat sich durch die Undurchschaubarkeit der Welt mit verständlicherweise reaktiven Ängsten also dramatisch verändert, besonders in den letzten 50 Jahren. Intern wirken die Gefahren aber immer noch wie Tiger und Schlangen, mit dem Unterschied, dass sie heutzutage nicht mehr weggehen und man ihnen nicht mit den üblichen Mitteln, z. B. körperlichem Einsatz, entkommen, sie vertreiben oder besiegen kann. Nur Naturkatastrophen und feindliche Überfälle sind ähnliche Gefahren wie damals. Diese erleben wir in der heutigen Zeit allerdings eher im Fernsehen als in der eigenen Anschauung und dadurch paradoxerweise häufiger.

Die Präsenz besteht also heute nicht mehr in den Polen Kampf, Flucht und Muße, sondern in der Dauerangst, welche Gefahren sich zusammenbrauen. Aus Gegenwart wird zunehmend Zukunftsangst. Aus Handlungsfähigkeit wird zunehmend Ohnmacht. Jeder ist auf seine Weise unterschiedlich in diese Phänomene unseres Zeitalters eingebunden, kommt besser oder schlechter damit zurecht, macht sich abhängiger davon oder befreit sich allmählich.

Je abhängiger wir sind, desto weniger steht uns unser eigentliches Potenzial zur Verfügung, desto mehr sind unsere Grund- und Regulationsprozesse und damit auch unsere Selbstheilungskräfte blockiert. Darum sind wir in diesem andersartigen Alltag dazu aufgefordert, Kompetenzen einzuführen, die früher nicht gebraucht wurden für die Bewältigung des täglichen Lebens. Wir müssen also, um gesund, autonom und als Gesellschaft ebenso wie als Einzelner handlungsfähig zu bleiben, eine neue passende Abstimmung finden für den Alltag in der Globalisierung.

Dies wird erst beginnend als neue kollektive Herausforderung gesehen. Die Notwendigkeit, sich dieser Herausforderung zu stellen, zeigt sich aber nicht zuletzt in der starken Zunahme von Burnout, Depression und Angsterkrankungen. Wir müssen lernen, wie man sich heutzutage auf den aktuellen Alltag abstimmt, ohne Schaden zu erleiden, und dabei entscheiden, ob wir unser Menschsein durch Gestaltung erhalten wollen. Dies ist eine kollektive Aufgabe, aber auch eine Aufgabe, der sich jeder Einzelne stellen kann und muss. Ohnmacht und Hoffnungslosigkeit des Einzelnen

(»ich kann ja sowieso nichts machen«) sind dabei nicht am Platz, denn mit der hier dargestellten Art der Lebenspflege kann jeder viel für sich und damit auch für die Gemeinschaft erreichen.

Die Notwendigkeit des achtsamen Umgangs mit allem

Wenn die Selbstregulations- und Selbstheilungsprozesse aus dem Lot geraten und blockiert sind, müssen wir die Kraft dieses Grundsystems durch neue Erfahrungen oder Übungen (z. B. in der Therapie) wieder frei machen und in Funktion setzen. Das Grundsystem weiß dann in der Regel, was zu tun ist. Eine wesentliche Gruppe von geeigneten Übungen sind achtsamkeitsbasierte kulturelle Rituale, Verhaltensweisen und Übungssysteme. Hierzu gehören neben Qigong die verschiedenen Heilbewegungssysteme wie Yoga, Eurythmie, meditative Tänze, vielfach auch rituelle Volkstänze, weiterhin die verschiedenen Meditationspraktiken, Kontemplationen und Gebetsriten. All diese Bewegungs- und Meditationsformen bewirken in der Regel eine Bewahrung bzw. bei Krankheit eine Entblockierung, also die Rückkehr zu den Grundregulationsprozessen und die Aktivierung der Selbstheilungskräfte. Therapie und Lebenspflege sind also gar nicht so unterschiedlich.

Im Zentrum der Wirkung all dieser Gesundheitspraktiken steht eine Beruhigung nicht mehr nutzbarer Gedankenkonstruktionen im Gehirn, wie Grübeln und Kreiselgedanken, aber auch Sorgen, Verbitterung, Ängste und Depressionen, die die Sicht auf die Welt verdunkeln und eine vernünftige, unbelastete Denkweise unmöglich machen. Bei diesem sorgenvollen Denken können bisherige

Erlebnisse, egal, ob tragisch oder freudig, nicht mehr für sinnvolle Gestaltungen im Alltag genutzt werden.

Unsere Großhirnrinde ist durch die Undurchschaubarkeit dieser Welt in eine unheilvolle Denkarbeit gelangt, für die sie nach allem zugänglichen Wissen gar nicht vorgesehen war. Die Grundlage für die Bewältigung unseres zukünftigen Alltags liegt somit auch in einer anderen, neuen, letztlich aber ursprünglicheren Nutzung unseres Gehirns. Wir müssen versuchen, die aktuell ungünstigen Denkwege zu verhindern, die in eine Sackgasse führen und unser Potenzial lahmlegen, und zu einem neuen Denken kommen, das unser Potenzial schützt und fördert. Damit lässt sich dann auch ein ungewöhnlicher bzw. sich ständig ändernder Alltag wie in der Globalisierung bestmöglich bewältigen.

Die Prinzipien der Lebenspflege und Burn-out-Prophylaxe

Die Prinzipien der Lebenspflege scheinen in höchstem Maße gesunde epigenetische Muster zu setzen, die sowohl der Gesunderhaltung dienen als auch einen unkomplizierten Weg zur Wiedergewinnung von Gesundheit eröffnen und einem Burn-out vorbeugen.

Die zentralen Prinzipien einer Lebenspflege sind Achtsamkeit und Demut, Maß finden, für Essen und Trinken danken, Mußezeiten leben, auf sich hören – also innere Wahrnehmung und Intuition –, den anderen als zu sich gehörig empfinden und Beziehungen pflegen, sich angemessen bewegen, aus der Vielfalt wählen, sich anvertrauen und hingeben, wo es passend ist, handeln, wo es nötig ist oder Freude an Veränderung besteht, das Entgegenkommende willkommen heißen und die Weisheit eines großen Ganzen akzeptieren.

Diese einfachen Grundsätze stehen im Einklang mit neuesten Forschungsergebnissen, noch wichtiger aber ist, dass sie sich immer wieder bewährt haben. Sie bilden auch die Grundlage der Burn-out-Prophylaxe. Ihre kreative Umsetzung muss dabei dem Einzelnen überlassen bleiben, passend zu seinem Alltag. Diese Lebenspflege und Burn-out-Prophylaxe entsteht aber nicht von selbst. Wir müssen uns in Selbstverantwortung darum kümmern und dieses Handeln anhaltend in unseren Alltag integrieren. Diese Integration ist nicht schwierig, und die folgenden wichtigen Elemente der Lebenspflege können Ihnen Anregungen dazu geben.

Muße und Meditation

Herausforderungen sollten sich entsprechend dem Lebensprinzip der Gezeiten mit Mußezeiten abwechseln. Da Muße vielfach aus unserem Alltag verschwunden ist, muss sie oft neu erlernt werden. Die angesprochenen rituellen Gesundheitspraktiken wie Qigong, Yoga oder Meditation helfen bei der Entwicklung von Gelassenheit und einer heiteren Grundeinstellung und verringern die Vorspannung aus dem Stresssystem. Achtsamkeit ist das Prinzip, bei dem das Gehirn sein Potenzial bestmöglich ausschöpft und das vermutlich zu einem Bewusstsein führt, das günstigen Einfluss auf Regulationen im Körper- und Zellgewebe hat. Achtsamkeitsbasierte Übungen wie Qigong und Meditation sind für uns in der westlichen Welt ohne weltanschauliche Verbiegungen gut integrierbar und können so ein Grundgerüst der Lebenspflege darstellen. In Zeiten der Informationsüberflutung hilft uns dies, eine Basis für das Auswählen herzustellen. Mußezeiten zu etablieren wird im Sinne eines süßen Nichtstuns oder auch süßen Tuns zunehmend zu unseren kostbaren Lebensmomenten gehören. Mußezeiten stärken unsere Herausforderungsfähigkeiten im Alltag, physiologisch bedeuten bejahte Herausforderungen Eustress, der uns guttut. Der Wechsel zwischen der Bewältigung von Herausforderungen und Muße- bzw. Lebenspflegezeiten beugt einem Burn-out-Prozess vor, an einem Burn-out zu erkranken wird zunehmend unwahrscheinlicher. Trotzdem kann das Leben weiterhin Schwierigkeiten und Krisen bereithalten, doch dann werden die erworbenen Kompetenzen bei der Bewältigung helfen.

Anregung: Weil Muße oft Übung erfordert, da viele sie verlernt oder ihre Bedeutung unterschätzt haben, muss man Mußezeiten aktiv in den Alltag einbauen, z. B. einen Abend festlegen, an dem man sich einfach nichts vornimmt. Am Anfang scheint das vielleicht noch etwas aufgesetzt, doch schließlich gelingt es, und man beginnt, Muße immer mehr zu schätzen.

Körperkontakt

Körperkontakt ist im virtuellen Zeitalter aus der Mode geraten und tritt in der direkten Kommunikation oft aus Erschöpfung immer weiter zurück. Zwischen Eltern und Kindern gilt er in der öffentlichen Diskussion vielfach auch als unschicklich oder missbrauchend, was Eltern zusätzlich irritiert. Wer jedoch als Kind Körperkontakt nicht gelernt hat und genießen durfte, der kann ihn auch als Erwachsener nicht weitergeben. Die zunehmend reduzierte Bindungsfähigkeit führt bei Müttern und Kindern zur verringerten Produktion des Hormons Oxytocin (das Bindungsgefühle zwischen Menschen generiert bzw. verstärkt), sodass diese Art der vorgesehenen Unterstützung vielfach nicht mehr zur Verfügung steht. Der für Kinder, die per Kaiserschnitt geboren wurden, dringend notwendige Hautkontakt (Babymassage) zur Aktivierung und Balancierung wichtiger Regulations- und Funktionssysteme unterbleibt ebenfalls häufig mit gesundheitlichen Folgen für die Kinder (vgl. Ashley Montagu, »Körperkontakt«). Bei der Geburt auf natürlichem Weg findet die Aktivierung durch intensiven Druck auf die Haut im Geburtskanal statt.

Körperkontakt ist, wenn beiderseits gewollt, nicht nur genussreich, sondern auch regulativ wirksam, z. B. im Bereich der Immunstärkung, der Regulation des Blutdrucks, der Entspannung von Muskelreaktionen und im Stresssystem. Gleichzeitig fördert er

Bindung und Lust auf Beisammensein. Kindern gibt Körperkontakt ein außerordentliches Geborgenheitsgefühl, das für die Entwicklung des Urvertrauens hochbedeutsam ist und das wichtige Gefühl vermittelt, bemerkt worden und gewollt zu sein.

Ein sehr wichtiger Aspekt bei Körperkontakt ist die Achtsamkeit, die eigenen Grenzen und die Grenzen des Partners oder Kindes zu spüren und zu respektieren. Denn nicht gewollter Körperkontakt entspricht einer Überwältigung im Kampf, und bei Unterlegenheit folgt hieraus archaische Todesangst. Deshalb ist die Verletzung der Grenzen so traumatisch. Wer die Grenzen überschreitet, ist in der Regel zu anderer Kontaktaufnahme unfähig und hat gleichzeitig den starken Wunsch nach Kontakt. Daraus resultiert oft gewalttätiger oder sexueller Missbrauch.

Segen und Fluch von Körperkontakt liegen also sehr nah beieinander. Daher sollten die Voraussetzungen für segensreichen Körperkontakt gestärkt und gefördert werden. Im Mittelpunkt stehen dabei das Gelingen von Partnerschaft durch bessere Bindungsfähigkeit und möglichst gewollte und als schön erlebte Schwangerschaften.

Die Fähigkeit zu genussreichem Körperkontakt bzw. liebevoller Zuwendung durch streicheln, in den Arm nehmen usw. ist Burn-out-Schutz par excellence. Den Kindern wird dieser Schutz sozusagen mitgegeben, und sie können später auf dieses Gefühl von Gewolltsein zurückgreifen. In erwachsenen Partnerschaften gibt er Bestätigung, Entspannung und bereitet den Boden für ein befriedigendes sexuelles Beisammensein. Sich in den Arm zu nehmen, ist nur mit echter Zuneigung möglich. Vielleicht muss man sich dafür erst wieder öffnen und sie ermöglichen, vielleicht sind Aussprachen und Entscheidungen oder ein Sprung über den eigenen Schatten nötig. Erinnern Sie sich doch noch einmal an die

»Prinzipien auf dem Weg zu inneren Entscheidungen« (S. 220ff.), und schaffen Sie sich dann gute Voraussetzungen, um dorthin zu gelangen, wohin Sie wollen.

Anregung: Ich habe früher gern die Füße meiner Frau und unserer Kinder massiert. Noch heute freue ich mich darüber, wenn eines meiner erwachsenen Kinder mich von Zeit zu Zeit um eine solche Fußmassage bittet, denn auch das gehört zur Muße. Probieren Sie es selbst einmal aus. Für eine genussreiche Fußmassage muss man nicht ausgebildet sein. Einfach den Fuß in die Hand nehmen und kneten, drücken, massieren. An Stellen, die wehtun, einfach etwas vorsichtiger massieren. Der Genuss für den Massierten ist gewiss. Anfängliches Kitzeln hört übrigens meist auf, wenn man erst einmal mit der ganzen Hand vorsichtig Kontakt aufnimmt.

Sinnvolle Ernährung und Esskultur

Was an Nahrung nicht für den Stoffwechsel gebraucht wird, wird vom Körper eher als Nahrungsreserve angelegt als ausgeschieden. In unserer Gesellschaft müssen wir uns aber keinen Winterspeck mehr zulegen, denn auch in der kalten Jahreszeit sind genug Nahrungsmittel vorhanden. Darum ist beim Essen dem Sättigungsgefühl, das frühestens nach 20 Minuten einsetzt, besondere Aufmerksamkeit zu schenken (siehe auch »Ernährung«, S. 253ff.). Die Nahrungsaufnahme lässt sich darüber sehr gut steuern, und das Thema Essen wird im Grunde einfach.

Probleme entstehen, wenn wir gehetzt sind und schnell essen, wenn wir unsere Grenzen generell nicht mehr spüren, wenn wir

Befriedigung brauchen, die wir in passender Form nicht bekommen können, wenn wir süchtig sind, wenn wir aus Einsamkeit ständig zu viel oder auch zu wenig essen usw. Dies sind keine primären Ernährungsprobleme, und daher müssen sie auf anderen Handlungsfeldern gelöst werden. Wenn die Lösung dort gelingt, hat das auch gute Auswirkungen auf die Ernährung.

Ein weiterer Aspekt gewinnt für eine gesunde Ernährung zunehmend an Bedeutung: Die Lebensmittelherstellung unter dem Gesichtspunkt der Profitmaximierung hat dazu geführt, dass viele Lebensmittel für die Ernährung nicht mehr zu gebrauchen sind. Entweder enthalten sie zu viele chemische Rückstände, verlieren ihren Geschmack und ihre Frische oder sind durch unsinnige Mast- oder Anbaumethoden stark entwertet. Täglich hört oder liest man von Lebensmittelskandalen, den Nöten der Bauern und der Unverfrorenheit der Massenhersteller. Gleichzeitig wird dem Verbraucher durch unvollständige oder irreführende Kennzeichnung der Lebensmittel die Wahl erschwert. Dadurch ist eine Verunsicherung entstanden, die das Essen und den Genuss stört und den Wunsch und die Absicht, mit der eigenen Ernährung zur Gesunderhaltung beizutragen, in der Umsetzung behindert.

Diese Verunsicherung ist berechtigt, wie aktuelle Entwicklungen sehr deutlich zeigen: Es ist z. B. bekannt geworden, dass es aus gentechnisch hergestellten Lebensmitteln Genübertragungen auf menschliche Darmbakterien gibt. Was das bedeutet, kann noch niemand sagen. Doch ich möchte auch weiterhin möglichst naturbelassene Lebensmittel essen, und dafür ist eine klare Kennzeichnung ohne Umgehung der Tatsachen nötig (Ähnliches fordert auch die Verbraucherschutzorganisation *foodwatch*, Adresse siehe Anhang, S. 405). Ein weiteres skandalöses Beispiel ist die Zulassung der Stärkekartoffel »Amflora« mit zusätzlichen antibiotikaresistenten Genen durch die EU (aber auch explizit gewollt von der deutschen Regierung), da es über Kreuzungswege mit Speisekartoffeln und anderen Nahrungsmitteln die Möglichkeit der Aufnahme dieser Gene in Darmbakterien des Menschen gibt. Die Zulassung dieser Kartoffel ist erfreulicherweise inzwischen wieder zurückgenommen. Trotzdem wird es immer wichtiger, die Herkunft der eigenen Lebensmittel kennenzulernen. Die bewusste Auswahl wirkt sich zunehmend weltpolitisch aus, da immer mehr Verbraucher die Zusammenhänge der weltweiten Ernährungskrise erkennen und sich entsprechend weitsichtig verhalten wollen.

Anregung: Machen Sie doch einmal einen Kochkurs. Viele Köche haben Lust auf gesunde Ernährung und bieten entsprechende Kurse an. Bei *foodwatch* können Sie sich über die Praktiken der Lebensmittelkonzerne und den Verbraucherschutz informieren. Sie können dort auch Mitglied werden und sich aktiv engagieren.

Unabhängigkeit in sozialen Gruppen

Lebenspflege bedeutet, sein volles Potenzial nutzen zu können, sich Spielräume zu schaffen und Freiheit zum Handeln zu haben. Um dies auch in Gruppen tun zu können, ohne ungewollt vereinnahmt zu werden, muss man entsprechende Prinzipien beachten oder auch erlernen.

Familien

Familien können große Sicherheit und Urvertrauen geben, wenn die Lebensenergie von den Eltern an die Kinder weitergegeben wird. Wenn die Kinder jedoch unausgesprochene Aufträge von den Eltern erhalten, die nur auf der Ebene der Eltern lösbar sind, kehrt sich die Energie um, und die Kinder sind gefangen in dem Bemühen, die Probleme der Eltern zu lösen. Dies ist bekannt aus der systemischen Familientherapie und auch aus der sogenannten Familienaufstellung.

Ein solches Problem kann entstehen, wenn ein Familienmitglied aus irgendeinem Grund (z.B. weil es gestorben ist oder wegen Fehlverhaltens aus dem Familienverband ausgestoßen wurde) in den Erzählungen der Familien nicht mehr existiert bzw. in seiner Person Unheilvolles oder Bedrohliches mitschwingt. Dieses Verschweigen beeinflusst hintergründig die Stimmung in der Familie, und das Familiensystem wird labil. Dies teilt sich auch den Kindern mit, die aus Liebe zur Familie und einem Sicherheitsbedürfnis heraus versuchen, das System wieder zu stabilisieren. Sie versuchen also, Probleme zu lösen, die nur von den Eltern gelöst werden können. Das macht die Kinder krank, entweder in ihrer Kindheit oder später im erwachsenen Leben, weil sie durch den blockierenden Auftrag der Eltern ihre eigenen Lebensziele nicht mehr sinnvoll verfolgen können.

Solche Probleme lassen sich, wenn sonst eine recht stabile Verfassung besteht, z.B. durch therapeutisch begleitete Familienaufstellungen günstig beeinflussen bzw. auflösen. Die Kinder geben dabei in einem Ritual die Aufträge an ihre Eltern zurück, können sich dann wieder umdrehen und ihrer eigenen Zukunft zuwenden. Bildlich gesprochen haben sie ihre Familie dann hinter sich, sodass sie ihnen den Rücken stärken kann.

Auch andere Familiennormen können so einengend sein, dass man sie verlassen muss. Dabei besteht immer die Angst, man könnte Eltern oder Großeltern verletzen durch das Verlassen familiärer Normen, was tatsächlich auch häufig der Fall ist. Durch die Angst und das Wahrnehmen des elterlichen Leidens ist man gehemmt, die notwendigen Schritte zu gehen, und fühlt sich dazu nicht berechtigt. Familiennormen werden auch durch die Kultur bestimmt, und es ist kulturell unterschiedlich, welche Pflichten Kindern in der Erfüllung von Normen auferlegt werden und welche Rechte Eltern zur Durchsetzung dieser Normen bei sich sehen. Dies erleben wir aktuell vielfach bei der Durchmischung von Menschen unterschiedlicher kultureller Herkunft und z. B. auch in Zuwandererfamilien.

Unsicherheit und Probleme entstehen, wenn familiäre oder kulturelle Normen von den Kindern abgelehnt oder aufgekündigt werden. Im Verständnis der Kinder haben die Normen dann keine Gültigkeit mehr für sie, die Eltern sehen die Kinder aber weiterhin in der Pflicht, weil die Normen nach ihrer Auffassung unkündbar sind. Wenn kulturelle Normen den Eltern in dieser Lage die Pflicht zur Wiederherstellung des vorherigen Zustandes bzw., wenn dies nicht möglich ist, zur Rettung der Ehre auferlegen oder dies so gefühlt wird, entsteht eine gefährliche Situation.

Ein Kind bzw. ein Jugendlicher oder junger Erwachsener hat also je nach kulturellem Hintergrund ein unterschiedliches Risiko beim Erkämpfen der eigenen, für richtig erachteten Zukunft. Aus geistiger Sicht hat jeder Mensch das eingeborene Recht, sein Leben auf eigene Weise zu gestalten und das Haus der Eltern zu verlassen. Es besteht keine rückwärtsgewandte Pflicht, die Probleme oder Befindlichkeiten der Eltern zu lösen. Der Pfeil der Energie ist vorwärtsgewandt, und Eltern geben die Energie auf ihre Weise an die Kinder weiter. In diesem Sinn beschreibt auch der libanesische Philosoph und Dichter Khalil Gibran in seiner Schrift »Der Prophet« die Eltern als Bogen und die Kinder als Pfeile.

Dies sollte jedoch kein Freibrief für ungebremsten Egoismus sein. Dem Prinzip der Achtsamkeit folgend ist es natürlich, in Liebe mit der Gruppe oder Familie verbunden zu sein, sich z. B. um die Eltern zu kümmern bzw. Fürsorge zu veranlassen, wenn sie im Alter Hilfe benötigen. Aber die Regeln dafür werden dann von der neuen Generation aufgestellt, die wiederum dafür sorgen wird, dass es den Alten gut geht, da Achtsamkeit in alle Richtungen zum eigenen Lebensprinzip geworden ist. Die Achtung vor dem Alter und der Weisheit des Alters ist in diese Achtsamkeit eingeschlossen, aber sie behindert nicht mehr die Gestaltung des eigenen Lebens.

Andere Gruppen

Ähnliches gilt für die Unabhängigkeit in Gruppen. Gregory Berns von der Emory-Universität in Georgia (USA) hat festgestellt, dass man bei einem Gespräch mit einem Experten sein eigenes Beurteilungssystem in der Regel ausschaltet, also Gefahr läuft, dessen Meinung unkritisch zu übernehmen. Dies kann auch mit einem »Alpha-Tier« in einer Gruppe passieren. Es gibt weitere Experimente, die zeigen, dass ein einzelner Mensch in einer Gruppe, die sich ansonsten einig ist, nicht dazu neigt, eine Minderheitenmeinung zu vertreten, selbst wenn diese richtig ist (Konformitätsexperiment von Asch). Die Möglichkeit, zum Außenseiter zu werden, wird als Bedrohung empfunden. Dabei steigt, wie bei einer Gefahrenmeldung, die Aktivität im Mandelkern im Gehirn an, das eigene Beurteilungssystem wird rasch ausgeschaltet und die Gruppenmeinung übernommen.

Wenn man sehr selbstsicher ist, eine ausgeprägte eigene Meinung und keine Angst vor Auseinandersetzungen hat bzw. bereit ist, bei Neuinformation die eigene Meinung zu korrigieren, wird es entweder zu einer Auseinandersetzung mit dem Meinungsführer der Gruppe kommen, oder die Gruppe wird in eine Diskussion eintreten, bei der das Ergebnis offen ist. Dies ist von der menschlichen Stärke und der eigenen, klaren Haltung des Einwenders abhängig. Übernommene fremde Meinungen haben nicht die Kraft, Gruppen in eine Diskussion zu bringen.

Unabhängigkeit in Gruppen, ohne diese bei Dissens verlassen zu müssen, erfordert also ein vorangegangenes Wahrnehmen des Eigenen und die Integration dieses Eigenen in die innere Haltung. Diese Autonomie ist ein wichtiger Punkt der Burn-out-Prophylaxe, da Verstrickungen in Gruppen-Fremdaufträgen die notwendige Wahrnehmung des Eigenen verwischen und damit auch eigene innere Konflikte lange aus der Wahrnehmung heraushalten. Das ebnet dem Burn-out den Weg.

Anregung: Selbstsicherheit entsteht u. a. durch regelmäßiges Qigong und Meditieren. Bei deutlichen Problemen auf diesem Gebiet kann man auch sogenannte Selbstsicherheitsseminare besuchen (insbesondere solche mit integrierter Körperarbeit) bzw. diese Themen mit einem Psychotherapeuten, speziell einem systemischen Familientherapeuten, besprechen (Empfehlungen für seriöse Familienaufstellungen siehe Link im Anhang, S. 404).

Umgang mit moderner Kommunikation

Der Mensch ist auf Begegnung und Kommunikation angelegt. Sie sind sinnlich begründet (bereits der Fötus kommuniziert mit der Mutter an der Uteruswand über den Haut- und Bewegungssinn und erlebt auch ihren Herzschlag). Menschliche Kommunikation erfordert ausreichend Direktbegegnung mit allen Sinnen, der Mensch braucht sie für seinen inneren Maßstab, den inneren Referenzwert. Wenn sich die Direktbegegnung im Alltag verliert und Kommunikation immer stimmloser, schriftloser und auch im Text verkürzter wird, wenn das menschliche Gegenüber zunehmend durch virtuelle Partner oder abstrakte Aufgabenstellungen ersetzt wird, erschwert dies die Entwicklung von sozialer und emotionaler Kompetenz durch direkte Auseinandersetzung in der Begegnung. Durch die geringe sinnliche Erfahrung entsteht ein Defizit im inneren Gerüst bzw. in der Ausbildung eines solchen Gerüsts bei Kindern.

Weiterhin schwächt die Überflutung mit Informationen das Hirnpotenzial. Darum ist eine Auswahl notwendig und eine aktive Balancierung der Kommunikationsarten, um die Möglichkeit der Wahl zu erhalten oder zu schaffen. Für Kinder ist die Bewahrung direkter menschlicher Kontakte in Familien, Kindergärten und Schulen die notwendige Voraussetzung für spätere Wahlmöglichkeiten im kommunikativen Bereich und für die Bewältigung der Herausforderungen durch Informationen. Bereits in der Schule sollten Jugendliche achtsame und meditative Praktiken erlernen, um nicht durch Informationsüberflutung, die in dieser Form eine Art der Gewaltanwendung ist, geschädigt zu werden.

Mediennutzung

Internetnutzung und -communitys, Computerspiele, Fernsehen mit beliebig vielen Kanälen als feste Lebensbestandteile sind neu, und bisher beherrschen nur wenige Menschen den Umgang damit. Die Fähigkeit zur Wahl und zu einem Begrenzen aus eigenem Wollen muss immer wieder aktiv geübt werden, weil die virtuelle Welt und Begegnungen im Netz einen in sich hineinsaugenden Charakter haben, der gerade das Wählen und Begrenzen erschwert. Man könnte es mit der Theorie der Schwarzen Löcher im

Weltall vergleichen. Freunde oder Familie können als Korrektiv wirken, weil sie Ansprüche an den Menschen aus Fleisch und Blut stellen. Ist ein solches soziales Netz nicht vorhanden oder hat man sich auf Spiele eingelassen, die eine andauernde Anwesenheit am Computer fordern (z. B. weil sonst der Score sinkt), kann der Sog leicht zur Sucht werden.

Diese Entwicklung ist aktuell nicht nur bei Jugendlichen und Kindern zu beobachten, doch gerade Kinder können mit entsprechenden Anregungen den gesunden Umgang mit Medien auf einfache und natürliche Weise lernen. Als meine Frau und ich beobachteten, wie unser Jüngster als Kleinkind bei einer Zirkussendung im Fernsehen die Salti der Akrobaten nachzuahmen begann, wurde uns der Drang des Körpers nach Ausdruck und Nachahmung klar. Dieser Drang kann durch das Sitzen vor Kommunikationsgeräten zwar angeregt, aber nicht erfüllt werden. Wir stellten daraufhin die Regel auf, dass auf eine Stunde Fernsehen oder Gameboy eine Stunde aktives Erleben folgen sollte, z. B. Tischtennis spielen oder draußen herumtollen. Die Kinder erlebten das nicht als Einschränkung, denn zum Herumtollen hatten sie ohnehin Lust. Heute als Erwachsene finden sie alle ihr gutes Maß, allerdings kennen sie auch die Grundlagen achtsamkeitsbasierter Übungen.

Solch eine Regel kann jeder für sich aufstellen, um sich die Teilnahme an der vereinnahmenden virtuellen Welt zu erleichtern: z. B. sieben Stunden im Internet pro Woche heißt mindestens ein Treffen mit Freunden in der Woche ohne Computer oder Fernsehen. Wer das schafft, setzt dem Sog etwas Kraftvolles entgegen. Jeder kann das Verhältnis für sich abwandeln, aber die Devise heißt: Virtuell geht nur, wenn auch Realkontakt mit Menschen oder natürlich auch Tieren besteht. Damit sinkt auch die Gefahr, dass die unkontrollierte Mediennutzung ein Burn-out fördert.

Grundlegende Sicherheit bieten neben den Regeln auch zusätzliche Übungen in achtsamkeitsbasierten Verfahren wie Qigong und Meditation, die die Fähigkeiten des Wählens und Entscheidens und die Wahrnehmung von Grenzen ausbilden.

Anregung: Zu jeder längeren passiven Beschäftigung mit Internet, Computerspiel oder Fernsehen kreieren Sie eine zu Ihnen passende Bewegungseinheit und führen sie auch aus, z. B. Tanzen, Spazierengehen, Liegestütz oder anderes. Sorgen Sie weiterhin jede Woche für ausgiebigen Kontakt mit Menschen, im Gespräch, beim Essen oder in Bewegung.

Die neue Kunst zu scheitern

In unserer Kultur der Sieger hat der Zweite schon verloren. In diesem Sinne sind wir ein Volk von Verlierern. Wir werten uns im Allgemeinen in unserem Selbstwert, in unserer Bedeutung und einer guten eigenen Beurteilung unserer Leistungen gnadenlos ab und lassen es in gleicher Weise durch andere zu. Auch die Sieger wissen, dass nur ein Weitersiegen schützt. Darum laufen wir stets einer noch besseren Leistung hinterher und sind dabei doch immer nur auf der Suche nach echter Liebe, die die einzige Chance bietet, aus der Abwertung herauszukommen. Doch diese echte Liebe oder auch echte Anerkennung bekommen wir dadurch nur selten. In diesem Sinne haben wir uns kollektiv verrannt.

Leben heißt Bewegung, und wir machen unsere Gehversuche in alle möglichen Richtungen, bis wir das Gefühl haben, dass die Richtung stimmt. Die vorherigen Schritte waren möglicherweise »falsch« (bezogen auf die endgültige Richtung), aber notwendig.

Gesundheitskompetenz ist noch kein Schulfach

Lebenspflege ist ein guter Weg zur Weiterentwicklung von Emotional- und Sozialkompetenz. Viele hatten allerdings in ihren Familien nicht immer beste Voraussetzungen dafür, solche Kompetenzen zu erwerben. Damit zukünftig die jungen Menschen sich nicht nachträglich mühen müssen, sollte ein solcher Stoff bereits im Unterricht etabliert werden.

Die Schüler brauchen neue Verarbeitungsmöglichkeiten ihrer Erlebnisfelder, und dafür brauchen wir Lehrer, die begeistern, die Schüler anleiten, wie man Herausforderungen meistert und was man tut, wenn man verliert. Diese Lehrer müssen Schüler aus Überforderungen herausführen und mit ihnen über die individuell passende Wahl des Einzelnen sprechen und über die Notwendigkeit, selbst zu entscheiden. Sie müssen den Schülern zeigen, dass der Wert eines Menschen nicht von Sieg und Niederlage abhängt, aber auch, wie man mit einer eigenen Niederlage oder der eines Mitschülers oder des Lehrers umgeht. Die Schüler müssen spüren lernen, wie über sie bestimmt wird, wenn sie keine Wahl treffen, und wie man etwas aushalten kann, ohne sich zu verbiegen, wenn eine Handlung (noch) nicht möglich ist. Durchsetzen und Nachgeben, Innehalten und Vorwärtsstürmen müssen in der Schule erlaubt sein. Schüler, die so auf das Leben vorbereitet werden, lernen, Dinge gemeinschaftlich voranzubringen, statt nur den eigenen Sieg zu sehen, der nicht von Dauer ist. Auch der zweite Sieger und viele Weitere sind wertvolle Mitglieder der Gesellschaft und haben gute Leistungen vollbracht. Dies gilt nicht nur in der Schule, sondern für unsere gesamte »Siegergesellschaft«.

Ohne sie hätten wir unsere Richtung nicht gefunden. Wenn ein Baby anfängt zu laufen und dabei hinfällt, muntern wir es auf und rufen nicht »Versager«. Das Baby selbst kümmert das Hinfallen wenig, es steht immer wieder auf und macht einen neuen Schritt. Dieses Modell für ein gutes Handeln haben wir täglich vor Augen und es eigenartigerweise doch ganz verloren.

Früher in der Steinzeit mag das Siegen seinen Sinn gehabt haben. Der Stärkste hat die Gruppe geführt und geschützt, und wer im Kampf gegen Feinde nicht siegreich war, musste sterben. Damit können wir heute aber nicht mehr viel anfangen, denn wir leben nach unseren Niederlagen weiter. Aber wie sollen wir damit umgehen? Wenn beim Jonglieren ein Ball hinunterfällt, hebt man ihn sofort wieder auf und übt weiter. Wenn man im Leben stolpert und hinfällt, steht man wieder auf. Wenn man geglaubt hat, nur andere, aber nicht man selbst, könnten hinfallen, sind der Sturz und die Scham darüber allerdings härter und das Aufstehen dadurch viel schwerer.

Zur »Kunst des Scheiterns« gehören also das Wissen um die Möglichkeit des Scheiterns und das Wissen, dass es allen passiert. Dieses Wissen verringert die Scham und baut die Fähigkeit des Aufstehens und die Fähigkeit der aufrechten Haltung danach auf, weil ich entscheide, dass ich hinfallen darf.

Ebenso gehört bei der Kunst des Scheiterns auch die Achtung für meinen Gegner zu jedem Kampf. D. h., ich achte auch den im Kampf Unterlegenen, egal, ob ich es bin oder der andere. Ob der Besiegte noch Wert hat oder nicht, bestimme ich für mich allein, ich gebe niemand anderem die Macht dazu. Bei der Kunst des Scheiterns verlasse ich den Machtkreis des Kaisers im alten Rom, der über das Weiterleben des Besiegten mit dem Daumen urteilen konnte. Hier bin ich der Kaiser und lasse Niederlagen zu.

In meiner Niederlage muss ich damit fertig werden, dass in meinem Gehirn kein Dopamin (der Belohnungsbotenstoff) ausgeschüttet wird. Ich muss damit fertig werden, dass ich Schmerzen habe, die nicht durch Glückshormone betäubt werden. Ich muss mit meinem Ärger darüber klarkommen, dass ich z. B. nicht aufgepasst habe. Ich habe in einer Niederlage also bereits genug zu tun, darum werde ich mich nicht auch noch selbst schlechtmachen. Aber ich nehme die Niederlage zum Anlass zu prüfen, ob ich es besser machen kann, ob ich Fehler erkennen kann. Wenn der andere verloren hat, werde ich ihn nicht verhöhnen, denn ich weiß selbst, wie weh das tun kann.

Nach einiger Zeit und ausreichend Erfahrung im Scheitern weiß ich, dass mich nichts so leicht endgültig umhaut; dass ich mich auf meine Fähigkeit, wieder aufzustehen, verlassen kann; dass ich durch eine Niederlage meinen Selbstwert nicht verliere, aber durch Erfahrungen und Kämpfe im Leben reife und mir meines eigenen Wertes viel bewusster werde. Davon kann auch mein Gegenüber profitieren, weil sich sein Wert durch seinen Sieg oder seine Niederlage nicht verändert. Ich achte ihn in jedem Fall als Gegenüber und für seinen Mut, sich mit mir zu messen. Ich kann ihm auch zu seinem Sieg gratulieren, da er ihn sich gut erkämpft hat. Auch mir gratuliere ich zum Sieg, wenn ich ihn erkämpft habe. Aber ich achte immer mehr darauf, dass der Kampf ehrlich verläuft, dass ich meinen Gegner im Kampf kennenlerne und wir beide unabhängig vom Sieg von unserer Begegnung profitieren.

Umgang mit zukünftigen Krisen

Krisen gehören zum Menschsein, denn der Mensch ist in sich mit physiologischen Systemen ausgestattet, die ihn zur Bewältigung von Krisen befähigen. Es wird trotzdem wehtun, wenn man in eine Sackgasse gerät, und vielleicht wird sich der Himmel verdunkeln, wenn man einen schweren Schicksalsschlag hinnehmen muss. Dies ist auch vielfach dann so, wenn man im Gleichgewicht ist, meditiert und seine Grenzen kennt. Verzagtheit und Verzweiflung kann auch in einem achtungsvoll gelebten Leben sein, selbst Jesus hat diese Gefühle gekannt, wie die Bibel erzählt.

Aber in einem Leben in Achtsamkeit sind andere Möglichkeiten gegeben, wieder in die Helligkeit zu kommen und Freude zu erleben. Denn die Zuversicht hat in einem achtsamen Leben einen festen Platz und muss nicht neu erschaffen werden. Sie wird auch in einer Krise irgendwann wieder da sein und gut begleiten. Man wird Zeit brauchen, um wieder Orientierung zu finden, und man wird wahrscheinlich trauern. Nach der Trauer wird man aber wieder frei sein für die Freude.

Um leichter durch solche Lebenskrisen gehen zu können, ist es wichtig, Menschen zu haben, die in schwierigen Situationen begleiten können. Es gilt, Freundschaften zu pflegen und auch im Alltag innige Kommunikation mit Menschen zu haben.

Der mündige Bürger

Die Floskel vom mündigen Bürger wird häufig bemüht, ist im Grunde aber eine Farce. Weder will der Staat tatsächlich mündige Bürger (die würden stören), noch will der Bürger tatsächlich die

Verantwortung für sich übernehmen. Zu gern wird sie abgegeben und dann geschimpft und ein Schuldiger gesucht.

Ein mündiger Bürger ist ein Mensch, der die Verantwortung für sich behält und sich trotzdem helfen lassen und anvertrauen kann. Aus meiner Sicht müssen wir alle hier noch einen weiten Weg gehen, ehe wir uns mündige Bürger nennen können. Aber je besser wir das Prinzip des Nadelöhrs aus eigener Erfahrung verstehen – nämlich dass man alle »Schuldigen« zurücklassen muss und nur das Eigene mitnehmen kann –, desto klarer sehen wir uns, desto weniger gehen wir uns selbst verloren und desto erfolgreicher werden wir auf diesem Weg sein. Wir müssen herausfinden, was wir wirklich wollen, weil wir sonst nicht auswählen können, keine Position einnehmen können und nicht für unsere Visionen kämpfen können. Das alles gehört zu einem mündigen Bürger, und in dieser Mündigkeit sind wir sehr gesundheitskompetent und besser vor Burn-out geschützt. Wenn wir Achtsamkeit in unser Leben und unsere Begegnungen lassen, werden wir zunehmend mündiger. Dann können wir anders umgehen mit unseren Krankheiten und den Ärzten, die uns beraten. Dann trauen wir unseren Empfindungen und Ahnungen mehr und lernen zu unterscheiden, welche Gesundheitsangebote zu uns passen und welche uns passend machen wollen. Wir werden weniger manipulierbar und korrumpierbar, bleiben aber kompromissfähig, wo es notwendig ist, ohne die Ahnung unserer eigentlichen Lebensrichtung zu verlieren.

Mündigkeit entsteht durch Entwicklung der Persönlichkeit, durch die Annahme von Herausforderungen und die zunehmende Fähigkeit zur Entscheidung und zur Wahl, durch Ernsthaftigkeit in meinen Zielen und Achtsamkeit für mich und meine Umgebung bzw. die Welt.

Gesundheitsinformationen im Internet

Wenn heute jemand krank wird, ist es üblich, dass er sich im Internet über seine Symptome informiert. Der Patient weiß also schon viel, wenn er zum Arzt geht. Diese Informiertheit wird oft mit Mündigkeit verwechselt, sie ist aber vielfach eher Ausdruck eines Misstrauens gegenüber dem Arzt. Nach dem Arztbesuch schaut man wieder im Internet nach, weil man Angst hat, die Kontrolle zu verlieren. Das Problem mit Gesundheitsinformationen aus dem Internet ist jedoch, dass man nie weiß, welche vertrauenswürdig sind, wer sie ins Netz gestellt hat und welche Interessen mit einer Information verfolgt werden. Man findet viele einander widersprechende Informationen und glaubt schließlich, noch weitere der erwähnten Symptome zu haben. In seiner Unsicherheit bekommt man Angst, vielleicht doch an einer dieser schlimmen Krankheitsvarianten zu leiden, und weil das Internet keinerlei Korrektiv bietet, kann man sich dann in diffusen Ängsten ganz und gar verlieren. Das dem zugrunde liegende Problem ist das fehlende Vertrauen zum Arzt. Möglicherweise hat man in seiner Patientengeschichte schon einmal enttäuschende Erfahrungen gemacht, oder man hat Schwierigkeiten sich anzuvertrauen. Wer vertrauen und sich anvertrauen kann, wird im Internet nur selten nach seiner Krankheit fahnden, sondern zum Arzt seines Vertrauens gehen.

Eine mündige Art des Umgangs mit einer Krankheit liegt in der Fähigkeit, sich anzuvertrauen und einen Arzt zu finden, bei dem das möglich ist. Ein solcher Arzt wird offen zugeben, dass er sich noch weiter informieren muss, wenn er eine Frage nicht beantworten kann. Dadurch geht das Vertrauen nicht verloren, sondern es steigt. Kommen dann durch Internetrecherchen Ängste auf, kann man seinen Arzt als korrektives Gegenüber dazu befragen.

Für den guten Internetumgang bei Krankheit braucht man also nach wie vor und unbedingt einen Arzt oder auch Heilpraktiker seines Vertrauens. Um diesen Arzt zu finden, muss man sich und seiner Menschenkenntnis und seinem Gespür vertrauen können. Wem das Vertrauen (auch in das eigene Gespür) schwerfällt, kann auch eine ambulante Kurztherapie in Erwägung ziehen, um sich in diesem Bereich weiterzuentwickeln.

Die Rolle der Medikamente bei der Gesundung

Für Medikamente gilt ebenso wie für Gesundheitsinformationen aus dem Internet, dass Vertrauen zum Arzt bestehen muss. Die Gefährlichkeit eines Medikamentes kann man als Laie nicht aus dem Beipackzettel herauslesen, denn die Pharmaindustrie nutzt den Beipackzettel auch für die eigene juristische Absicherung und listet sämtliche Symptome auf, die bei Einnahme des Medikaments jemals bei irgendeiner Person aufgetreten sind. Das nutzt dem Anwender jedoch nichts. Der Beipackzettel dient also nur zur Hälfte der Information des Patienten im Interesse seiner Gesundheit.

Generell besteht die Frage, warum man überhaupt ein Medikament nehmen soll. Bei sehr vielen Erkrankungen weiß der Körper nämlich sehr genau, was er zu tun hat. Es lohnt sich, wieder Vertrauen in den eigenen Körper aufzubauen und den Arzt nur in Sonderfällen zu Verschreibungen zu drängen. Meist nimmt man trotzdem Medikamente, weil man den Heilfähigkeiten des Körpers heutzutage nicht mehr traut, oder weil man denkt, für die Krankheit hätte man keine Zeit und würde mit Medikamenten schneller gesund. Kurzfristig mag das stimmen, langfristig schwächt es aber den Körper und die Gesundheit. Medikamente, die schnell »heilen«, tun dies in der Regel eben nicht, sondern unterdrücken nur die Symptome, z. B. durch Hemmung der Ausscheidungen, sodass man denkt, Schnupfen oder Durchfall seien geheilt.

Auf Dauer ist ein solcher Umgang mit Beschwerden und Medikamenten selbstschädigendes Verhalten, da es die Selbstheilungskräfte des Körpers massiv stören kann. Der Körper selbst ist wie eine Apotheke und stellt für die verschiedensten Krankheitszustände innere Arzneien her. Hat der Körper im Interesse der Gesundung z. B. alles auf Ausscheidung gestellt, und wird diese Ausscheidung dann durch ein Medikament gegen Schnupfen oder Durchfall abgebremst, ist der Körper irritiert und weiß kaum noch, was er eigentlich herstellen soll. Die körpereigenen Medikamente sind in der Regel passend und günstig.

Für die Unterstützung des Körpers auf seinem Weg der Krankheitsbewältigung haben sich Kräuterheilkunden seit Jahrhunderten, einige sogar seit Jahrtausenden, bewährt. Dies lässt sich über die pharmazeutischen Arzneien nicht sagen. Zum einen sind ihre Wirkungen im Körper nur zu einem kleinen Teil bekannt, zum anderen dienen sie nicht der Unterstützung des Körpers auf seinem gewählten Weg, sondern sind meist ein harter, unterdrückender Eingriff, der im Interesse der Arbeitsfähigkeit den Symptomen ein Ende setzt. Dies ist ein zynischer, in jedem Fall aber unachtsamer Umgang mit dem Körper. Es ist erstaunlich, dass er trotzdem so viele Medikamente in ihren schädlichen Wirkungen abfedern kann. Am Beispiel der Gabe von Östrogenen in der Menopause konnte man deutlich sehen, wohin diese undurchdachte Umgangsweise und Überheblichkeit der Wissenschaft führt: Es wurde übersehen, dass überall im Körper Östrogenrezeptoren verteilt sind und auch andere Organe auf das Hormon reagieren. Ohne die notwendige sehr feine Abstimmung wirkte die Östrogentherapie auch auf das Herz und die Gefäße, mit der Folge von Herzkrankheiten und Schlaganfällen. Das ist auch die aktuelle Realität der Pharmakotherapie, die eben auch dazu führt, dass der Tod durch die Einnahme verschriebener Medikamente in den USA zu den häufigsten Todesursachen zählt (vgl. auch Barbara Starfield, »Is US Health Really the Best in the World?«). In anderen Ländern der westlichen Welt dürfte dies ähnlich sein.

Achtsamer Umgang mit Medikamenten

Zu dem moralisch-ethischen Gebot, dem Leidenden zu helfen, gehört auch, dem Menschen nicht zu schaden. Bei der Abwägung Soforthilfe gegenüber einer Hilfe, die die Voraussetzungen für Heilung schafft, ist ein kurzzeitiger Einsatz von Medikamenten, wenn wirklich nötig, daher eher vertretbar als Dauerverschreibungen. Bei der ärztlichen Tätigkeit handelt es sich auch um Heilkunst und nicht nur um Verwaltung chronischer Krankheit mit pharmazeutischen Produkten. Der Arzt muss auch bei einem Menschen mit chronischer Krankheit versuchen, das Passende zu tun bzw. zu unterstützen, um dem Patienten ein Gesünderwerden in der Krankheit zu ermöglichen. Für Medikamente ist in diesem Prozess nicht automatisch ein Platz reserviert, sie bedürfen grundsätzlich immer wieder der Kontrolle auf ihre Sinnhaftigkeit.

Wenn man immer mehr und immer häufiger Medikamente braucht, sollte man zusammen mit seinem Arzt innehalten und überlegen, was wirklich mit einem los ist. Wenn man alle Symptome in einen gemeinsamen Rahmen stellt, kommt man dem sich ständig verschlechternden Gesundheitszustand besser auf die Spur. Dabei sollte man sich daran orientieren, dass der Körper sich in der Regel selbst heilt. Wahrscheinlich müssen die Blockaden der Selbstheilungskräfte wieder gelöst werden, um aus dieser Symptom- und Krankheitsvielfalt herauszukommen. Dies gelingt sehr oft, und eine gute Gesundheit kehrt zurück. Hilfreich ist dafür ein Arzt, der sich mit Regulationskräften gut auskennt. Ärzte oder Heilpraktiker, die Methoden der Naturheilkunde, der Homöopathie, der TCM kennen und anwenden, haben oft mehr Wissen über regulative Vorgänge im menschlichen Körper als sogenannte reine Schulmediziner. Immer mehr Patienten haben dies bereits erkannt und vertrauen zunehmend häufiger auf alternative Heilmethoden.

Wenn die Einnahme von Medikamenten notwendig ist, z. B. weil die Selbstheilungskräfte durch eine Überforderung im Burnout blockiert sind, sollte man sie in einem Gefühl von Vertrauen und Dankbarkeit nehmen. Forschungen belegen, dass schädliche Nebenwirkungen dann deutlich geringer sind. Dankbarkeitsgefühle scheinen unser Bewusstsein so zu beeinflussen, dass der Körper dem Medikament hilft, im guten Sinne wirksam zu sein, wenn es keinen anderen Weg zu geben scheint. Trotzdem sollte man zusammen mit seinem Arzt von Zeit zu Zeit hinterfragen, ob eine dauerhafte Einnahme von Medikamenten tatsächlich notwendig ist.

Fazit: Wir brauchen viel weniger Medikamente, als wir gemeinhin annehmen oder uns die Pharmaindustrie und manchmal auch Ärzte glauben machen wollen. Medikamente verführen uns dazu, andere echte Gesundheitswege nicht wahrzunehmen. Die Gefährlichkeit der Pharmakotherapie wird unterschätzt, und diese Unterschätzung wird professionell von Interessenvertretern aus verschiedenen Bereichen gepflegt und gefördert.

Schattenseiten in uns

Der Mensch hat das »Paradies« verlassen und muss sich nun in der bewusstseinsverdichteten, also materiellen Welt bewähren. In dieser Welt, die mit den Worten dual, digital, kausal-analytisch gekennzeichnet werden kann, wird mit der Entwicklung der Großhirnrinde und der Fähigkeit zum abstrakten Denken alles gemessen, geteilt, beurteilt und in Gegensatz gestellt. Leitprinzip ist das Entweder-oder, die zentrale Handlung ist das Zerteilen und Suchen von Ursachen in immer kleineren Untereinheiten. Ein Ergebnis dieses Denkens ist das Gegensatzpaar »gut« und »böse«. Ohne Denken existiert es nicht.

Die Maus und der Mäusebussard denken nicht. Die Maus ist nicht die Gute und der Mäusebussard der Böse, sondern beide gehören zusammen. Im Entweder-oder machen wir daraus die arme Maus, die gefressen wird, und den unbarmherzigen Bussard, der die Maus jagt und frisst. Wenn diese Maus eine Wühlmaus ist und in unserem Garten Blumenzwiebeln annagt, ist sie auf einmal die Böse. Läuft sie über die Terrasse, finden die Kinder sie süß und die Erwachsenen wollen sie vertreiben. Gut und Böse sind also keine festen Größen, sondern verändern sich je nach Rahmen (Kultur, Moralkodex), Kontext (Alltagssituationen) und Sichtweisen von Personen, weil Interessen und auch Macht unterschiedliche Einschätzungen bewirken.

Wut ist ein Gefühl, das – wenn ich es ausdrücken kann – meinem Gegenüber mitteilt, dass ich irgendetwas nicht hinnehmen kann. Damit ermögliche ich meinem Gegenüber eine Korrektur, z. B. eine Entschuldigung oder einen Kompromissvorschlag, oder die Entscheidung, die Gegnerschaft anzunehmen. Insofern kann Wut Klarheit schaffen. In unserer Entwicklung lernen wir Kompetenzen, die uns zu adäquatem Handeln befähigen, so werden aus Schulhofrangeleien zunehmend andere Auseinandersetzungsformen. Antrieb bleibt aber häufig die gefühlte Wut. Wir können immer besser erfassen, warum wir wütend werden, z. B. weil uns jemand über Gebühr einschränkt, und dann entsprechend handeln, damit sich die Voraussetzungen für die Wut verringern. Nicht gelebte Wut, z. B. wenn das Gewissen sie verbietet, oder verdrängte Wut, z. B. wenn das Selbstbild solche Gefühle nicht zulässt, wirken sich untergründig fatal aus und führen zu Krankheit, Doppelmoral und hintergründiger Niedertracht, die durch Anerkennung in einer Gruppe sogar als gut und erlaubt gelten kann. Das Gefühl der Wut wird also unterschiedlich als gut oder böse gesehen, abhängig vom Denken und dem Kontext, in dem gedacht wird.

Wenn ein eigenes, als bösartig beurteiltes Gefühl – z. B. der Drang, jemanden zu schlagen – als vorhanden akzeptiert wird, kann man einen Umgang damit finden. Wenn man hingegen das Vorhandensein eines solchen Gefühls aus Gewissensgründen nicht akzeptieren kann, wird man die Wahrnehmung dieses Gefühls unterdrücken und möglicherweise auch in anderen Zusammenhängen niederträchtig werden, oder man findet eine Rechtfertigung für das Gefühl und wird offen drohend oder gewalttätig. Auch bei Gewaltanwendung sieht man, wie der Rahmen die Beurteilung bestimmt: Mord gilt als böse, doch der gezielte Todesschuss der Polizei zur Abwendung von Gefahren wird vielfach anders beurteilt.

Neben dem Rahmen ist auch die Dosis wichtig für die Beurteilung. Ärzte wissen, dass die Dosis bestimmt, ob etwas als Gift wirkt oder nicht. Dies gilt für Pflanzen, Medikamente und Nahrung ebenso wie für vermeintlich Gutes oder Böses, das wir tun. Wo Licht ist, da ist auch Schatten. Dieser einfache Satz ist generell gültig. Das Prinzip der Gezeiten sagt dasselbe. Menschen mit Nahtoderfahrung z. B. sprechen anders über »gut« und »böse«. Sie sehen es nicht mehr als ein Entweder-oder, sondern als eine Einheit, ein Sowohl-als-auch, und sie beurteilen anders als nach dem normalen Moralkodex. Viele Menschen empfinden auch ambivalent. Manche bewundern bei Stars etwas, was sie beim Nachbarn verurteilen und bei sich selbst nicht sehen wollen. Unrechtsbewusstsein ist vielfach abhängig vom allgemeinen gesellschaftlichen Empfinden und geschichtlichen Zusammenhängen. Gewissensfunktionen haben familiäre und gesellschaftliche Komponenten und setzen andererseits Grundergebnisse in der menschlichen Entwicklung und Ausbildung von Hirnvernetzungen voraus. Die Akzeptanz sozialer Normen und die Fähigkeit, sich in Gruppen dienlich zu verhalten, müssen sich ausbilden. Moral provoziert immer auch ihre Übertretung, und die Elimination des von der Gesellschaft als »böse« Definierten gelingt weder in der Gesellschaft noch im Einzelnen. Je heftiger ich das Böse bekämpfe, desto stärker wird es. Gewalt ruft Gegengewalt hervor. Wie kann man damit umgehen?

Schatten gehören dazu

Alles braucht seinen Platz. Dies ist der zentrale Satz bei dem Umgang mit etwas, was ich in meinem inneren System als böse definiere oder erlebe. Wenn das Böse einen Platz in mir erhält, verliert es seine Macht über mich und kann mich etwas lehren. Dann ist es zufrieden und kämpft nicht gegen mich. Das klingt ungeheuerlich, ist aber dennoch in dieser Weise wirksam.

Wenn Sie Ihrer Wut einen Platz geben, also akzeptieren, dass Sie auch als eigentlich guter und besonnener Mensch manchmal fürchterlich wütend werden können, dann sehen Sie sich wieder in neuem Licht. Dann können Sie Ihre Wut als zugehörig erleben, als aus bestimmten Gründen entstanden, als Temperament und als Kraft, die vorhanden ist und auch woanders Einsatz finden könnte. Dann können Sie den Ausdruck und die Situation bestimmen, wie und wo Sie Ihre Wut ausleben oder sich ausagieren, und Sie können entscheiden, ob ein Schaden entstehen darf oder nicht. Das alles ist nicht möglich, wenn man die Wut ausgrenzt als nicht zu einem gehörig.

Das Ganze setzt allerdings voraus, dass man es mit dem »Guten« ebenso hält. Wenn man außer sich ist über sein Gutsein, dann wird man es nicht nutzen können. Wenn man von seinen guten Taten schwärmt, kann man nicht wahrnehmen, dass mit zunehmender Reife auch die Verantwortung und die Pflichten zunehmen, die eigenen guten Taten also nichts Besonderes sind. Man verliert den achtsamen Umgang mit der Welt und den eigenen gebührenden Platz, wenn man gut und böse nicht als Gezeiten annimmt und als Ausdruck von Kräften, die zur Gestaltung des eigenen Lebensraumes zur Verfügung stehen. Man vergisst, dass jede eigene Handlung, egal ob gut oder böse, etwas bewirkt, mit dem man umgehen muss. Die Folgen des eigenen Handelns erreichen einen Menschen immer, und vielleicht kann er erst dann erkennen, ob sein Handeln gut oder böse war. Dann sieht er Licht und Schatten auch bei sich als zusammengehörig und erlebt, dass er die Teilung in gut und böse in seinem Denken herstellt.

Wut lässt sich meist sinnvoll integrieren, wenn man sie als Kraft begreift, die man nutzen kann. Bei der Wollust und der Völlerei geht es um das Maß, ob sie als giftig und in diesem Sinne »böse« angesehen werden. Wo die Balance verloren geht, kann man die Folgen rasch bei sich selbst spüren. Die Anerkennung und Integration von Neid, Habgier und Rachegelüsten erscheint schwerer.

Doch es gilt, all diesen Gefühlen und gegebenenfalls auch erfolgten Handlungen einen Platz zu geben, wenn man nicht in Gewissensqualen verharren oder den Boden aufgeben will, auf dem man steht. Denn wenn man dieses »Böse« ausgrenzt, höhlt es unbemerkt den Untergrund aus, und man kommt irgendwann zu Fall.

Da in einer globalisierten Mediengesellschaft alles vor Publikum stattfindet, entsteht zudem eine allgemeine Sensationsgier, die dem huldigt, was die Gesellschaft verdammt. Man ist automatisch beteiligt an Habgier, Geiz und öffentlicher Wollust. Dies verhindert das Finden einer Balance zum einen zwischen »gut« und »böse«, zum anderen auch zwischen der Teilnahme an der allgemeinen Erregung und dem Ruhen in sich. Achtsamkeit negiert das als »böse« Erlebte nicht, sondern weist ihm einen Platz zu und bemüht sich darum, dass diese Energie dem Ganzen nutzt und nicht für sich wächst. Ein Insichruhen mit einer guten Verankerung im eigenen Wesen achtet auch das Überschwängliche, das Zügellose, das Ungehemmte in sich, bemüht sich aber immer um eine Grenzwahrnehmung und ein Zurückfinden. Auch in der Zügellosigkeit findet die Achtsamkeit in der Regel ein Grenzmaß, das ein Zurückfinden zur Mitte ermöglicht. Achtsamkeit ist also ein gutes Mittel, um die notwendige Balance zu erreichen, aber sie ist kein automatischer Garant für die Zukunft. Man muss die Balance immer wieder aufs Neue finden.

Wichtiger noch als eine gelingende Balance in den Kategorien von »gut« und »böse« ist für die Weiterentwicklung der Menschlichkeit die unbedingte Akzeptanz der Folgen aus den eigenen Taten und Gedanken. Hier heben sich gut und böse auf, denn es gilt für alle Taten. Für den Menschen als verantwortliches geistiges

Wesen sind diese menschengemachten Beurteilungskategorien zudem vielfach unerheblich oder anders, wie Menschen mit Nahtoderfahrungen aus ihren abgelaufenen Lebensfilmen wissen. Als geistiges Wesen lebt man Liebe, in der alle Kategorien einschmelzen. Wer also für sich akzeptiert, dass seine Taten immer zu ihm zurückkehren, in welcher Form auch immer, handelt anders und findet aus dem Guten und Bösen immer wieder zurück zu seiner Mitte, seiner Geistigkeit und seiner Liebe.

Schattenseiten in der Gesellschaft

Was für die Schattenseiten in uns gilt, gilt ebenso für die Schattenseiten in unserer Gesellschaft. Augenverschließen und Ausgrenzen befördert Kriminalität. Auch hier ermöglicht die Zuweisung eines Platzes einen zunehmenden Rückgang ihrer Verbreitung und Gefährlichkeit, da dem Untergrund durch die Herstellung von Öffentlichkeit Kraft entzogen wird.

Steuerhinterziehung steht derzeit im Fokus der Öffentlichkeit. Die Verluste für den Staat werden in Milliardenhöhe geschätzt. Das klingt gewaltig und ist es auch. Weniger bekannt ist jedoch, dass über ein Viertel des gesamten Weltumsatzes mit kriminellen Unternehmungen erwirtschaftet wird, wie Waffen- und Menschenschmuggel, erzwungene Prostitution, Verkauf von Kindern, Drogenhandel, Internetbetrug. Rechnet man die Monopolgeschäfte von Saatgutfirmen hinzu, die die Existenz von Millionen kleiner Bauern gefährden, sowie die Umsätze von Waffenproduzenten, die Unruhen und gegebenenfalls Kriege für ihre Gewinne brauchen, werden mindestens ein Drittel der Weltumsätze durch kriminelles Handeln erzielt. Diese Geschäfte machten 1997 einen geschätzten Umsatz von jährlich zehn Billionen Dollar aus bei einem Weltsozialprodukt von 30 Billionen Dollar (vgl. Leo A. Nefiodow, »Der sechste Kondratieff«). Man darf davon ausgehen, dass die Zahlen für 2014 entsprechend höher liegen.

Zu solchen »Geschäftsfeldern« gehören letztlich auch Bereiche des Spekulierens und Handelns mit fragwürdigen Finanzprodukten, das von Banken in großen Maßstab betrieben und bei Mittelstandsunternehmern und Angestellten schon im geringen Eurobereich als Veruntreuung strafrechtlich verfolgt wird. Zudem ist die Frage erlaubt, ob nicht auch Gewinne aus Arbeitsfeldern, die Menschen bewusst über ihre Grenzen arbeiten lassen, diese dann wie ein altes Auto »abwracken« und neue Menschen einstellen, als kriminelles Wirtschaften eingeschätzt werden müssen. Auch Unternehmen, die Arbeitsplätze anbieten, die es Menschen nicht ermöglichen, gesund zu bleiben, müssen sich diesen Vorwurf gefallen lassen. Die Gesellschaft, also wir alle, muss hier entscheiden, ob diese menschenunwürdigen Praktiken akzeptiert oder kriminalisiert werden sollten.

Im Vergleich hierzu sind die Gewinnspannen im illegalen kriminellen Bereich jedoch ungleich höher, und im Allgemeinen bleiben die Gewinne auch noch unversteuert (auf solche Steuern sollte man ohnehin kein Gemeinwesen bauen). Die Menschen, die solcherart Geschäfte machen, sind aber glücklicherweise deutlich in der Unterzahl. Kriminelle Geschäfte, die immer Gewalt bedeuten, blühen, wenn die Armut zu groß wird, die Ungerechtigkeit zum Himmel schreit, die Lebenschancen gegen null gehen oder das Gefühl von Sinnlosigkeit herrscht, oft infolge von Vereinzelung von vielen mit Depression und Burn-out in Überflussgesellschaften. Je mehr Menschen in eine achtsame Haltung kommen, desto eher sind sie in der Lage, die Verhältnisse zunehmend zu ändern. Dann werden im Handeln die Armen, die Chancenlosen und die Sinnsuchenden Beachtung finden, und durch die Fähigkeit des

Teilens und Förderns auf der Seite der Achtsamen werden Kinder und Jugendliche überall wieder eine Zukunftschance erhalten und dies auch empfinden können. Im Gefolge der zunehmenden globalen Achtsamkeit von vielen wird sich automatisch auch das kriminelle Geschäft verringern. Wenn es gelingt, das globale kriminell-destruktive Geschäft um zehn Prozent zu verringern, steht weltweit eine Billion Dollar als finanzielle Grundlage zur Verfügung für eine Welt, wie wir sie wollen. Auch wenn es bis dahin noch ein langer Weg sein mag, kann jeder Einzelne den ersten Schritt tun und die Chancen hierfür verbessern, indem er sich selbst der Achtsamkeit zuwendet. Der Lohn ist das volle Potenzial seines Gehirns und eine Welt, die all ihren Kindern eine Zukunftschance bietet.

Über das Brauchen

Zum Brauchen gibt es im Grunde kein Expertenwissen, denn jeder Mensch muss für sich entscheiden, was er braucht. Alle Menschen wissen, dass Unnützes nicht dazugehört, selbst wenn wir diesem Wissen nicht immer folgen. Vor allem, wenn man bereits verschuldet ist, braucht man nichts Unnützes. Man sollte sich generell sehr gut überlegen, wofür man sich verschuldet, denn Schulden schränken die Freiheit nur zu oft dramatisch ein. Aber selbst wenn man genug Geld hat, gibt es keinen Grund, es für Dinge auszugeben, die man nicht braucht.

Die Entscheidung, was gebraucht wird und was nicht, ist allerdings nicht immer einfach, denn es gibt einen Unterschied zwischen wirklichem Brauchen und dem Gefühl, etwas zu brauchen. Dieses Gefühl ist häufig ein Sehnen wie »Ach, wäre das schön!«

Wenn sich dieses Gefühl nach dem Kauf bestätigt, dann war er vielleicht nicht unnütz. Doch wenn man sich nach dem Kauf darüber ärgert, sollte man daraus etwas lernen. Wenn wir uns nicht wohlfühlen oder nicht richtig geliebt, kompensieren wir dies heutzutage unsinnigerweise häufig durch Kaufen. Dies beschert uns ein sehr kurzes Wohlgefühl, danach ist jedoch alles beim Alten, das Geld ist weg und dieses Ding ist da oder die Süßigkeit ohne anhaltende Süße in uns. Dann wird klar, dass der Kauf sinnlos war. Nur wenige gekaufte Produkte machen tatsächlich dauerhaft Freude, wie z. B. sinnvolle Gebrauchsgegenstände oder ästhetische Dinge. Teure Prestigeobjekte, wie ein großes Haus oder ein schnelles Auto, gehören nur selten dazu. Was hingegen wirklich glücklich und zufrieden macht, kostet oft kein Geld (siehe auch »Finanzielle Angelegenheiten«, S. 269ff.).

Es lohnt sich also, sich immer wieder zu fragen und aufs Neue zu entscheiden: Was braucht man, was tut einem gut, was fördert, bringt weiter, macht Freude usw. Vielleicht stellt man dabei fest, dass man anders auswählt als früher, dass man z. B. lieber Qualität statt Masse kauft; dass man keine Produkte haben will, die mit Kinderarbeit hergestellt wurden; dass man fair gehandelte Waren (Fair Trade) bevorzugt, weil man möchte, dass die Bauern oder Hersteller vom Kaufpreis einen fairen Anteil erhalten usw. Die Auswahlmöglichkeiten als Verbraucher werden so sehr viel bewusster, und da in unserer heutigen Zeit immer mehr Menschen so denken, bewegt sich dadurch etwas in der Gesellschaft. Dann macht es Freude, in diesem Sinne verantwortlich zu handeln, und man wird sich immer bewusster, was »mündiger« Bürger eigentlich heißt.

Das schließt natürlich nicht aus, dass Einkaufen manchmal einfach auch Spaß macht oder man sich hin und wieder eine (unnütze) Kleinigkeit gönnt. Es geht beim Brauchen immer um die grundsätzliche Linie. Wenn man sich über diese im Klaren ist, kann man sie mit lebendigem Gefühl verlassen und immer wieder zu ihr zurückkehren.

Vergänglichkeit

Der Tod, also das Aufhören des Atems und der Bewegung und je nach Weltanschauung auch des Seins, bewegt immer die Lebenden. Im Alltag mögen wir die Gedanken und Gefühle zur Vergänglichkeit nicht. In unserer Gesellschaft werden sie letztlich kollektiv ausgeblendet aus dem Erleben, dem Wissen und dem Betroffensein. Wir entkleiden die Vergänglichkeit aller berührenden Nähe, »entgiften« sie so und nehmen sie dann als »saubere« Informationen und Nachrichten in einer ungeheuren Dosis voyeuristisch oder ohne große Regungen wieder auf. Bei Spendenaufrufen in den Medien werden kleine hilflose Kinder in den Fokus gerückt, die unser weit fortgeschobenes Mitgefühl wieder anspringen lassen. Doch das kann den Tod in uns nicht lebendig machen, und wir tun weiterhin so, als wäre der Tod nur »da draußen«.

Der Tod wird auf diese Weise ein Relikt der Steinzeit mit ihren Gefahren. Aber der Tod gehört in die heutige Zeit. Die Kinder- und Müttersterblichkeit ist in weiten Teilen der Welt ein aktuelles Thema, und auch wir in unserem Kulturkreis haben durch bessere Ernährung und Hygiene erst seit verhältnismäßig kurzer Zeit eine längere Lebenserwartung. Durch den Straßenverkehr, die Zivilisationskrankheiten und den steigenden Konsum von Medikamenten und Drogen ist der Tod auch uns prinzipiell und manchmal verfrüht wieder sehr nah. Das Leben ist tatsächlich ein erstaunlicher Balanceakt, der immer vom Tod begleitet wird. Das wird auf eine einfache Art deutlich, wenn man die Zellebene des Körpers betrachtet. Wenn Schäden in einer Zelle auftreten, entscheidet die Zelle selbst nach dem Grad des Schadens, ob sie sich repariert oder aufgibt. Sie entscheidet also, »ob es sich noch lohnt«. Bei kleinen Schäden repariert sie, bei großen Schäden leitet sie ihr eigenes Sterben ein (Apoptose). Wird das über diesen Vorgang wachende Gen durch epigenetische Prozesse ausgeschaltet, dann entstehen Zellen, die sich auch bei einem Schaden immer weiter vermehren, also Krebszellen, und das Normalgewebe verdrängen. Das Leben der Zelle ist ein Balanceakt zwischen Aufbau und Abbau, und beides braucht sein Maß. So stirbt jeder Mensch täglich kleine Zelltode und baut sich wieder auf, dieser Ablauf ist uns jedoch nicht bewusst. Eines Tages entscheiden dann die Zellen kollektiv, die Arbeit zu beenden, Körper und Seele/Geist trennen sich. Was die Zellen zu dieser Entscheidung bewegt oder woher sie wissen, dass es jetzt »genug« ist, wissen wir nicht, wir können es nur ahnen.

Die Chinesen sagen, wir sterben, wenn das vorgeburtliche Chi, das uns vererbt wurde, aufgebraucht ist. Mystiker sagen, tief in sich weiß jeder Mensch, wann sein Körper ihn verlassen wird. Der Schriftsteller und Philosoph Prentice Mulford schreibt in seinem Buch »Vom Unfug des Lebens und des Sterbens«, dass wir sterben, weil wir denken, wir müssten es. Die Wissenschaft meint Beweise dafür zu haben, dass sich die Endstücke der Chromosomen im Laufe des Lebens abnutzen und dann das Lebensende bewirken. Es sind allerdings schon Stoffe bekannt, die diese Abnutzung verhindern können, was dann angeblich ewiges Leben verspricht. Für Menschen mit Nahtoderfahrung (die nach diesem Erlebnis oft eine große innere Ruhe und keine Angst mehr vor dem Tod haben) und gläubige Menschen ist der Tod nur der Wechsel der Welten. Manche meinen, die Seele verabschiedet sich vom Körper, andere sagen, der Körper verlässt die Seele. Sicher werden Sie ebenfalls Ihre Anschauung dazu haben.

Sich das Wissen um die eigene Vergänglichkeit zu eigen zu machen, ist ein wichtiger Reifungsprozess des Menschen. Man lebt besser eingedenk des Todes, wird achtsamer und weiß die Zeit in seinem Körper auch zu würdigen. Ob es im Plan der Schöpfung auch einmal ewiges Leben auf Erden geben kann, wissen wir nicht. Der Tod allerdings scheint für die Sterbenden nur dann ein schlimmes Erlebnis zu sein, wenn sie um jeden Preis am Leben festhalten wollen. Dieser Drang wird erstaunlicherweise immer geringer für diejenigen, die in einen Reifungsprozess auf dem Weg zur Achtsamkeit eintreten. Die Weisen dieser Welt tragen im Sterben Frieden auf ihrem Antlitz, und dies ist für alle Menschen ein schöner Hinweis darauf, dass der Tod uns etwas schenkt und ermöglicht.

Indianische Weise und auch Medizinmänner anderer Völker sagen: »Lebe jeden Tag so, als wäre es dein letzter Tag.« Dieser Gedanke führt über das Bewusstsein der Vergänglichkeit zur Achtsamkeit im Leben, und er ist mir persönlich sehr nahe. Den letzten Tag möchte ich in Freude, Würde und Achtsamkeit verbringen, und ich tue meinen Teil dafür, dass es gelingt. Wenn man jeden Tag mit einem Ritual oder einem Gebet beginnt, die Dankbarkeit und Freude zum Ausdruck bringen und alle Kreaturen einschließen, wird dieses Gelingen einfach werden.

Unachtsamkeit

Unachtsamkeit ist ein schleichendes ungewolltes Abweichen von einer bewusst selbst gewählten Linie im Leben, und man bemerkt sie nur schwer. Unachtsamkeit ist an sich nicht schlimm, denn sie gehört als Schattenseite ebenfalls zum Leben und hat ihren Sinn. Insofern gehört sie auch zu jedem Menschen, der in seinem Leben Achtsamkeit übt, meditiert und sich um seine Entwicklung als Mensch bemüht.

Wenn man Unachtsamkeit bemerkt, sollte man nicht zu hart mit sich ins Gericht gehen, denn dann nimmt man ihr den Platz und bestraft zugleich die gute Wahrnehmung, die ihr Vorhandensein bemerkt hat. Besser ist es, von der Unachtsamkeit zu lernen, denn sie ist ein guter Hinweis darauf, wann man sich wieder korrigieren sollte. Der Seismograf, der Unachtsamkeit anzeigt, ist der Körper. Wenn wir in uns hineinspüren, sagt uns der Körper, ob alle Dinge in Ordnung sind. Ist man eins mit dem Ganzen und hat alles seinen Platz (soweit das möglich ist), herrscht ein grundlegendes Wohlgefühl im Körper. Kurze Unachtsamkeit ändert daran nichts, das Universum ist sozusagen großzügig. Längere Phasen der Unachtsamkeit legen sich jedoch langsam über dieses Wohlgefühl, und das kann man spüren, wenn man von Zeit zu Zeit seinen Körper befragt. Dann ist es an der Zeit zu entscheiden, wie man weitergehen will.

Unachtsamkeit darf nicht mit einem gewollten Verlassen der Alltagslinie verwechselt werden, also z. B. Ausgelassensein oder ein kurzfristiges und bewusstes Überschreiten eigener Grenzen. Unachtsamkeit ist auch kein Versagen in der Achtsamkeit, denn Achtsamkeit meint nicht permanente Kontrolle des Lebens, das wäre Gift für die Spontanität. Eine Unachtsamkeit, die sich z. B.

häufig einschleicht, ist ein Rückgang der Präsenz bei Arbeitsbeginn. Dann steht man morgens nicht mehr rechtzeitig auf und hetzt zur Arbeit, anstatt den Beginn zu genießen. Dann ist man zu sehr in seine Gedanken versunken und bemerkt vielleicht gar nicht, dass man sich immer weniger um eine freundliche Begrüßung der Mitarbeiter oder Kollegen bemüht. Die Atmosphäre wird morgens kälter, vielleicht auch, weil die Kollegen enttäuscht sind, und man fühlt sich morgens nicht mehr so wohl. Daran kann man ablesen, dass etwas nicht stimmt, wenn man es gewohnt ist, auf sein Körpergefühl zu achten. Auf der Suche nach den Gründen wird man bei einer Innenschau rasch fündig und kann sein Verhalten entsprechend ändern. Dann steht man wieder etwas früher auf und achtet den Beginn umso mehr.

EINE NARRENGESCHICHTE

Arnold ging mit einem Bekannten zum Pilzesammeln. Der Bekannte war in der letzten Woche bereits in einem anderen Wald gewesen, hatte aber, wie schon so oft in seinem Leben, nichts gefunden. Jetzt gingen Arnold und sein Bekannter auf benachbarten Wegen durch den Wald. Arnolds Bekannter schimpfte vor sich hin: »In diesem Wald gibt es auch keine Pilze, ich verstehe das nicht.« Zugleich hörte er Arnold immer wieder freudig »Jaha« und »Juhu« rufen. Er fragte sich, wie Arnold solchen Spaß haben konnte, obwohl es keine Pilze gab.

Schließlich kreuzten sich die Wege der beiden wieder, und missmutig trat der Bekannte auf die kleine Lichtung. Er sah Arnold herankommen und traute seinen Augen kaum. Arnold hatte einen ganzen Korb voll schöner Steinpilze, kleine und große, und pfiff vergnügt vor sich hin. Der Bekannte fragte Arnold, wie es nur sein könne, dass auf seinem Weg gar keine und auf Arnolds Weg so viele Pilze gewesen waren. Er müsse wohl ein Glückspilz sein. »Vielleicht, aber das ist immer so, wenn ich Pilze sammle«, entgegnete Arnold. »Schau, da auf deinem Weg«, sagte Arnold und schnitt wieder einen Pilz ab. Sollte ich den übersehen haben, fragte der Bekannte sich und schüttelte ungläubig den Kopf. Er kam sich ein bisschen dumm vor. »Der war eben aber noch nicht da«, versuchte er sich zu verteidigen. »Meinst du?«, fragte Arnold und sagte dann: »Du hast recht.« »Wie bitte?«, fragte der Bekannte verwirrt, denn was Arnold gesagt hatte, war offensichtlich Unsinn. »Du hast wohl einfach bessere Augen als ich«, meinte er.

»Vielleicht«, sagte Arnold, »ich glaube aber eher, dass du die falsche Theorie hast.« »Wieso das denn?«, meinte der Bekannte. »Du hast keine Achtung vor den Pilzen, warum sollten sie sich da zeigen?«, fragte Arnold. Darauf wusste der Bekannte keine Antwort und fragte sichtlich verunsichert: »Was soll das heißen, keine Achtung?« »Du verlangst, dass die Pilze da sind, wenn du kommst, fragst sie aber nicht, ob sie auch Lust haben, da zu sein. Das mögen Pilze nicht«, sagte Arnold. »Und was machst du?« »Ich frage sie immer, und dann haben Pilze eigentlich auch immer Lust zu wachsen«, antwortete Arnold. »Wie meinst du das? Du glaubst, dass sie wachsen, wenn du sie fragst?«, staunte der Bekannte ungläubig. »So schnell können Pilze doch gar nicht wachsen!« »Doch, können sie. Aber manchmal frage ich sie auch am Tag zuvor«, sagte Arnold. »Die Pilze können doch gar nicht wissen, wo du entlanggehen wirst. Dann hätten auf meinem Weg auch welche wachsen müssen«, meinte der Bekannte nun selbstzufrieden. »Die Pilze wissen ganz genau, wann ich komme und auf welchem Weg ich gehe«, sagte Arnold, »denn die Welt der Pilze ist sehr schön und klar. Sie sind unter der Erde mit allem verbunden, mit jeder Pflanze und jedem Gedanken, der herumschwirrt und sich am Boden niederlässt. Sie wissen es eigentlich schon immer, bevor man sie fragt. Und sie mögen es, wenn man höflich ist und sie achtet. Dann erlauben sie einem auch, sie mitzunehmen. Es ist so etwas wie eine gegenseitige Liebe. Ich liebe sie, und sie lieben mich. Schau, da ist der Nächste.« Der Bekannte wusste nicht, was er sagen und davon halten sollte. Doch was, wenn Arnold recht hatte? Es sah zumindest ganz danach aus. Nachdenklich folgte der Bekannte Arnold aus dem Wald.

6 Ausklang und Ausblick

Im Mittelpunkt dieses Buches stehen der von Burn-out betroffene Mensch und seine Möglichkeiten, aus der Krankheit auszusteigen und sich davor zu schützen. Damit ist das Thema Burn-out jedoch noch nicht beendet. In ähnlicher Weise gilt es zu beschreiben, wie unserer Gesellschaft der Ausstieg aus der »Produktion« bzw. Förderung von Burn-out-Prozessen gelingen kann. Dies in all seinen verflochtenen Zusammenhängen verständlich darzustellen, würde den Rahmen dieses Buches allerdings sprengen. Insofern kann ich an dieser Stelle nur einen kurzen Ausblick geben, der in einer weiteren Publikation ausführlicher dargestellt werden wird.

Gesundheitspolitischer Wandel

Die Unzufriedenheit der Ärzte wächst. Sie müssen zunehmend als Reparaturdienst für »Schäden am Arbeitnehmer« fungieren, die durch verantwortungslose Kapitalmarktprozesse und zum Teil Menschen entwürdigende Strategien einiger Unternehmen im Arbeitsbereich entstanden sind. Die Menschen in ihren weit fortgeschrittenen Krankheitsprozessen, insbesondere Burn-out, sollen Ärzte hauptsächlich durch dauerhafte Medikamentenverschreibungen als individuelle Chroniker kollektiv verwalten. Dies ist ein zynischer Auftrag, da die ärztliche Verantwortung auch die Beachtung der Prävention verlangt, eine Einflussnahme auf krankmachende Gesellschafts- und Arbeitsstrukturen seitens der Gesundheitspolitik aber nicht besteht oder politisch noch nicht gewollt wird. Hier spielen die Interessen und die sehr wirksame Arbeit der Pharmalobby bei der Erhaltung des Status quo eine besondere Rolle. Ein gesundheitspolitischer Wandel wird zukünftig große Bedeutung und Auswirkungen für die Behandlung, die Entstehung und den allgemeinen Umgang mit Burn-out haben.

Gesundheitssystem und Pharmalobby

Unser Gesundheitssystem, das die Doktrin der Heilung durch Medikamente ins Zentrum stellt und die Strukturen für die Behandlung allgemein danach ausrichtet, behindert diesen Wandel. Aufgrund der wirksamen Lobbyarbeit der Pharmaindustrie und der dazu passend eingerichteten Strukturen im Gesundheitsbereich scheuen noch viele Bürger die Eigenarbeit für Gesundheit und hoffen, der bequemere Weg über medikamentöse »Heilung« sei gut für sie. Aber gleichzeitig wollen immer mehr Menschen aus dem Burn-out und anderen Krankheiten heraus, weil ihnen deutlich wird, dass diese Krankheiten nicht zwangsläufig zum Leben gehören müssen.

Dies wird die Entwicklung zum mündigen Bürger und Patienten anregen und mit einer zunehmenden Akzeptanz von Eigenarbeit für die eigene Gesundheit einhergehen, die zudem den Geldbeutel in der Regel kaum belastet.

In diesem Sinne braucht es auch ein Umstiegsszenario weg von einem medikamentenzentrierten hin zu einem menschenzentrierten Gesundheitssystem. Wenn weniger Medikamente zur Erlangung und Erhaltung von Gesundheit gebraucht werden, wird es u. a. auch um die sich abzeichnende Strukturkrise in der Pharmaindustrie gehen.

Wirtschaft als Motor für den Wandel

Für Unternehmen stellt Burn-out durch die entstehenden Kosten heute schon eine Gefahr dar. In Skandinavien wird über Burn-out in den Firmen bereits offener gesprochen als in Deutschland. Dies führt zu früherer Erkennung und Behandlung und zur selbstkritischen Überprüfung der angebotenen Arbeitsbedingungen. In Kanada haben sich einige Unternehmer zu einem Projekt zusammengeschlossen, um Burn-out wirksam zu begrenzen. Es hat sich gezeigt, dass Unternehmen mit einem hohen Anteil von Burn-out-Ausfällen diese nicht nur als Kosten bilanzieren müssen, sondern auch zunehmend in ihrer Produktivität nachlassen. Denn in einer Arbeitsatmosphäre, in der massenhaft Menschen ausbrennen, kündigen viele innerlich, um sich zu schützen. Die Corporate Identity schwindet dabei langfristig völlig, damit geht die Produktivität zurück, und die Marktposition des Unternehmens ist gefährdet.

Firmen, die ihre Arbeitsplätze so organisieren, dass die Mitarbeiter nicht gesund bleiben können, und darauf spekulieren, die durch Krankheit oder Tod ausscheidenden Arbeitnehmer durch neue ersetzen zu können, verringern permanent ihr Know-how und schwächen sich dadurch in ihrer Wirtschaftskraft. Gleichzeitig ist die Öffentlichkeit zunehmend sensibilisiert für solche Missstände, und die Empörung darüber wächst. Verbraucher beginnen, ihr Konsumverhalten zu ändern und als Stimme gegen Unrecht zu benutzen. In einer gesunden Volksempfindung gilt es als verwerflich und mit der Menschenwürde nicht mehr vereinbar, Arbeit so entehrend zu organisieren.

Für den kommenden Wirtschaftszyklus werden Menschen und ihr menschliches Potenzial als antreibender Motor der Weltwirtschaft angesehen (vgl. Leo A. Nefiodow, »Der sechste Kondratieff«). Daher ist damit zu rechnen, dass Unternehmen, die achtungsvoll mit ihren Mitarbeitern umgehen, Marktvorteile haben werden, weil mit einer hohen Identifizierung mit dem Unternehmen nachweislich bessere Produktivität und Innovationsbeweglichkeit einhergehen. Die Unternehmen brauchen also gesündere Menschen und werden im Eigeninteresse unweigerlich dazu beitragen, dass Arbeitsbedingungen nicht mehr zu massenhaftem Ausbrennen führen. Sie werden die Gesundheit ihrer Mitarbeiter durch Veränderung der Arbeitsprozesse und durch Förderung der Motivation zur Eigenarbeit und Selbstverantwortung für die Gesundheit unterstützen. Darüber hinaus werden Unternehmen in absehbarer Zeit fordern, dass auch das Gesundheitssystem die Menschen tatsächlich für Gesundheit qualifiziert. Die Wirtschaft wird zu einem Motor der Umwandlung der Gesundheitsparadigmen werden, der die Entwicklung vom aktuellen medikamentenzentrierten zu einem wahrhaft menschenzentrierten Gesundheitssystem fördert und beschleunigt. Burn-out als kollektives Globalisierungsphänomen wird dann in seiner Häufigkeit zurückgehen.

Die Frage, wie Unternehmen ihre Arbeitsprozesse sinnvoll und erfolgreich umgestalten können, sodass sie weder die Menschenwürde verletzen noch die Gesundheit aushöhlen, wird uns in Zukunft alle beschäftigen.

Politik

Die Wirtschaft selbst wird dem Burn-out ein zunehmendes Ende bereiten, um produktiv bleiben zu können. Für das Gelingen eines solchen Prozesses müssen auch von den Politikern einige Fragen zu den wirtschaftlichen und politischen Rahmenbedingungen beantwortet werden, u. a. welche Möglichkeiten zur wirksamen Umgestaltung politisch bestehen, und sie müssen das Notwendige auch umsetzen. Angesichts der weltweiten verselbstständigten Kapitalmarktmacht, der Macht der nicht mehr demokratisch kontrollierten Rating-Agenturen und der multinationalen Konzerne scheint eine national orientierte Politik nicht auszureichen. Da in dem globalen System der Einzelne auf die Rolle des Verbrauchers und Informationsverwerters reduziert ist, wird künftig zu klären sein, wie diese Rolle fruchtbar zu mehr Einfluss gelangen kann. Das führt zu der Frage, wie der Bürger zwischen den Wahlen als politisch Handelnder an Bedeutung gewinnen kann.

Die Hirnforschung kann Hinweise geben, wie der Mensch Freude an innovativem Leben bekommt, sodass er an Veränderungsprozessen in Gesellschaften engagiert teilnehmen möchte. Das Verhältnis von mündigen Bürgern und den Politikern wird sich bereits verändern, wenn der Bürger im Krankheits- und Burn-out-Falle auch als Patient Mündigkeit einfordert. Wir werden wieder zunehmend Persönlichkeiten als Politiker erleben, die über die Wahlperiode hinaus echte Anliegen vertreten werden. Der marionettenhafte, hauptsächlich an sich und seiner Partei interessierte Politikertypus wird dann rasch von der Bildfläche verschwinden, und ihm wird sicher keine Träne nachgeweint werden. Die Mündigkeit der Bürger wird an Bedeutung gewinnen für die Schaffung von Strukturen, die ernst zu nehmende Politiker fördern. Demokratie kann auf diese Weise wieder einen anderen, ursprünglicheren Klang bekommen, und Politiker werden tatsächlich dem Volk dienen, gerade wenn Veränderungen überlebensnotwendig sind.

Hoffnung und Schwarmgesetze

Wir sollten uns bereits jetzt um einen frühzeitigen Ausstieg aus dem kollektiven gesellschaftlichen Burn-out-Szenario bemühen, denn der gesellschaftliche Wandel wird unweigerlich auf uns zukommen, und wir sollten ihn möglichst bewusst gestalten. Es gibt viele kluge Köpfe, die sich über den Umbau der Welt Gedanken gemacht haben (z. B. Robert Jungk, »Der Jahrtausendmensch«, und Hans-Peter Dürr, »Die Zukunft ist ein unbetretener Pfad«).

In einem Fischschwarm kann eine Richtungsänderung von einigen wenigen einzelnen Fischen ausgehen, und es ist bekannt, dass es auch in menschlichen Populationen Schwarmgesetze gibt. Veränderungen können von einer kleinen Zahl klarer und achtsamer Menschen angestoßen werden, die ein Ziel beharrlich anstreben. Die Renaissance wurde beispielsweise letztlich von etwa tausend Menschen in Gang gebracht, und in den darauffolgenden 20 Jahren haben sich alle Paradigmen zu ändern begonnen.

Die kritische Menge von Menschen, die den gesellschaftlichen Wandel anstreben, ist heute schon viel größer, und sie könnte über die Gesundheitsfragen weiter wachsen, also über den Druck, aus finanziellen Gründen gesundheitskompetent werden zu müssen. Hierzu werden auch die vielfältigen Vernetzungsstrukturen der heutigen Menschen und die Entwicklung einer neuen Lebenskunst mündiger Bürger beitragen. Was im Mikrokosmos des einzelnen Menschen reift, führt zu einem zunehmenden Drang nach Umsetzung im Makrokosmos, also in der Gesellschaft.

Ich weiß, dass ich nicht der Einzige bin, der darüber nachdenkt oder schon handelt: »You may say I am a dreamer, but I'm not the only one!« (aus »Imagine« von John Lennon), und ich möchte auch Sie animieren und Ihnen Mut machen loszulegen.

EINE NARRENGESCHICHTE

Arnold kam vergnügt von der Arbeit, er arbeitete seit Längerem halbtags. Das konnte er sich leisten, weil er keinen Lebensstandard hatte, sondern im Leben stand. Er setzte sich auf einen Baumstumpf und machte außerordentlich eigenartige Verbiegungen und Bewegungen mit seinem Körper, dem Kopf und den Armen. Eine Frau kam vorbei und fragte ihn, was er da mache. Arnold antwortete ihr: »Ich entwickele neue Zusammenhänge.« Sie fragte: »Können Sie dabei denn nicht still sitzen?« »Nein«, sagte Arnold, »dann sehe ich ja immer nur eine Ebene. Mit verwickelten Hierarchien ist es so eine Sache.« »Womit?« »Verwickelte Hierarchien sind verzwickte Zusammenhänge aus der Quantenphysik, die ich gerade mit meinem Körper verstehen will. Sie sind ineinander verwickelt, haben aber alle einen anderen Rahmen und darum auch andere Regeln. Mit Stillsitzen kommt man da nicht weit.« »Aber was wollen Sie denn überhaupt entwickeln?«, fragte die Frau. Arnold erwiderte: »Das sieht man erst, wenn man es entwickelt hat. Solange es verwickelt ist, denkt man nur, dass man etwas sieht. Nehmen wir zum Beispiel Sie. Ich denke, dass ich Sie sehe, aber stimmt das? Wenn ich Sie als verwickelte Hierarchie betrachte, dann sehe ich Sie zwar, aber es gibt Sie vielleicht gar nicht.« »Wie können Sie behaupten, dass es mich nicht gibt?« Arnold lächelte, wendete sich von ihr ab und fragte dann: »Gibt es Sie wirklich?« Die Frau entgegnete etwas ärgerlich: »Jetzt hören Sie aber mal auf!« »Vielleicht gibt es nur Ihre Stimme«, sagte Arnold und drehte sich wieder zu ihr um. Dann hielt er sich die Oh-

ren zu und sagte: »Jetzt gibt es nur Ihre Silhouette.« Dann hielt er sich auch die Augen zu und sagte: »Jetzt gibt es Sie wieder ganz, Sie sehen wunderbar aus.«

Die Frau schüttelte den Kopf. »Sie bestehen ja eigentlich aus Wasser«, sagte Arnold, »und Wasser besteht hauptsächlich aus Zwischenräumen. Die Elektronen der Atome in den Wassermolekülen sind auch nur da, wenn sie es wollen.« Die Frau wackelte mit dem Kopf, wand ihren Körper, fuchtelte mit den Armen und machte einen etwas verstörten Eindruck. »Ich freue mich«, sagte Arnold. »Wieso freuen Sie sich?« »Sie entwickeln auch gerade eine verwickelte Hierarchie. Sie machen jetzt die gleichen Verrenkungen wie ich vorhin.« »Ja, Ihr Gerede macht mich ganz verrückt.« »So ist es. Wenn man dann ganz verrückt ist, wird die Sache wieder klarer. Dann ist man das lästige kausale Denken los, das einen in der verwickelten Welt so behindert. Endlich kann ich Sie dann als vorhanden und gleichzeitig nicht vorhanden erleben. Endlich sehe ich, dass es Sie gleichzeitig mit meinem Bild von Ihnen gibt, als leibhaftig und als Konstrukt, erschaffen durch Sie und durch mich, und als Idee und als Potenzial, das sich erst verwirklicht.« »Ach so«, sagte die Frau, denn sie ahnte nun, was Arnold sagen wollte. »Ja«, sagte Arnold, »alles ist im Fluss, erscheint sichtbar oder nicht und ist unfassbar staunenswert.« »Ich glaube, ich verstehe Sie«, sagte die Frau und bekam Lust, sich zu bewegen und die Welt in der Bewegung neu zu sehen. Sie tanzte immer wilder, tanzte sich in Ekstase und war auf einmal fort. Arnold rieb sich die Augen und rief aus: »Ich wusste, dass es alles noch ganz anders ist.« Aus dem All kam ihm ein schmatzendes »Tja« entgegen, das genau wie die Stimme der Frau war, oder doch anders? Arnold fühlte sich auf allen Ebenen nun gut entwickelt und sich dabei gut verstanden, und er dachte: Was für eine wunder-

volle Welt, sie lässt mir alle Freiheit, sogar die Freiheit, die sichtbare Welt als vorhanden zu sehen. Arnold kaufte sich etwas zu essen und aß mit Genuss. Dann dankte er der Frau und tanzte erfrischt und seine Gedanken los den Hang hinunter und setzte sich an einen kleinen Bach, der vor sich hin murmelte. Arnold verstand seine Sprache gut, nickte und konnte jetzt still sitzen, alles war einfach – kein Zweifel.

Danksagung

Während des Schreibens habe ich noch besser gelernt, Mußezeiten einzulegen, weil ohne Mußezeit oft die Kreativität fehlte. Jetzt nehme ich mir Zeit zum Danken.

Meine Frau sieht die Dinge, die ich in diesem Buch dargestellt habe, ähnlich und doch noch anders. Durch unsere zahlreichen Gespräche und Diskussionen habe ich immer wieder gute Anregungen erhalten, und meine Sichtweise wäre nie so scharf geworden, wenn meine Frau nicht immer wieder ihre Sicht der Dinge ins Spiel gebracht hätte. Wir sind in der Unterschiedlichkeit sehr glücklich, kennen auch die Höhen und Tiefen des Lebens, üben Qigong und tanzen Tango Argentino! Also danke in Liebe für unseren gemeinsamen Lebenstanz und unsere Zeit auf Erden. Nicht nur dieses Buch hat davon profitiert.

Es macht mich glücklich, wie unsere Kinder in der Welt sind. Sie sind weltoffen und bodenständig, halten auch in schwierigen Situationen zusammen und erfahren am Lebenslauf ihres Vaters ebenso wie in ihrem eigenen Leben, dass man auch einmal scheitern oder danebenliegen kann und doch vorwärtskommt zu eigenen Zielen. Ich danke ihnen, denn ich habe so viel Kraft dadurch, dass sie ihr Leben leben.

Es gibt zwei Lektorinnen, die sich tatkräftig um dieses Buch verdient gemacht haben: Die Cheflektorin Monika König, die meine Gedanken so gut verstanden und den Goldmann Verlag davon überzeugt hat, dass dieses Buch so, wie es ist, herausgegeben werden muss, meinen herzlichen Dank dafür; und die Lektorin

Wiebke Rossa, deren Arbeit ich im Einzelnen sehr schätzen gelernt habe.

Freunde, Mitarbeiter und Patienten haben mir in Begegnungen ihre Sicht der Welt dargelegt. Über das Vertrauen bin ich immer wieder sehr gerührt. Diese Einblicke in Tausende individuelle Welten haben meinen Blick geklärt für das »Wesen«tliche, und in diesem Buch kann ich andere damit begleiten.

Danken möchte ich auch unseren großartigen Mitarbeitern in der Gezeiten Haus Klinik. Sie haben sich bei unseren Projekten, bei denen wir oft »hart am Wind« gesegelt sind (weil die Gesellschaft Neues immer recht zögerlich aufnimmt und anfänglich mit kräftigem Widerstand antwortet), als Persönlichkeiten bewährt und arbeiten in großer Eigenverantwortung. Danke für das unbeirrte Gehen auf dem gemeinsamen Weg, den wir alle für uns selbst begehbar machen, sichern und ausbauen mussten und auch weiterhin gestalten müssen. Danke für alles, was ich von Ihnen gelernt habe!

Vier Freunde haben uns auf besondere Art und Weise begleitet, unterstützt und immer, auch in finanziell oder menschlich schwierigen Lebenssituationen, an uns geglaubt: Ralf, Eva, Doris und Volker, ihr seid echte Freunde, und ich danke euch für die Kraft und konkrete Hilfe, die ihr uns gegeben habt!

Allen Lesern möchte ich dafür danken, dass sie mich bis hierher begleitet und sich nicht haben entmutigen lassen weiterzulesen, selbst wenn ich einmal von meiner Linie, die Dinge einfach zu halten, abgewichen bin.

Auch meine wenigen Feinde müssen erwähnt werden. Denn sie waren vielleicht meine größte Herausforderung. Ich entschuldige mich bei ihnen, dass ich ihr Angebot zur Feindschaft angenommen, sie als Feinde gewissermaßen kreiert, beurteilt, zugelassen und benutzt habe; sie konnten nichts dagegen unternehmen, dass ich ihnen die Macht, die ich ihnen fälschlicherweise verliehen hatte, wieder weggenommen habe, doch ich danke ihnen dafür, dass sie damit zurechtgekommen sind.

Eichhörnchen, Kröten, Katzen, Mäuse, Igel, Weinbergschnecken und Regenwürmer haben mich gelehrt, dass »unser« Grundstück auch vielen anderen gehört und nützt. Überflug- und zum Teil auch Landerechte von Vögeln, Fledermäusen, Hubschraubern, Düsenjägern, Libellen, Hummeln und Schmetterlingen gehören dort zum Alltag. Die Düsenjäger haben mich gelehrt, mich immer besser in der Meditation zu zentrieren, die Hummeln haben mich gelehrt, die Dinge einfach zu tun, auch wenn sie angeblich nicht funktionieren sollen. So konnten meine Frau und ich vieles im Leben verwirklichen, und darum danke ich auch ihnen allen von Herzen.

Zum Schluss möchte ich auch Arnold herzlich danken für seine große Geduld, immer bis zum Ende eines Kapitels zu warten, und das letzte Wort hat Arnold selbst: *Ich danke dem Autor dafür, dass er mich beim Verlag »durchgekriegt« hat und ich mitschreiben durfte. Ich freue mich närrisch darüber. Die Zukunft wird sehr spannend werden, wenn sich alles »entwickeln« darf und wird; wenn z. B. mehr Menschen zwischen den Wahlen ihre Bürgerrechte wahrnehmen und sich an ihrem Wohnort oder in Organisationen wie Greenpeace, foodwatch oder Transparency International engagieren. Vielleicht finden Sie eine lustvolle Art der Teilnahme, die Ihnen guttut und ein Gefühl der Freiheit und Gestaltungskraft schafft.*

Gutes Gelingen! MANFRED NELTING

Anhang

Adressen und Internetseiten

GEZEITEN HAUS KLINIK

(gegründet 2004 von Elke und Dr. Manfred Nelting)

Stationärer Bereich
Vennerstraße 55, 53177 Bonn-Bad Godesberg
Tagesklinik und Ambulantes Zentrum
Am Bonner Bogen 4, 53227 Bonn
Telefon: 0228-7488-0, Telefax: 0228-7488-109
E-Mail: info@gezeitenhaus.de
Internet: www.gezeitenhaus.de
Leitende Ärzte: Dr. med. Manfred Nelting, Dr. med. Clemens Boehle
Träger: Gezeiten Haus GmbH, Bonn-Bad Godesberg

Die Gezeiten Haus Klinik ist ein privates Fachkrankenhaus für Psychosomatische Medizin und Traditionelle Chinesische Medizin (TCM).

Unsere spezielle Kompetenz:

- Depressionen – Burn-out
- Angst- und Panikstörungen
- Tinnitus – Hyperakusis – Hörsturz – fluktuierende Hörschwelle
- Chronische Schmerzen – Migräne – Adipositas
- Traumafolgestörungen

- Weitere Krankheitsbilder aus der funktionell-orthopädischen, internistischen und kardiologischen Psychosomatik
- Stressdiagnostik

Unseren Online-Burn-out-Test mit sofortiger Auswertung finden Sie unter: www.gezeitenhaus.de/burn-out-test.html

Unsere Empfehlung für Qigong-Lehrer/innen (in Europa):

Laoshan Union e.V.
Vereinigung für Traditionelle Chinesische Medizin und Lebenspflege
Diekbarg 20a, 22397 Hamburg
Telefon: 040-2806454, Telefax: 040-21994669
E-Mail: info@lebenspflege.de
Internet: www.lebenspflege.de

Kliniken zur stationären Burn-out-Behandlung für gesetzlich versicherte Patienten:

Caduceus Klinik
Fachkrankenhaus für psychosomatische Medizin
und Psychotherapie
Niendorfer Weg 5, 29549 Bad Bevensen
Telefon: 05821-9775-0, Telefax: 05821-9775-222
E-Mail: klinik@caduceus.de
Internet: www.caduceus.de

Fachklinik Heiligenfeld
Klinik für Psychosomatische Medizin und Psychotherapie
und für Psychiatrische Rehabilitation
Euerdorfer Straße 4–6, 97688 Bad Kissingen
Telefon: 0971-84-1000, Telefax: 0971-84-1142
E-Mail: info@heiligenfeld.de
Internet: www.heiligenfeld.de

Weitere hilfreiche Informationen und Adressen finden Sie im Internet unter dem Link www.gezeitenhaus.de/burn-out-buch-info.html

Wir haben diesen Weg gewählt, da viele dieser Informationen bzw. Empfehlungen sich in der heutigen Zeit schnell ändern können. So können wir aktualisieren und die Informationen auch erweitern. Sie finden hier u.a. Hinweise zu folgenden Stichworten:

- Die »Geschichte von Kalle« aus dem 2. Kapitel als PDF-Datei zum kostenlosen Herunterladen
- Lern-DVD Qigong
- Qigong-Gesellschaften
- Taijiball
- Seminare zur Unterstützung beim Ausstieg aus dem Burn-out
- Hilfe bei Mobbing
- Beratung bei Burn-out
- Gesundheitskompetenz
- Arbeitsgestaltung
- Schuldenberatung
- Seriöse Familienaufstellungen
- Selbstbehandlung durch Meridian-Klopfen
- Achtsamkeitspraxis
- Weitere psychosomatische Einrichtungen für stationäre Burn-out-Behandlung sowie Behandlung von Hörstörungen
- Weitere Behandlungs- und Literaturempfehlungen

Direkte Anfragen können Sie per E-Mail an mich richten:
innehalten@gezeitenhaus.de

Ich werde Ihre E-Mails gerne beantworten, sofern die Menge es zulässt. Lassen Sie mir bitte dabei zwei bis drei Wochen Zeit, bevor Sie nachfragen. Mittelstandsunternehmer und Manager, die ein ernsthaftes Anliegen haben, in ihren Firmen mit dem Thema Burn-out offener umzugehen und die Gesundheitskompetenz ihrer Mitarbeiter und auch ihre eigene zu erhöhen, können mich gerne direkt ansprechen, bzw. mir einen Brief in die Klinik schicken.

Gemeinnützige Bürger-Organisationen (Auswahl):

foodwatch e.V.
Brunnenstraße 181, 10119 Berlin
Telefon: 030-240476-0, Telefax: 030-240476-26
E-Mail: info@foodwatch.de
Internet: www.foodwatch.de

Greenpeace e.V.
Große Elbstraße 39, 22767 Hamburg
Telefon: 040-30618-0, Telefax: 040-30618-100
E-Mail: mail@greenpeace.de
Internet: www.greenpeace.de

Greenpeace Österreich
Fernkorngasse 10, 1100 Wien
Telefon: 01-54545-80, Telefax: 01-54545-8098
E-Mail: service@greenpeace.at
Internet: www.greenpeace.at

Greenpeace Schweiz
Heinrichstraße 147, 8031 Zürich
Telefon: 044-44741-41, Telefax: 044-44741-99
E-Mail: gp@greenpeace.ch
Internet: www.greenpeace.ch

Transparency International
Alte Schönhauser Straße 44, 10119 Berlin
Telefon: 030-549898-0, Telefax: 030-549898-22
E-Mail: office@transparency.de
Internet: www.transparency.de

Transparency International Österreich
Berggasse 7, 1090 Wien
Telefon: 01-960760, Telefax: 01-960760-760
E-Mail: office@ti-austria.at
Internet: www.ti-austria.at

Transparency International Schweiz
Schanzeneckstraße 25, 3001 Bern
Telefon: 031-382-3550, Telefax: 031-382-5044
E-Mail: info@transparency.ch
Internet: www.transparency.ch

Bildungsnetzwerk WIN-Future
Ein Wissenschaftliches Interdisziplinäres Netzwerk
für Entwicklungs- und Bildungsforschung,
gegründet von Prof. Dr. Gerald Hüther und Dr. Karl Gebauer
Internet: www.win-future.de

FUTURZWEI. Stiftung Zukunftstätigkeit
Rosenstraße 18/19
10178 Berlin
E-Mail: mail@futurzwei.org
Internet: www.futurzwei.org

Literatur

Literatur, auf die ich mich im Buch beziehe:

Cohen, Kenneth S.: *Qigong.* O. W. Barth, Frankfurt/Main 2008.
Church, Dawson: *Die neue Medizin des Bewusstseins.* Vak, Freiburg 2008.
Dürr, Hans-Peter: *Die Zukunft ist ein unbetretener Pfad.* Herder, Freiburg 1995.
Ende, Michael: *Momo.* Thienemann, Stuttgart 1973.
Gibran, Khalil: *Der Prophet.* dtv, München 2002.
Goswami, Amit: *Das bewusste Universum.* Lüchow, Stuttgart 2007.
Grabe, Martin: *Die Alltagsfalle.* Francke, Marburg 2003.
Holsboer, Florian: *Biologie für die Seele.* C. H. Beck, München 2009.
Hüther, Gerald: *Männer.* Vandenhoeck & Ruprecht, Göttingen 2009.
Jungk, Robert: *Der Jahrtausendmensch.* C. Bertelsmann, München 1973.
Kharitidi, Olga: *Das weiße Land der Seele.* List, Berlin 2005.
Lipton, Bruce H.: *Intelligente Zellen.* Koha, Burgrain 2007.
Lommel, Pim van: *Endloses Bewusstsein.* Patmos, Düsseldorf 2009.
Meckel, Miriam: *Brief an mein Leben.* Rowohlt, Reinbek b. Hamburg 2010.
Montagu, Ashley: *Körperkontakt.* Klett-Cotta, Stuttgart 2004.
Mulford, Prentice: *Unfug des Lebens und des Sterbens.* Fischer, Frankfurt/Main 1955.
Nefiodow, Leo A.: *Der sechste Kondratieff.* Rhein-Sieg Verlag, Sankt Augustin 1997.
Starfield, Barbara: »Is US Health Really the Best in the World?«, Journal of the American Medical Association 284 (4): 483–485.

Prof. Dr. Wilfried Belschner, Oldenburg, (u. a. Transpersonale Überzeugungen, Qigong) und Prof. Dr. Gerald Hüther, Göttingen, (u. a. Selbstheilungskräfte aus neurobiologischer Sicht) danke ich für die freundliche Überlassung von (teilweise unveröffentlichten) Unterlagen und Manuskripten und Anregungen für meine klinische und publizierende Arbeit.

Weitere Literatur, die mich inspiriert und gelehrt hat und die ich Ihnen gerne empfehlen möchte (Auswahl):

Chopra, Deepak: *Das Buch der Geheimnisse.* Goldmann, München 2008.
Coelho, Paulo: *Handbuch des Kriegers des Lichts.* Diogenes, Zürich 2001.
Ende, Michael: *Jim Knopf und die Wilde 13.* Thienemann, Stuttgart 1990.
Goswami, Amit: *Die schöpferische Evolution.* Lüchow, Stuttgart 2009.
Govinda, Lama Anagarika: *Der Weg der weißen Wolken.* Scherz, München 1973.
Hüther, Gerald: *Bedienungsanleitung für ein menschliches Gehirn.* Vandenhoeck & Ruprecht, Göttingen 2001.
Hüther, Gerald, u. Helmut Bonney: *Neues vom Zappelphilipp.* Walter, Zürich 2002.
Kabat-Zinn, Jon: *Zur Besinnung kommen.* Arbor, Freiamt im Schwarzwald 2006.
Saint-Exupéry, Antoine de: *Der kleine Prinz.* Rauch, Düsseldorf 1998.

Andere wichtige Literatur mit für mich hilfreichen Informationen (Auswahl):

Badura, Bernhard, u. a. (Hrsg.): *Fehlzeiten-Report 2009.* Springer, Berlin/Heidelberg 2010.
Bauer, Joachim: *Das Gedächtnis des Körpers.* Piper, München 2004.
Bommert, Wilfried: *Kein Brot für die Welt.* Riemann, München 2009.
Bruges, James: *Das kleine Buch der Erde.* Riemann, München 2006.
DeMarco, Tom: *Spielräume.* Hanser, München 2001.
Ehrenberg, Alain: *Das erschöpfte Selbst.* Campus, Frankfurt/Main 2004.
Grassmann, Peter H.: *Burn-out. Wie wir eine aus den Fugen geratene Wirtschaft wieder ins Lot bringen.* oekom, München 2010.
Hirschhausen, Eckart von: *Glück kommt selten allein.* Rowohlt, Reinbek b. Hamburg 2009.
Horx, Matthias: *Anleitung zum Zukunftsoptimismus.* Piper, München 2009.
Könneker, Carsten (Hrsg.): *Wer erklärt den Menschen?* Fischer, Frankfurt/Main 2006.

Röhrig, Peter (Hrsg.): *Solution Tools.* Managerseminare Verlag, Bonn 2008.

Schirrmacher, Frank: *Payback.* Blessing, München 2009.

Schmidt, Gunther, u. a. (Hrsg.): *Gut beraten in der Krise.* Managerseminare Verlag, Bonn 2010.

Servan-Schreiber, David: *Die Neue Medizin der Emotionen.* Goldmann, München 2006.

Sloterdijk, Peter: *Du musst Dein Leben ändern.* Suhrkamp, Berlin 2009.

Es gibt noch viele andere inspirierende Bücher. Alle müssen wir nicht kennen. Sie werden die für Sie wichtigen finden.

Müsset im Naturbetrachten
Immer eins wie alles achten;
Nichts ist drinnen, nichts ist draußen:
Denn was innen, das ist außen.
So ergreifet ohne Säumnis
Heilig öffentlich Geheimnis.

Freuet euch des wahren Scheins,
Euch des ernsten Spieles:
Kein Lebendiges ist Eins,
Immer ist's ein Vieles.

JOHANN WOLFGANG VON GOETHE

Register